임상시험 연구의 설계와 응용

임현자 지음

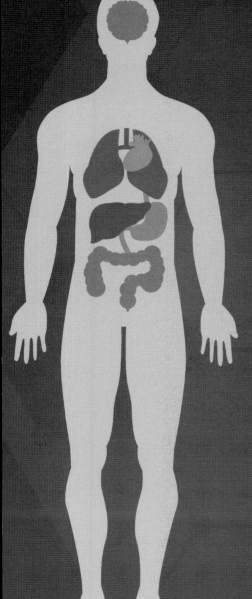
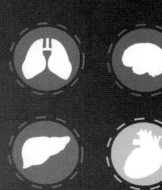
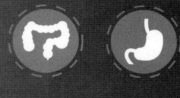

황소걸음
아카데미
Slow & Steady

임상시험 연구의 설계와 응용

펴낸날 | 2015년 1월 20일 초판 1쇄
2020년 9월 10일 초판 2쇄
지은이 | 임현자
만들어 펴낸이 | 정우진 강진영
꾸민이 | 휴먼하우스(humanhouse@naver.com)
펴낸곳 | 서울시 마포구 토정로 222 한국출판콘텐츠센터 420호
편집부 | (02) 3272-8863
영업부 | (02) 3272-8865
팩 스 | (02) 717-7725
홈페이지 | www.bullsbook.co.kr
이메일 | bullsbook@hanmail.net
등 록 | 제22-243호(2000년 9월 18일)

**황소걸음
아카데미**
Slow & Steady

ISBN 978-89-89370-92-5 93510

교재 검토용 도서의 증정을 원하시는 교수님은
홈페이지 게시판에 글을 남겨 주시면 검토 후 책을 보내드리겠습니다.

이 도서의 국립중앙도서관 출판시도서목록(CIP)은 서지정보유통지원시스템 홈페이지(http://seoji.nl.go.kr)와
국가자료공동목록시스템(http://www.nl.go.kr/kolisnet)에서 이용하실 수 있습니다.
(CIP제어번호: CIP2014035077)

머리말 Preface

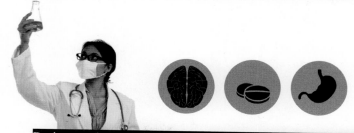

Designs and Applications of Clinical Trials

　임상시험이란 새로운 약품이나 치료법, 또는 새로운 의료기기와 관련한 임상문제를 과학적으로 설계하고, 이를 연구대상자에 적용하여 가능한 한 높은 수준의 정밀성과 정확성을 가진 비편향적인 결과를 추론해 내고자 하는 연구이다. 따라서 임상시험은 의학 및 보건 연구의 응용성을 평가하는 데 가장 확실한 도구로서 최적표준으로 간주되고 있다.

　최근 임상시험 연구의 중요성과 필요성에 대한 국제사회의 관심과 투자, 그리고 국가 간의 경쟁이 높아짐에 따라 국내에서도 국가적 차원에서의 제약산업 육성과 발전에 지원을 아끼지 않고 있다. 또한 정부는 신약개발의 원천기술을 확보하고, 미래융합의료 및 제약개발에 따른 임상시험을 강화하기 위하여 필요한 인프라 구축에 꾸준히 노력하고 있다. 우리나라는 이러한 의료산업 육성과 신약개발에 대한 많은 관심과 투자가 있음에도 불구하고, 여러 면에서 인프라가 많이 부족한 실정이다. 예를 들어 신약개발이나 새로운 의료기기 개발을 계획하고자 할 때, 참고할 만한 전문서적이 거의 전무한 실정이다. 그 중에서도 특히 임상시험의 설계와 실천에 대한 전반적이고 체계적인 전문서적이나 참고문헌은 외국 서적이나 논문 외에는 찾아보기가 어렵다. 이에 저자는 지난 15년 이상 임상시험에 대한 강의 (Clinical Trials: Design and Analysis; Advanced Topics in Clinical Trials)와 실제 임상시험 실행에서 직면했던 도전과 경험을 토대로 이 책을 집필하게 되었다.

　임상시험의 실행에 관련된 분야 전반을 한 권의 책에 담는 것은 가능하지 않는 일이다. 또한 현재 사용되고 있는 임상시험 설계 방법 모두를 커버하기란 쉽지 않다. 그러므로 이 책에서는 임상시험을 실행할 때 고려해야 하는 필수 사항들 중에서 현재 표준이라고 여겨지는 임상시험 실행 관련 기본 내용을 중심으로 책의 초점을 맞추기로 하였다. 특히 임상시험의 설계, 수행, 분석과 보고에 관련된 중요한 이슈의 개요를 제공하고자 노력하였다.

이 책에서는 다음과 같은 주제들을 다루고 있다.

제1장에서는 임상시험의 정의와 특성, 그리고 임상시험의 역사를 정리하였다. 제2장에서는 임상시험의 연구 프로토콜 작성과 그 주요 구성 요소들을 다루었다. 제3장에서는 임상시험의 단계를 설명하고 제4장에서는 오류, 편향, 눈가림, 무작위화와 같은 기본 개념을 설명하였다. 제5장에서는 크로스-오버 연구, 매치드-페어 연구, 요인연구, 클러스터 연구, 다층연구, 비열등성과 동등성 연구 등 다양한 종류의 연구 디자인을 소개하고, 각 디자인의 장점과 단점 그리고 주의점을 살펴보았다. 제6장에서는 임상시험의 핵심이자 연구의 성공 여부가 달려 있다고 할 수 있는 무작위화의 개념과 다양한 무작위화 방법을 설명하였다. 제7장에서는 임상시험에 필요한 다른 표본수 산출 방법을 제시하고, 제8장에서는 대리결과 변수로서의 바이오마커 사용과 사용 시 발생하는 위험을 설명하였다. 제9장에서는 임상시험에서 가장 보편적으로 사용되는 통계방법을 소개하였다. 제10장에서는 임상시험 연구에서 자주 직면하게 되는 다중 테스트에 관련된 오류와 문제점, 그리고 여러 가지 종류의 다중성 조정 절차를 설명하였다. 제11장에서는 데이터 분석에서 자주 이용되는 하위집단 분석(Subgroup Analysis)에 있어서의 분석 접근방법, 타당성 등 여러 이슈를 다루었다. 제12장에서는 모니터링의 이슈, DSMB 활용, 그리고 모니터링 계획과 통계적 접근방식을 다루었다. 제13장에서는 임상시험에서 피험자들의 치료순응도, ITT, AT, 혹은 PP 등과 같은 다양한 치료효과 측정 방법을 다루었다. 마지막으로 14장에서는 임상시험의 연구윤리와 표준 임상시험 실천에 관한 문제에 관해 살펴보았다.

각 장에서는 가능한 한 많은 실제 임상사례들을 제시하려 했으며 또한 통계 부분에서는 계산뿐만 아니라 컴퓨터 프로그램 소스도 함께 제공하였다. 이 책에서는 주로 SAS를 활용하였지만 SPSS 혹은 R 프로그램으로도 이용 가능하다. 또한 부록으로 임상시험 연구에 관련된 영어 용어들을 간략하게 첨부하였다.

이 책은 임상연구 분야에 종사하는 임상의학자, 임상연구자, 의학통계학자, 제약회사 연구원, 임상시험 모니터링요원(CRA), 임상 코디네이터, 임상시험 관련 규제기관 관계자뿐만 아니라, 임상연구 분야의 학부 및 대학원 학생들, 그리고 보건대학원 학생들을 위한 학과 교재 및 참고도서로도 이용할 수 있도록 하였다.

이 책의 출판에 있어서 값진 조언과 도움을 아끼지 않은 이철희 박사님에게 깊은 감사를 드리며, 원고를 리뷰하고 조언을 주신 한승봉 박사님과 이지영 교수님에게도 감사의 말씀을 전한다. 그리고 이 책의 출판을 허락해주신 황소걸음 사장님과 편집팀에도 감사를 드린다. 또한 무엇보다 책을 집필하는 동안 끊임없는 격려로 힘이 되어준 가족의 이해와 사랑에 감사하며 이 책을 바친다.

마지막으로 이 책에 있을 수 있는 오류는 완전히 본 저자의 몫임을 밝힌다.

2015년 1월, 캐나다 사스카툰에서
임현자

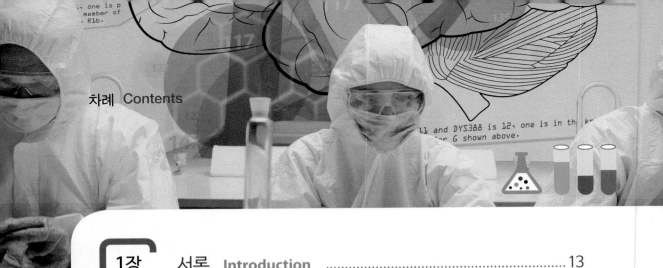

차례 Contents

4장 에러, 편향, 눈가림, 무작위화
Error, Bias, Blinding, Randomization   69

5장 연구설계   Study Designs   79

14장 임상시험 연구윤리 Ethics of Clinical Trials 363

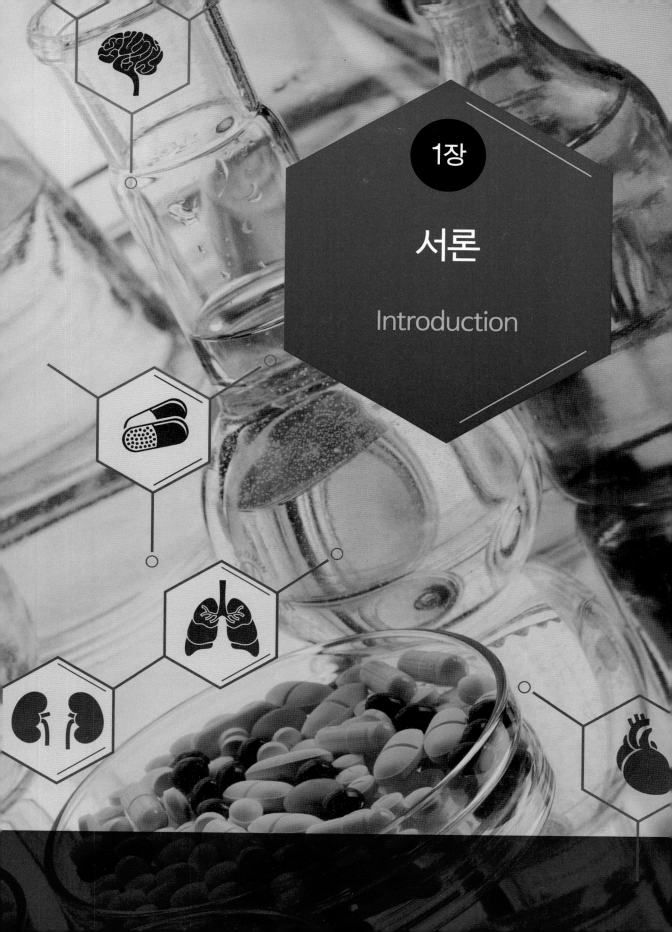

1장

서론

Introduction

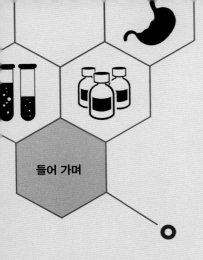

임상시험이란 인간을 대상으로 하는 계획된 실험의 형태로서, 특정한 중재치료의 효과를 대조군에 비교하는 전향적 연구설계이다. 임상시험은 신약이나 신치료법 개발에 관련한 임상적 질문을 과학적으로 대답하기 위하여 최선의 정밀성과 정확성을 가지고 비편향적인 결과를 추론해 낼 수 있는 연구로서 의학 및 보건 연구에서 '최적표준(gold standard)'으로 일컬어진다. 이 장에서 임상시험의 간략한 역사와 임상시험의 특성을 알아본다.

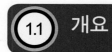

의학 및 보건학에서 성과연구(Outcome research)는 근거 기반의 의료 서비스 환경을 제공하는 데 있어서 중요한 역할을 한다. 특히, 의학 분야에서 신약의 효율성을 결정하는 데 임상시험의 과학적인 설계와 실행은 반드시 거쳐야 하는 단계라고 할 수 있다. 과거에는 다소 불충분한 과학적 근거를 바탕으로 약물의 효율성이나 혹은 치료 방법을 결정하는 경우가 많았다. 최근에는 근거 중심의 의료 서비스에 대한 관심이 커짐에 따라, 과학적으로 올바르고 정확하게 수행된 임상시험의 중요성도 함께 강조되고 있다.

임상시험은 새로운 약품이나 치료법 혹은 새로운 의료기기에 관련된 임상문제를 과학적으로 설계하고, 이를 연구대상자에 적용하여 가능한 한 높은 수준의 정밀성과 정확성을 가진 비편향적인 결과를 추론해 내고자 하는 연구이다. 따라서 임상시험은 의학보건 연구에서 '최적표준(gold standard)'으로 일컬어지곤 한다.

임상시험은 여러 학자들에 의해서 다음과 같이 다양하게 정의되어 왔다. Meinert(1986)은 임상시험을 특정한 치료의 효능을 관측하기 위하여 인간을 대상으로 하는 실험으로서, 중재치료군과 대조군으로 이루어진 실험의 참여자들을 같은 시간대에 관찰할 수 있도록 설계하여, 두 집단들로부터 측정된 결과값들을 비교하는 계획을 수행하는 실험이라고 하였다. Friedman(2010)은 인간을 대상으로 실행하는 치료중재의 효과를 대조군에 비교하는 전향적 연구라고 간략하게 정의했다. 즉 임상시험은 인간을 대상으로 하는 계획된 실험의 형태로서, 특정한 질병 조건하에서 미래의 환자 치료에 가장 적합한 치료를 밝히기 위해 설계된 연구라고 하겠다. 그러므로 임상시험 연구의 목적은 연구대상 모집단에서 검토 중인 연구약물/치료에 대한 임상적 질문을 과학적으로 대답하기 위하여 가능한 한 최선의 엄밀성을 가지고 비편향된 추론을 얻기 위한 것이다. 일반적으로 임상시험에서 '중재(intervention)'란 실험치료 혹은 신약을 뜻하는 것이지만, 피험자에게 제공되어 그들의 건강 상태에 어떤 효능을 가지는 특정한 임상적 조치를 의미한다. 이러한 조치에는 질병예방 전략, 검진 프로그램, 진단 테스트, 중재적 절차, 의료 서비스가 제공되는 환경, 교육적 모형 등이 있다.

인간은 오래 전부터 임상시험을 해왔다고 할 수 있다. 깨끗하게 싸매었던 상처는 불결하게 처리한 상처보다 더 잘 치료된다는 것을 인지한 사람은 일종의 원시적 임상시험을 실행한 셈이다. 여기서 임상시험의 발전에 계기가 된 몇몇 역사적 기록 혹은 연구를 살펴보자.

[BC 600] 임상시험의 역사는 기원전 6세기로 거슬러 올라간다. 구약성서 다니엘서(Book of Daniel)의 첫 장에는 바빌로니아 왕 네브카드네자르 2세가 이스라엘을 정복한 후에 일어난 일을 서술하고 있다. 네브카드네자르 2세는 유대인 어린이 여러 명을 3년 동안 궁전에 데려와 왕의 자식들과 똑같이 먹이고 가르치도록 명령했다. 어린이들 중에 포함된 다니엘은 왕의 고기를 먹고 포도주를 마심으로써 자기 자신을 더럽히고 싶지 않았기에 환관인 멜자르에게 콩과 물로 대신해 달라고 하였다. 그러나 멜자르는 유대인 어린이가 아프게 된다면 생겨날 네브카드네자르 2세의 분노를 두려워하였기에 이를 거부하였다. 그러자 다니엘은 콩과 물을 먹은 3명의 어린이와 육류와 포도주를 먹은 3명의 어린이를 10일 후에 얼굴을 비교해 보라고 간청했다. 10일 후, 콩과 물을 마신 모든 어린이가 육류와 포도주를 마신 어린이들보다 살이 더 찌고 피부가 확연하게 건강하였기에 멜자르는 어린이들에게 고기와 포도주 대신 콩과 물을 제공하였다.

[1537] 르네상스 시대의 외과의사 파레 엠브로이스(Pare Ambroise, 1537)는 총상을 입은 환자의 당시 표준치료법이던 끓인 기름이 부족하게 되자 대신 계란노른자, 테레빈유, 장미 기름을 섞은 연고를 발랐다. 그는 끓인 기름을 바른 환자들은 상처 부위가 붓고 다른 병균에 감염도 되었지만, 연고를 바른 환자들은 상처 부위가 잘 아문다는 것을 알게 되었다.

[1721] 스코틀랜드 외과의사인 찰스 메이트랜드(Charles Maitland, 1721)는 천연두의 면역효과를 실험하기 위해 6명의 죄수에게 천연두를 감염시키고, 생존자는 석방한다는 조건으로 임상시험을 실행했다. 실험 결과 6명 모두가 생존하였으며, 약속대로 그들은 감옥에서 석방되었다.

[1747] 임상시험의 아버지라 불리는 스코틀랜드 의사인 제임스 린드(James Lind, 1747)는 대조군을 둔 첫 번째 임상시험을 실행했다. 그는 괴혈병을 치료하기 위해 괴혈병에 걸린 항해사 12명을 여섯 집단으로 나누어, 일상 음식 외에 증류 바닷물, 묽은 황산용액, 보리차, 사과 주스, 식초, 오렌지/레몬 주스를 각각 마시게 했다. 그랬더니 다른 집단과 달리 오렌지/레몬 주스를 마신 그룹은 6일 만에 괴혈병에서 회복되었다.

[1863] 미국 의사 오스틴 플린트(Austin Flint, 1863)는 처음으로 위약을 사용한 임상시험을 실행했다. 그는 류머티스열을 가진 13명의 병원 환자에게 위약을 주고, 당시 치료 처방약과 비교하였다. 위약을 처방받은 13명 중 12명이 당시의 치료 처방약과 별다른 차이가 없음을 보였다.

[1943] 영국 의학연구위원회(Medical Research Council, MRC)가 실행한 감기 치료를 위한 파툴린(patulin) 연구는 최초로 이중눈가림을 사용한 임상시험이다. 이 임상시험은 전국적으로 감기를 앓고 있는 약 1000명의 영국 군인과 노동자가 참여한 첫 다기관 이중눈가림 임상시험으로 대조군과 중재치료군의 파툴린 효과를 비교하였다.

[1948] 첫 번째 현대적인 무작위 대조 연구설계를 한 임상시험은 영국 의학연구위원회(MRC)의 결핵치료제인 스트렙토마이신(streptomycin) 연구라 할 수 있다. 동시대의 다른 연구들과 비교해서 이 임상시험은 설계와 실행에서 세심했을 뿐만 아니라, 정해진 기준에 따라 체계적으로 환자를 등록하고 데이터 수집을 꼼꼼하게 하였기에, 의학 연구의 새 시대를 연 기념비적인 연구로 간주되고 있다. 이 임상시험에서는 통계학적으로 계산된 표본수를 이용하였고, 무작위 배정 방법도 이용했다. 또한 전문가가 엑스레이 판독을 할 때, 환자의 치료배정을 눈가림하여 객관적인 반응값을 측정하고 비편향적인 결과분석을 했다는 것도 특징이다. 이 연구를 기점으로 무작위 대조 임상시험에 대한 방법론이 점차적으로 수용되었고, 또한 여러 의과학 연구에서 무작위 대조 임상시험의 수가 기하급수적으로 증가하였다.

[1954] 최초의 공중보건 임상시험은 미국의 의사 겸 바이러스학자인 토마스 프란시스(Thomas Francis, 1954)의 소크 소아마비백신 필드시험(Salk Polio Vaccine Field Trial)이다. 이 무작위 이중눈가림 임상시험은 60만 명 이상의 어린이들을 대상으로 소아마비백신집단과 위약집단으로 나누었고, 또한 100만 명 이상의 대조집단을 관측함으로써 소크 소아마비백신의 효과를 연구하였다. 이 임상시험의 분석결과를 근거로 하여 1955년에는 소아마비백

신 임상시험이 미국뿐만 아니라 전 세계를 통해 실시되었다. 이 임상시험은 거대한 표본수, 연구의 복합성, 엄청난 비용, 일반 대중의 참여도에 있어서 연구의 탁월함을 보였다.

 ## 1.3 임상시험의 특성
Features of Clinical Trials

다른 실험설계(experimental design)와 달리 임상시험의 주요 특징은 피험자 혹은 연구대상이 사람이라는 것이다. 또한 치료중재를 포함하며, 동시간대를 통한 전향적인 의료보건의 반응변수(response variable)를 평가하여 치료중재군과 대조군을 비교한다(Meinert, 1986). 무작위화를 이용하여 참여자를 치료집단에 배정하고, 임상시험 프로토콜(Study Protocol)에 따라 연구를 실행한다(Friedman, 2010). 임상연구에서 널리 사용되지만 임상시험이라고 부를 수 없는 연구들이 있다. 예를 들면 과거대조 연구는 무작위를 사용하지 않는 연구이기 때문에 엄밀한 의미에서 임상시험이라 할 수 없다. 또 케이스-컨트롤 연구(사례-대조 연구)는 치료중재가 없고 전향적이지 않다는 점에서 임상시험이라 할 수 없다. 전향적 혹은 후향적 관찰연구(prospective or retrospective observational study)는 치료중재가 없고 무작위를 사용하지 않는 연구(non-randomized study)이기 때문에 임상시험이라 할 수 없다. 시험관 연구나 동물연구는 실험연구이지만 사람이 대상이 아니므로 임상시험이라 할 수 없다.

그러므로 최적표준으로 간주되는 임상시험은 다음과 같은 장점을 가지고 있다.

- 집단 간의 베이스라인 요인들의 균형을 보장할 수 있다.
- 잠재적 편향을 제거할 수 있다.
- 통계적 테스트의 타당성을 보장할 수 있다.

임상시험의 성공 여부는 그 연구가 얼마나 잘 설계되었느냐에 달려 있다고 해도 과언이 아니다. [그림 1.1]에서 보는 바와 같이, 임상시험 계획의 주요 단계와 설계 시에 명심해야 할 요소들을 다음과 같이 정리해 볼 수 있다.

1. 연구목적을 명확하고 완벽하게 서술하는 것

2. 참여자의 적격성, 치료중재, 결과변수/반응변수를 정확하게 명시하는 것

3. 임상시험에서 발견할 치료효과 차이의 크기와 결과변수 측정값의 정확도를 정하는 것

4. 중재치료를 어떻게 배정할 것인가를 명시하는 것

5. 필요한 표본수와 검정력을 계산하기 위하여 쓰여질 변수의 분포에 대한 가정과 오류 확률을 확인하는 것

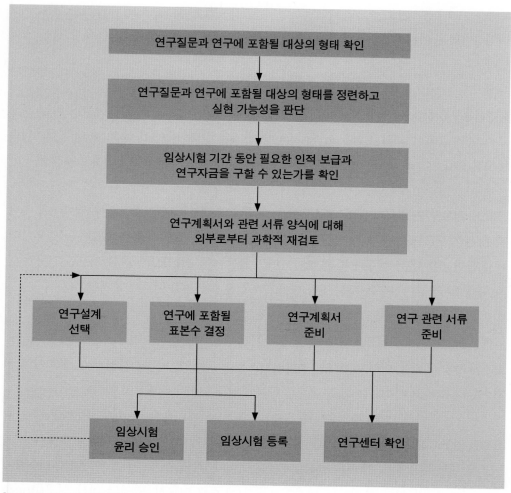

[그림 1.1] 임상시험 계획에 관련된 주요 단계

이런 요소들을 명심하여 과학적으로 잘 설계되고 실행된 임상시험은 질병치료를 위한 신약개발, 새로운 치료 및 시술, 그리고 신 의료기기의 효과를 측정하는 데 유용하다. 또한 운동, 보건영양, 성교육 등을 통한 질병예방을 위해 임상시험을 하고, 예방 검진과 진단 프로그램, 의료보건 정책수립을 위해 임상시험을 실행할 수 있다.

 # 1.4 다른 연구 형태
Other Study Designs

임상시험은 아니지만 일반적으로 많이 이용되는 임상연구 방법으로 다음과 같은 것이 있다.

횡단면연구(Cross-sectional Study): 특정한 시간대에 연구대상자들을 조사 연구하는 것으로서, 과거 혹은 현재의 경험(노출, exposure)과 현재의 질병상태(사건, event)에 대한 데이터를 동시에 수집한다. 생활건강 서베이, 사회복지 설문조사가 횡단면연구의 전형적인 예가 된다.

케이스-컨트롤 연구(사례-대조 연구, Case-control Study): 질병에 걸린 사람(케이스)과 걸리지 않은 사람(컨트롤)을 밝혀 특정한 요인에 대한 그들의 과거 노출을 비교하는 연구이다. 예를 들면 흡연 습관 여부에 따른 폐암 연구, 산화아연(zinc oxide) 노출과 피부암 연구가 있다. 케이스-컨트롤 연구는 특히 질병 케이스가 적은 희귀질병 연구에서 적합하다.

관찰연구(Observational Study): 주로 질병이 어떤 양상으로 변하는지를 보기 위해 데이터를 수집하는 연구로서, 여러 다른 형태를 가질 수 있다. 각종 암 레지스트리 혹은 골수이식 레지스트리, 그리고 배우자 자살로 인한 정신건강 영향 연구가 전형적인 예이다.

코호트 연구(Cohort Study): 특정 질병 대상자들을 시간에 따라 추적, 데이터를 수집하는 연구로서, 전향적 코호트 연구(prospective cohort study)와 후향적 코호트 연구(retrospective cohort study)가 있다. 흡연자와 비흡연자들의 행동을 연구하는 영국 의사 연구(British

Doctors' Study) 혹은 심장질병을 연구하기 위해 1948년부터 추적하고 있는 미국의 프래밍햄 연구(Framingham Heart Study)가 그 예이다.

시간대를 기준으로 한 연구 형태는 [그림 1.2]와 같이 나타낼 수 있다. 임상시험 설계가 아닌 다른 형태의 연구설계를 가진 여러 역학연구들은 잠재적 교란요인들을 제어할 수 없으며, 단지 연관성(association)만을 규명할 수 있는 연구에 불과하다. 임상시험만이 위험요인(risk factor)과 결과의 인과관계(causal relationship)를 규명할 수 있다.

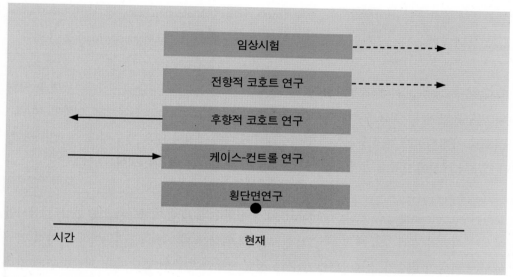

[그림 1.2] 연구 형태와 시간 추적

1.5 기본 용어

Basic Terminology

위약(placebo): 모양, 냄새, 색깔, 크기 등이 치료약과 동일하지만 그 어떤 생물학적인 효과가 없는 약물 혹은 치료를 말한다.

위약 제어(placebo-controlled): 연구에 참여하는 모든 집단의 참여자에게 동일한 외형을 가진 치료약을 처방하지만, 그 중 일부에게는 비활성(inactive) 혹은 무효과적인 위약을 처방하는 것을 말한다.

위약 효과(placebo-effect): 실제로는 신약 혹은 신치료를 제공받지 않고 위약을 취함에도 불구하고, 치료효과가 있는 약물을 제공받고 있다고 믿는 데서 오는 효과를 말한다.

편향(bias): 어느 한쪽으로 치우친 경향으로 체계적인 오류이며 결과나 측정에 있어서 참값으로부터 벗어남을 의미한다. 임상연구에서는 선택편향(selection bias), 평가편향(assessment bias), 출판편향(publication bias), 회상편향(recall bias), 정보편향(information bias) 등이 있다.

외재변수(extraneous variable, 외생변수): 결과변수(종속변수)에 영향을 주는 독립변수 이외의 변수를 말하는 것으로 가외변수라고도 한다. 결과변수에 직간접적으로 영향을 미치는 것으로 가정되지만, 자료수집이나 연구설계에서 다루어지지 않은 변수이다. 이 변수는 연구결과의 해석에 오류를 초래하기 때문에 데이터를 분석할 때 제어되어야 한다.

교란변수(confounding variable, confounder): 중첩변수 혹은 혼재변수라고도 한다. 임상시험에서는 치료와 결과 모두에 연관되고, 둘 모두에 영향을 끼치는 예후요인이다. 역학적 연구에서는 하나의 변수가 질병상태와 노출의 정도 모두에 연관된 변수이다. 교란변수는 인과관계를 혼란시킬 수 있는 요소이다.

교호작용(interaction): 독립적인 두 요인들 사이의 상호작용에서 일어나는 접합효과로서, 하나의 독립변수의 효과가 다른 독립변수의 레벨(level)에 따라 다를 경우 이를 교호작용이라 한다. 이런 교호작용은 두 독립변수들을 결합해서 검토할 때만이 탐지될 수 있다. 두 종류의 교호작용(질적 교호작용과 양적 교호작용)이 있다. 임상시험에서는 교호작용이 있을 때에는 치료변수는 적절한 분석방법을 사용하여 신중하게 평가해야 한다.

효과성(Effectiveness): 효과성이란 기대한 효과를 성취하기 위하여 계획된 연구목적을 가지고 일상적인 상황하에서 새로운 중재 혹은 전략을 개입한 결과로 얻어진 강도 내지 강도의 범위이다. 예를 들면 특정한 백신은 일상적인 상황하에 있는 해당 인구모집단으로부터 질병을 보호하는 효과를 낼 수 있을 때 효과적이다.

효율성(Efficiency): 효율성이란 어떤 체계의 input에 대한 output의 비율이다. 효율적인 체제나 치료는 소비된 input(자원, 돈, 시간 등)에 비하여 높은 output(결과)을 성취하는 것이다. 예를 들면 특정 질병에 대하여 치료약물 A는 환자를 완치하는 데 12개월이 걸리고, 치료약물 B는 18개월이 걸린다고 하자. 이때 치료약물 A는 치료약물 B보다 더 효율적이다. 그러므로 '효과적'이란 일정한 목적에 도달했음을 의미하는 반면, '효율적'이란 자원을 헛되이 소모하지 않고 목적에 도달했음을 의미한다.

효능(Efficacy): 효능이란 특정한 중재, 절차 혹은 환자관리 서비스가 이상적인 조건하에서 원하는 효과를 창출하는 강도 내지 강도의 범위이다. 예를 들면 백신 A의 효능은 이상적인 실험실 환경하에서 이루어진다. 그러나 효과성은 실험실이라는 이상적 상황에서 벗어나 실제 인구집단에서 보여져야 한다.

참고문헌

1. Chow SC, Liu JP. *Design and Analysis of Clinical Trials: Concepts and Methodologies.* Wiley, 2004.

2. Collier R. Legumes, lemons and streptomycin: A short history of the clinical trial. CMAJ, 2009, 180:23−24.

3. D'Arcy Hart P. A change in scientific approach: from alternation to randomized allocation in clinical trials in the 1940s. BMJ, 1999, 319:572−573.

4. Dodgson SJ. The evolution of clinical trials. The Journal of the European Medical Writers Association. 2006, 15:20−21.

5. Friedman LM, Furberg CD, DeMets DL. *Fundamentals of Clinical Trials.* Springer, 2010.

6. Jenkins J, Hubbard S. History of clinical trials. Seminars in Oncology Nursing, 1991, 7:228−234.

7. Lim HJ, Hoffmann RG. Study Design. *Topics in Biostatistics.* Walter T. Ambrosius(Editor), Humana Press Inc. New Jersey, 2007. pp. 1−18.

8. Machin D, Fayers P. *Randomized Clinical Trials: Design, Practice and Reporting.* Wiley, 2010.

9. Medical Research Council. Clinical trials of antihistaminic drugs in the prevention and treatment of the common cold. BMJ, 1950, 425−430.

10. Meinert CL. *Clinical Trials: Design, Conduct, and Analysis.* Oxford University Press, 1986.

11. MRC Streptomycin in Tuberculosis Trials Committee. Streptomycin treatment of pulmonary tuberculosis. BMJ. 1948, 2:769−83.

12. Yoshioka A. The Randomized Controlled Trial of Streptomycin. *Oxford Textbook of Clinical Research Ethics.* Emanuel EJ, Grady C, Crouch RA, Lie RK, Miller FG, Wendler D(Editors). Oxford University Press, 2008. pp. 46−60.

13. Peace KE, Chen DG. *Clinical Trial Methodology.* Chapman & Hall/CRC, 2010.

14. Piantadosi S. *Cliical trials: a methodologic prospective.* Wiley, 2007.

15. Spilker BL. *Guide to Clinical Trials.* Raven Press, New York, 1991.

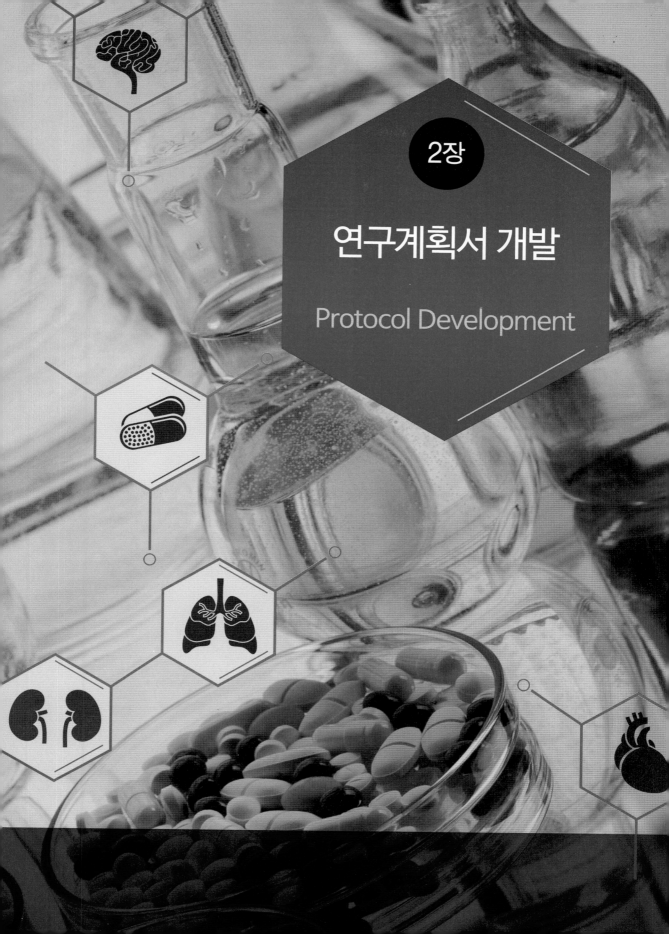

2장

연구계획서 개발

Protocol Development

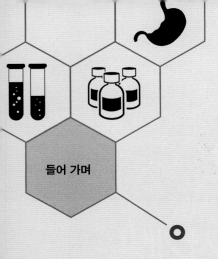

연구계획서(study protocol)는 임상시험의 배경, 연구목적, 연구설계, 치료중재, 후속 조치 계획, 데이터 관리 및 분석계획을 담은 문서이다. 이 장에서는 임상시험에서 반드시 필요한 주요 원칙을 제시하고 그 원칙을 토대로 임상시험 계획서 작성에 필요한 구성 요소를 자세히 검토한다.

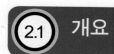

2.1 개요

연구계획서(study protocol)는 임상시험의 배경, 연구목적, 연구설계, 치료중재, 후속조치 계획, 데이터 관리 및 분석계획을 담고 있는 문서로서, 연구대상자를 모집하기 전에 작성되어야 한다. 그러나 이 연구계획서는 연구기간 중 어느 시점에서도 일부가 수정될 수 있다. 임상시험의 성공 여부는 연구계획서에 따라 잘 수행된 임상시험에서 얻은 데이터의 질에 달려 있다고 하겠다. 그러므로 연구설계 단계에서 더 많은 주의를 기울일수록 임상시험은 보다 과학적으로 잘 실행될 확률이 높아진다.

미국 식품의약청(FDA)은 1962년 개정된 정관을 통하여 의학계, 과학계 그리고 정부의 관리 규제당국에서 승인할 임상시험에 반드시 필요한 10가지 주요 원칙을 발표했다(Bren, 2007).

- 임상시험 계획서가 작성되어야 한다.

- 임상시험 계획서에는 연구목적이 정확하게 명시되어야 한다.

- 임상시험 계획서에는 질병존재의 유무를 확인하는 데 필요한 적절한 방법이 있어야 하며, 그 방법을 이용하여 적격한 연구대상자를 뽑아야 한다.

- 임상시험 계획서에는 연구될 실험군과 대조군을 편향 없이 배정하는 방법을 포함해야 한다.

- 임상시험 계획서에는 임상시험 참여자에 대한 관측과 수량화 방법을 포함시켜야 한다.

- 임상시험 계획서에는 치료를 배정하기에 앞서 수집한 데이터의 적합성을 문서화하는 데 취할 과정을 기술해야 한다.

- 임상시험 계획서에는 연구 참여자들로부터 수집한 결과변수의 기록과 분석방법을 기술해야 한다.

- 임상시험 계획서에는 편향을 최소화하기 위한 관찰 단계나 방법을 기술해야 한다.

- 임상시험 계획서에는 신약이나 신기술 효과가 비교될 대조군의 특징을 상세하게

묘사해야 한다.

- 임상시험 계획서에는 연구 참여자로부터 수집한 데이터를 분석하는 데 사용될 통계적 방법을 대략적으로 기술해야 한다.

 ## 2.2 연구계획서의 주요 구성 요소
Key Elements of a Protocol

임상시험 계획서의 주요 구성 요소는 다음과 같다.

1) 연구배경과 근거 이유
   - 관련 선행연구들의 존재 여부
   - 연구의 필요성

2) 연구목적
   - 제1연구질문과 그에 상응하는 결과변수
   - 제2연구질문과 그에 상응하는 결과변수
   - 부작용

3) 연구설계
   (a) 연구대상
       - 적격 기준, 선정 기준
       - 배제 기준
   (b) 연구표본수 산출
   (c) 피험자 모집
       - 피험자 연구 참여 사전동의서(Informed Consent)

     – 참여 자격
     – 기초 평가
     – 치료배정(무작위화)
   (d) 중재
     – 중재치료에 대한 기술과 스케줄
     – 순응도 측정
     – 독성과 부작용 관리
   (e) 후속 플랜과 방문 스케줄
   (f) 결과변수의 측정 방법과 측정 스케줄
   (g) 데이터 분석
     – 중간모니터링
     – 최종 분석
   (h) 연구 종결과 종료 방침
 4) 조직도와 절차

2.2.1 연구목적(Study Objectives)

　'연구질문(study questions)'이라고도 하는 '연구목적(study objectives)'은 통계적 가설검증으로서도 표현될 수 있으며, 명확하고, 엄밀하며, 과학적으로 타당하고, 양적인 임상질문들에 관한 서술이라고 정의할 수 있다. 연구목적은 가능한 한 간략하고 정확하게 명시해야 한다. 그래야만 연구질문에 대답할 신뢰성 있는 통계적, 임상적 추론을 제공하기 위한 표본수, 연구기간, 연구중재 평가를 위한 결과변수 그리고 임상연구 종사자와 같은 필수 자원이 결정될 수 있다. 연구목적은 치료효과 차이, 부작용, 약물 유독성 등의 결과변수와 같이 양적 측정이 필요하다. 보통 제1연구질문의 수는 많지 않아야 하며 오직 하나의 제1연구질문만 가지도록 추천하는 연구자도 있다(Friedman, 2010). 다수의 연구질문을 가질 시에는 다중성(multiplicity) 문제가 제기됨을 주시해야 한다. 임상시험 연구자들의 가장 흔한 실수는 연구표본수와 상관없이 하나의 임상시험에서 모든 가능한 질문들에 대한 대답을 얻으려고 시도하는 것이다. 그런 시도에서 얻어진 분석결과에 대한 해석과 타당성의 한계를 주지해야 한다.

- 제1연구질문은
    - 임상시험에 가장 중요하고 관심 있는 질문으로 이것을 토대로 연구에 필요한 표본수를 산출한다.
    - 임상시험 결과보고에서 가장 큰 역점을 두고 강조해야 한다.
    - 가설검정의 형태에서 골격이 된다.

사례 **노인 인플루엔저 백신 임상시험(DiazGranados, 2014)**

노인인구의 계절성 인플루엔저로 인한 입원과 사망이 점차 증가하고, 이들은 인플루엔저 백신과 관련된 합병증에 특히 취약하다. 비록 현재 알려진 백신은 인플루엔저에 효율적인 것으로 알려져 있지만, 노인층의 백신 항체반응은 젊은층보다 낮다. 65세 이상의 노인인구 대상의 인플루엔저 임상시험에서 제1연구목적은 인플루엔저 백신의 고용량과 표준용량의 안전성과 효율성을 비교, 평가하는 것이다. ■

사례 **HIV 산모의 모유 임상시험(Nduati, 2000)**

HIV에 감염된 산모의 모유수유로 인한 영아의 HIV 감염이 발생한다는 것은 알려져 있지만, 감염 위험의 크기는 정확하게 측정되지 않았다. HIV 치료를 받은 적이 없는 435명의 HIV 감염 산모를 대상으로 모유와 분유의 두 집단 영아의 HIV 감염률과 생후 1년의 생존율을 비교하였다. ■

임상시험에서는 제1연구질문 외에도 다수의 제2연구질문을 둘 수 있다.

- 제2연구질문은
    - 제1연구질문보다 다소 중요도가 낮은 연구질문이다.
    - 연구설계에 의해서 직접적으로 대답되지 않는다.
    - 제2연구질문에 대한 분석결과의 해석은 확정적이라기보다는 '제안적', '탐색적' 혹은 '가설 도출적'이라 할 수 있다.
    - 결과변수가 제1연구질문의 결과변수와 같을 수도 있고, 다른 결과변수를 가질 수도 있다.
    - 일반적으로 검정력이 낮다.

●●●○ **예제**

심장질환 임상시험에서 제1연구질문에서의 결과변수는 심근경색 발병률이고 제2연구질문에서는 60세 이상 여성의 심근경색 발병률로, 이때에는 제1연구질문과 같은 결과변수를 사용한다. ■

사례 **HIV 환자의 결핵 예방 임상시험**(Whelen, 1997; Lim 2006)

HIV 환자들의 결핵감염 예방치료 임상시험에서 제1연구질문에 대한 결과변수는 결핵감염의 여부이고, 제2연구질문에 대한 결과변수는 생존기간이 될 수 있다. ■

2.2.2 연구대상(Study Population)

모집단(population)은 어떤 특성을 가진 인구 전체를 말하며, 표본집단이란 그 모집단의 표본이다. 연구대상은 연구에 관련된 인구적, 임상적 특성이나 조건을 가진 모집단의 일부이며, 연구표본은 연구를 위하여 모집될 연구대상의 일부이다. 연구대상이 제1연구질문을 대답하기 위한 집단이라면 연구표본은 실제로 연구에 참여하는 사람들의 집단이다. 하지만 연구표본은 연구대상을 대표하지만 연구대상들의 무작위표본으로 구성되는 것은 아니다. 모집단, 연구대상군, 연구표본의 관계는 [그림 2.1]로 나타낼 수 있다.

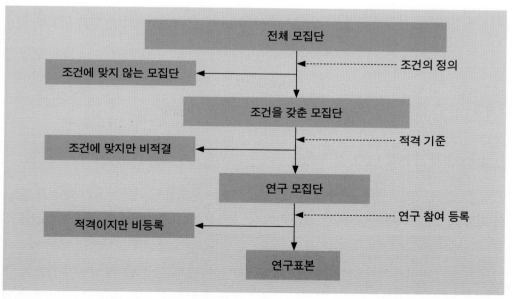

[그림 2.1] 전체 모집단과 연구 모집단에 대한 연구표본의 관계

임상시험을 설계하는 데에 있어서 첫 번째 단계는 연구질문에 적합한 환자의 인구적, 임상적 특성을 설정하는 포함 기준의 구체적인 항목을 명시하는 것이다. 또한 부적절한 대상 및 윤리적인 이유로 탈락시켜야 하는 배제 기준의 간략한 항목도 만들어 연구대상의 모집단을 개념화하는 것이다. 두 번째 단계는 연구표본을 모집단에서 샘플링할 기법을 설계하는 것이다. 마지막 단계는 제1연구질문을 대답할 만큼의 충분한 검증력을 가지는 표본수를 모집하기 위한 전략을 설계하고 이행하는 것이다. 또한 이러한 과정, 즉 어떤 사람들이 연구되고 어떻게 모집되었는지(다른 병원으로부터의 소개인지, 자발적인지 등)는 반드시 연구결과 보고에 서술해야 한다.

임상시험 참여자의 자격 요건은 엄밀하게 정해야 한다. 그렇다면 이를 결정하는 데는 어떠한 점들이 고려되어야 하는가? 참여 자격 요건은 지나치게 제한적이거나, 지나치게 개방적이어서도 안 된다. 참여 자격 요건이 지나치게 제한적이면 동질성은 높아지겠지만 치료효율과 결과변수 측정값의 가변성이 감소하여 연구에 필요한 표본수가 적어지게 되어 연구의 타당성과 연구결과의 일반화가 어려워진다. 반면, 지나치게 개방적이면 외적 타당성과 연구결과의 일반성은 높아지겠지만 연구 표본수가 많이 필요하게 된다. 따라서 참여자의 자격 요건을 정하는 데에는 다음 두 가지 점을 각별히 고려해야 한다.

- 치료의 혜택을 가장 많이 받고, 연구결과를 일반화할 수 있는 대상인가?
- 임상시험 연구자가 중재치료에 대한 가설의 결론을 찾아낼 공산이 높은 대상인가?

2.2.3 연구 결과변수(Study Endpoint, Response Variable)

1) 일차 결과변수와 이차 결과변수

임상시험 연구계획서에는 연구질문에 대한 대답을 탐구하기 위하여 수행해야 할 평가와 평가 방법을 상세히 기술하며, 결과변수(혹은 반응변수)의 측정 방법을 주의 깊게 규정하고 지목해야 한다. 결과변수 혹은 반응변수는 중재치료의 효율성과 안전성을 반영하는 것이어야 하고, 피험자 각각으로부터 측정되어야 한다. 제1, 제2연구질문에 답하기 위하여 사용되는 결과변수는 임상시험의 목적이나 유형에 따라 다르며, 질적 측정 혹은 양적 측정일 수 있다. 최선의 결과변수는 피험자 각각에서 측정된 분석 개체로서, 실제 데이터이거나 혹은 수집된 데이터의 함수일 수도 있다. 또한 결과변수는 제1연구질문에 답하기 위한 통계적 분석에 사용되며, 임상시험 표본수 결정에 기초가 된다. 또한 연구 종료 후에 최종 평가와 보고에 중점이 될 것이므로 각별한 주의가 필요하다. 따라서 결과변수로서의 최종점 (endpoint)은 객관적이어야 한다. 그리고 측정하는 데 있어서 편향이 없어야 하고, 반복할 수 있어야 한다. 최종점의 종류는 다음과 같다.

- 연속 최종점(예: CD4+ 세포 수, 콜레스테롤 수치, 헤모글로빈 수치, 삶의 질 점수)

- 정해진 연구기간 동안 사건 유발에 대한 예/아니오 혹은 성공/실패와 같은 이항 결과 (예: 사망, 심근경색, 심장병, 금연 등)

- 특정 사건까지의 시간(예: 사망까지의 시간, 종양 크기 축소까지의 시간, 병원 퇴원까지의 시간, 암 재발까지의 시간 등)

- 순서적 범주형 반응 혹은 선호 척도[예: 아주 좋음, 좋음, 보통, 나쁨, 아주 나쁨; 고통 수치(0~10); 질병 심각성 정도(단계 I = 미미, 단계 II = 중간, 단계 III = 심각, 단계 IV = 생명위협)]

- 비순서적 범주형 반응변수(예: 인종-백인, 흑인, 아시아인, 그 외 인종; 피부반응-정상, 중간, 비정상)

- 반응 빈도(예: 질병감염 횟수, 간질발작 횟수, 재발 횟수)

- 복합사건(예: HIV 연구에서 에이즈 혹은 사망 중에서 먼저 일어나는 사건; 와파린(Warfarin) 약물효과 연구에서 허혈성 뇌졸중, 두개내 출혈, 사망 복합결과 사건)

임상연구에서 최종점을 선택할 때는 최종점과 제1연구질문의 직접적 연관성, 신뢰도, 객관성, 측정 용이성, 중재치료에 민감함, 비용, 유발빈도 등을 고려해야 한다. 연구자들은 통계적 설계의 논점에 따르기 위하여 제1최종점으로서 역할을 할 수 있는 결과변수를 명시하고, 다른 연관된 변수들을 제2최종점으로 명시할 수 있다. 제1최종점은 임상시험의 제1연구목적과 가장 임상적으로 직접 관련되며, 표본수 산출을 위한 근거가 된다. 만일 다수의 제1최종점이 있을 경우에는 1종 오류가 조정된 분석을 해야 한다. 제2의 최종점은 제2연구목적에 관련된 중재효과를 지지하는 측정으로, 주로 가설 창출을 위한 것이다. 다수의 제2

최종점이 있다 해도 1종 오류를 조정할 필요는 없다.[1]

요약하면, 모든 임상시험은 최종점에 관하여 다음과 같은 사항을 염두에 두어야 한다.

- 단 하나의 제1최종점 혹은 임상적으로 해석할 수 있는 복합 최종점을 명확하게 명시하고, 다수의 최종점을 가질 경우에는 다중성을 설명할 전략(예를 들면 다중비교를 조정하거나 전체 테스트 혹은 결합모형 분석 등)을 명시한다.
- 제2최종점 포함에 대한 정당성과 더불어 제한된 수의 제2최종점을 명시한다.
- 분석을 시작하기에 앞서 분석적 방법을 연구계획서에 명시한다.
- 최종점의 논의는 연구계획서, 초록, 연구방법, 연구결과와 분석결과 테이블에서 일관성이 있어야 한다.
- 다중성에 의한 허위 결과를 최소화하고, 근거 중심 지식의 최대 수익을 얻도록 다중결과를 설명하는 데 보다 원칙적인 접근방법 사용을 고려한다.

2) 대리결과변수(Surrogate Endpoints)

특정 질병의 자연 진행 과정이 지나치게 길거나 약물치료 기간이 지나치게 오래 걸릴 때, 임상설계는 연구기간이나 비용을 감소시키기 위하여 한두 개의 대리결과변수(surrogate endpoint)를 포함할 수 있다. 그 외에도 대리결과변수를 선택하는 이유는 확정적 결과변수(definitive endpoint)의 측정에 있어서 난이성이 문제되기 때문이다(Henderson, 1989). 대리결과변수는 생물학적으로 확정적이거나 혹은 임상적으로 가장 의미 있는 결과변수를 대신해서 측정된 것이다. 일반적으로 확정적인 결과변수는 임상적 혜택을 측정하고, 반면 대리결과변수는 질병의 정도 혹은 질병 진행 상태를 추적하는 것이다. 최적의 대리결과변수는 확정적 임상적 결과변수와 고강도 상관관계가 있어야 대체 가능하다.

대리결과변수를 사용함으로써 얻어진 결과를 활용함에 있어서 어려움은 있다. 그것은 대리결과변수를 사용한 임상시험을 설계, 실행, 혹은 분석하는 어려움보다는 오히려 대리결과변수와 확정적 결과와의 상관성 강도 및 그 타당성에 대한 의문 때문이다(Prentice,

---

[1] 1종 오류는 실제로 치료효과 차이가 존재하지 않음에도 불구하고, 차이가 있다고 잘못으로 귀무가설(H_0)을 기각하는 오류이다. 2종 오류는 사실상 대립가설(H_1)이 옳음에도 불구하고, H_0을 기각하지 않는 오류, 즉 잘못으로 실제 존재하는 치료효과 차이를 놓치는 오류이다.

1994).

대리결과변수가 확정적 결과에 치료효과를 반영하지 않은 채 결과변수와의 상관성만 가지는 측정은 대리결과변수로 유용하지 않다. 확정적 결과변수와 높은 상관성을 가진 대리결과변수는 참결과(true outcome)로의 인과 경로의 일부이든지, 혹은 그것에 아주 가까울 가능성이 높다. 즉, 최적의 대리결과변수는 생물학적 메커니즘의 근거에서 정당화되어야 하고, 또한 상대적으로 간단한 절차로 측정될 수 있어야 한다. 그러므로 대리결과변수는 확정적 결과와 밀접한 임상적 상관성 및 통계적 상관성을 가지며, 확정적 결과와 똑같은 추론을 낼 수 있을 것으로 추측된다. 그러므로 단순한 통계적 상관성만으로 대리결과변수가 될 수 없다(Boissel, 1992). 즉, 요약하면 다음과 같다.

- 대리결과변수는 연구의 제1 관심의 임상적 결과 대신에 취하는, 흔히 '바이오마커(biomarker)'라고 부르는 비임상적 측정이다.
- 대리결과변수를 이용하면 비용과 연구기간이 감소된다.
- 대리결과변수는 효율성을 얻기 위하여, 그리고 대리결과변수에서의 치료효과는 임상 결과에서의 치료효과를 예측할 것이라는 기대하에서 이용된다.
- 대리결과변수는 단순한 상관성만이 아닌 임상적 결과를 반드시 반영해야 한다.

현재 임상연구에 사용되고 있는 대리바이오마커의 예는 다음과 같다.

- 암 연구에서 사망 대신으로 종양 크기 변화
- 심장마비에서 사망 대신으로 콜레스테롤 양의 정도
- 전립선암에서 암 진행 대신으로 전립선 특이항원 양의 정도(PSA, Prostate-Specific Antigen)
- 대장암이나 직장암에서 암 진행 대신으로 암 배아 항원 양의 정도(CEA, cinoembryonic antigen)
- HIV 연구에서 사망이나 병 진행 대신으로 CD4 세포 수, 혹은 viral load 수치

물론 대리결과변수는 임상시험에 도움이 되지만 한계도 지닌다(Flemming, 1996). 대리결

과변수를 사용하는 임상시험은 확정적 결과변수에의 치료효과가 대리결과변수에의 치료효과에 의해 정확하게 예측되지 않을 수 있다. 일반적으로 치료효과를 위한 대리결과변수는 있지만, 안전성을 위한 대리결과변수를 확신할 수 없는 경우도 있다. 예를 들면 신약개발에서 대리결과변수는 새로운 제조 과정하의 약물의 작용을 증명하거나 혹은 기존약의 새로운 배합을 위해서는 적합할지 모르지만, 기존약과 똑같은 등급에서 신약을 위한 대리결과변수 사용은 더 많은 주의가 필요하다. 그리고 약의 새로운 등급을 테스트하기 위하여 대리결과변수의 사용 또한 부적절할 수도 있다. 대리결과변수의 타당성 입증 방법과 분석에 대해서는 8장에서 다시 자세히 다룬다.

    다음의 임상시험 계획서는 주로 제2상과 제3상 임상시험을 위하여 설계된 것으로, 이미 세계 각국의 임상시험 계획서 작성의 표준으로 사용되고 있는 미국 국립보건원(NIH)의 견본을 기초로 한다(http://www.ninds.nih.gov/research/clinical_research/toolkit/protocoltemplate. htm#primaryobjectives).

연구계획서 제목

(만일 연구계획서 제목에 연구 내용이 분명히 표현되지 않는다면, 임상시험을 간단하게 요약하는 부제목 추가)

책임연구자:

(연구책임자의 이름, 최종학위, 소속기관과 지위 포함)

연구 스폰서 기관:

(가능하다면 연구비 신청/승인번호를 포함)

연구중재 제공 회사:

(연구를 지원하는 제약회사 혹은 의료기기 제조사 이름)

IND(Investigational New Drug) 혹은 IDE(Investigational Device Examption) 스폰서:

(공식 스폰서, IND 혹은 IDE 소유자. 가능하다면 IND/IDE 번호 포함)

(연구계획서 변경은 겉장 혹은 부록에 주석을 달아야 한다. 주석은 변경한 연구계획서의 위치와 변경된 단어, 변경이 연구집행위원회에 의해 승인된 날짜, 변경이 시작된 날짜를 메모해야 한다.)

버전

연월일

차례

요약

이 요약에서는 대충 1~2페이지 정도의 골자개요를 포함해야 한다.

연구제목

연구제목과 부제를 명시한다.

연구목적

제1, 제2연구목적을 명시한다.

연구설계와 결과

제1연구목적을 포함한 연구설계를 간략하게 기술한다. 간략한 개괄도표를 여기에 둔다. 복잡한 도표인 경우엔 여기 대신에 3장 연구설계에 포함시킬 수 있다.

연구중재와 연구기간

비교될 중재치료를 간략하게 기술한다. 각 피험자가 연구하에 있을 총 연구시간(추적기간을 합한)을 표시한다.

연구기간 동안 이행할 평가의 형태와 스케줄에 관한 간략한 기술을 포함한다.

표본수와 모집단

연구될 피험자의 수와 형태를 간단하게 기술한다.

만일 무작위화가 층화될 것이라면 층화요인 리스트를 작성한다. 각 층화에 별도의 연구목적과 결과가 있다면 이것들을 적합한 섹션에 리스트를 작성한다.

1. 연구목적

1.1 제1연구목적

제1연구목적은 언제나 특정 가설을 지목해야 한다. 가설을 정량화할 수 있는 용어로 명시한다. 예를 들면 "시험약은 대조약과 비교해서 생존기간을 12개월 증가한다." 통계적 목적에서 귀무가설과 대립가설을 명시하는 것이 바람직하다. 제1연구목적은 섹션 9의 통계적 설계에 사용된 것과 동일해야 한다.

1.2 제2연구목적

제2연구목적은 가설 생성일 수도 있고 아닐 수도 있으며, 제2결과를 포함할 수도 있다. 예를 들면 레지스트리 개발을 위하여 혹은 자연사 데이터를 수집하기 위한 것과 같이 보다 일반적인 비실험적 연구목적을 포함할 수도 있다.

2. 연구배경

2.1 근거

연구될 환자 모집단을 기술하고, 모집단에서의 특정한 제한 기준을 타당화한다. 중재치료를 명시하고, 기술하며, 왜 이 중재치료가 선택되었는지를 설명하여 타당화한다. 치료집행 과정, 치료용량, 중재기간 등을 기술하고 타당화한다. 연구의 필요성, 연관성, 우선권을 상세히 설명한다.

2.2 지원 데이터

연구, 연구의 설계, 중재치료를 정당화하는 과학적, 의학적 데이터를 제공한다. 중재치료에 대해서 알려진 위험과 잠재적 위험을 요약한다. 약물 연구에 대해서는 설명서 패키지에 언급되어야 하지만 새로운 변화가 많이 없다면 포함시킬 필요는 없다. 다른 용량 스케줄, 약물의 새로운 결합, 새로운 약물제조와 같은 식약처에서 비승인된 연구의 어떤 양상을 정당화한다.

3. 연구설계

연구설계를 간략하게 기술하고, 연구목적을 위해 그 설계가 어떻게 이행될 것인가를 일상적인 말로 표시한다. 연구설계의 복잡성을 설명하기 위하여 도표를 사용한다.

4. 피험자 선택과 등록

4.1 포함 기준

4.1.1 연구할 질병과 장애, 그리고 그것을 기록하는 방법, 진단 방법, 분류 기준 등.

4.1.2 무작위화 ××일 내에 측정된 것으로서 현재 상태의 임상적 표시.

4.1.3 이전치료(만일 이전치료를 했다면). 특정 이전치료의 리스팅을 고려한다. 예전 치료경험이 없는 환자, 치료경험환자, 혹은 이전치료 실패 환자 등과 같이 연구될 특정 모집단에 대한 이전치료의 허용 기간에 대한 리스팅을 고려한다.

4.1.4 인구학적 특징(적용된다면)

4.2 제외 기준

4.2.1 특정한 임상적 사용 금지사항의 리스트를 작성한다. 징후와 증상의 정도를 명시한다.

4.2.2 무작위 ××일 이전에 현재 상태의 임상적/실험실 표시. 실행될 특정 테스트와 안전성에 일관된 배제를 위한 실험값의 허용범위 리스트를 작성한다.

4.2.3 임신, 수유, 혹은 임신 계획에 관련된 배제를 명시한다. 적용될 경우 피임 사용의 의지와 현재 상태를 평가할 방법을 명시한다.

4.2.4 연구 엔트리에 앞서 ××일 내의 제외된 약물 및 의료기기의 사용.

4.2.5 약물 연구를 위해서: 연구약에 대한 알레르기 반응을 체크한다.

4.2.6 기대수명, 공존질병과 같은 임상적 특징, 인구학적 특징, 혹은 임상시험에서 적절한 진단, 치료 혹은 추적을 방해하는 다른 특징을 명시한다.

4.2.7 활성약물(active drug), 알코올 사용, 혹은 현장 조사자의 입장에서 치료순응의 방해 요소를 밝힌다.

4.2.8 피험자가 치료를 완성할 때까지, 혹은 현장 조사자의 의견에서 연구 엔트리

이전 적어도 ××일 동안 임상적으로 치료에 안정적일 때까지 체계적 치료와 입원이 필요한 심각한 중병, 특정 병과 허용할 수 있는 시간 리스트를 작성한다.

4.2.9 피험자 혹은 법적 보호자가 서명 동의서 서명에 있어서 불능 혹은 반항.

4.3 연구등록 절차

4.3.1 임상시험을 위한 연구대상자를 밝히고 모집하는 방법을 상세히 기술한다.

4.3.2 피험자가 임상시험을 어떻게 알게 되었으며, 누가 임상시험을 소개하고, 부적격성에 대한 이유와 적격한 피험자의 비참여에 대한 이유를 서류화하는 절차를 기술한다. 이런 정보가 피험자 모집을 높이기 위해 중점적으로 수집되고 사용될 방법을 기술한다.

4.3.3 동의 절차를 기술한다.

4.3.4 중재의 집단배정을 얻기 위한 절차를 기술한다.

5. 연구중재

5.1 중재, 연구집행, 연구기간

연구중재가 어떻게 집행되는지와 잠재적 부작용, 스케줄 등을 표시한다. 피험자가 치료될 장소를 표시한다. 적절한 지원 치료와 보조치료 사용에 대한 가이드라인을 언급한다.

5.2 연구중재 처리

참여 임상현장에서 어떻게 중재가 제공될 것인가를 기술한다. 예를 들면 제약회사는 약물을 표장하지 않은 채 현장 약사에게 분배될 것이다. 그리고 어떻게 저장되고, 준비되고, 배분될 것인지를 기술한다. 만일 적용된다면, 미사용 연구약물 혹은 의료 기기의 처분을 기술한다. 예를 들면 연구약물을 제공한 제약회사 혹은 의료기기 회사로 반환할 것이다. 연구중재 책임을 서류화하는 절차를 기술한다. 적절한 경우에 상세한 지침을 위한 연구 운영 매뉴얼을 언급한다.

연구중재의 눈가림에 대한 메커니즘을 기술한다. 예를 들면 약물임상시험에서 위약이 사용된다면, 활성약물(active drug)과 색깔, 맛 등이 유사한지를 기술한다.

5.3 부수적 중재

금지된 약물과 그리고 예방적 중재/약물의 사용 여부는 연구하의 중재치료와 결과에 달려 있다. 중재는 섹션 5.3.2~5.3.3에 리스트되지 않은 중재들도 허용된다.

5.3.1 필요한 중재치료

5.3.2 금지된 중재치료

만일 피험자가 연구하에 있을 동안 금지된다면 배제 기준(섹션 4.2.4)으로부터의 약물, 의료기기 등.

5.3.3 예방 중재치료

적절하다면, 연구중재(혹은 연구중재치료; study intervention) 변경을 위한 지침을 포함한다.

5.4 약물복용 순응도 측정

연구중재를 가진 피험자의 순응도를 평가할지를 기술한다. 만약 한다면, 알약 개수, 전자 모니터링기기, 설문지 등 어떻게 수행할 것인가에 관하여 상세히 제공한다. 데이터 분석(섹션 9.5)에서 이런 정보를 연구결과 분석에 어떻게 통합할 것인가를 기술한다.

6. 임상적 평가와 실험실 평가

섹션 6.1에서 평가 스케줄은 연구 평가 모두를 포함해야 한다. 'x'는 특정 평가가 특정 방문 시간에 수행된다는 것을 표시하는 데 사용한다.

섹션 6.2에 포함된 평가 스케줄은 무엇을 평가할지를 정하고, 평가 시간표를 제공하고, 평가 지침 혹은 특별한 지침 등을 포함한다.

아래에 리스트된 평가와 테이블 순서는 하나의 예제이다. 평가들을 명확하게 제시하기 위해서 연구계획서에 정렬되어야 한다. 추가 라인은 중재 실패, 연구중재 조기 중단, 혹은 다른 평가가 필요한 특별한 시점에서의 평가를 명시할 필요가 있다. 다중 연구 단계 혹은 다중 무작위화를 가진 복잡한 연구에서는 각 단계 혹은 각 무작위화 시각과 연구중재가 피험자에 주어진 시간을 테이블에 포함하는 것이 좋다.

6.1 평가 스케줄

평가	검진 (-××일)	엔트리 전 (-××일)	엔트리	4주	8주	12주	16주	20주	24주	32주	40주	48주
치료숙지동의서												
질병/장애 기록												
의료/치료 역사												
임상적 평가												
(전체 혹은 부분) 신체 검진												
다른 스케줄에 있을 때 임상적 평가												
혈액학												
화학												
간 기능 테스트												
소변검사												
임신검사												
저장된 혈장												
저장된 혈청												
약물복용 충실도												
설문지												

6.2 평가 시간

이 섹션은 평가 스케줄에서 컬럼헤딩(column heading)에 대한 설명과 그에 따른 치침을(만일 특별한 지침이 있다면) 포함시켜야 한다. 다른 특별한 지침이 있다면, 그것도 포함해야 한다.

6.2.1 무작위 이전의 평가

이 평가들은 피험자가 연구중재를 수령하기 이전에 일어난다.

검진

임상시험 참여 적격성을 결정하기 위한 모든 검진이 평가되는 동안, 연구에 앞서 허용할 수 있는 시간을 명시한다. 검진과 엔트리-이전 평가가 며칠 혹은 몇 시간에 의해 구분되어야 하는지 혹은 검진과 엔트리-이전 평가가 동시에 일어나는지를 표시한다. 만일 검진이 정규적 환자관리의 일부가 아닌 절차를 포함한다면, 검진을 위한 동의서를 얻는 절차도 표시해야 한다.

엔트리-이전

적격성 조건을 통과하여 연구에서 무작위화될 예정인 피험자에 대해서, 검진 평가와 연구 엔트리(즉, 무작위화)에 관련된 엔트리-이전 평가에 대한 허용 창구를 명시한다.

엔트리

(a) 엔트리-이전 평가 완수에 관련된 연구 엔트리 시간

(b) 연구 엔트리에 관련된 연구중재(치료)의 시작에 대한 시간 창구를 명시한다.

만일 엔트리 평가를 무작위화 이후에 했다면, 연구-중 평가 아래에 줄을 옮겨야 한다.

6.2.2 연구-중/중재-중 평가(On-Study/On-Intervention Evaluations)

피험자가 연구 중에 있고 중재치료를 수령하는 동안에 일어나는 평가 스케줄을 표시한다. 평가 실행에서 허용할 시간 창구를 포함한다. 예를 들면 연구 방문은 평가 스케줄에서 ±7일 안에서 계획되어야 한다.

6.2.3 중재 중단 평가

연구중재치료 중단에 피험자에 대한 평가를 명시한다. 필요하다면 '중재 중단'을 정의한다.

만일 연구중재를 조기에 중단한 피험자에 대한 평가는 연구계획서에서 제시한 치료과정을 완성한 피험자에 대한 평가와 다르다면, 연구중재를 조기에 중단한 피험자에 대해 필요한 평가를 명시한다. ITT 분석을 따르는 임상시험에 대해서는 중재를 중단한 피험자는 연구기간 동안 계속해서 추적되고 평가되어야 한다. 그런 피험자를 연구에 보유하기 위한 노력과 실천이 가능할 때 연구중재를 재개하도록 격려하기 위한 노력을 기술한다.

6.2.4 연구-중/중재-끝 평가

피험자가 '중재-끝/연구-중', 즉 더 이상 연구중재를 수령하지 않지만 결과를 위하여 여전히 추적기간 동안 완성되어야 할 평가 스케줄을 표시한다. 스케줄된 연구중재를 완성한 피험자와 연구중재를 조기 중단한 피험자에게 필요한 평가를 표시한다.

6.2.5 연구 중 종결 평가

피험자의 연구-중 마지막 방문에서 완성되어야 하는 절차를 위한 스케줄을 표시한다.

6.2.6 연구-끝 필요 요건

피험자들이 연구중재에 관해 연구계획서-명시 기간을 완성했을 때, 피험자들을 추적하기 위한 필요 요건을 명시한다. 예를 들면 부작용에 대해 피험자를 평가하고, 미래의 임상치료를 위한 옵션에 관한 정보를 제공하기 위하여, 피험자가 연구를 떠난 후 2주 정도에 현장에 돌아오도록 요구하는 것이 적합할 수 있다.

6.2.7 임신(옵션)

연구기간 동안 임신하게 되는 여성 참여자에 대한 지침을 명시한다. 만일 여성이 연구에 남아 있기로 한다면, 여성들이 임신 통지 동의서에 동의해야 하는지, 그리고 추가 평가가 필요한지를 명시해야 한다.

6.3 평가의 특별한 지침과 정의

이 섹션은 평가 스케줄 위에서 아래까지 테이블의 줄을 설명해야 한다. 원천 서류에서 포함되어야 하는 데이터 항목을 명시한다.

6.3.1 사전동의서(Informed Consent) 작성

환자 교육과 사전동의서 작성 과정을 기술한다. 변경이 필요할 경우에 동의 서류의 리뷰를 위한 플랜이다. 서명된 동의의 서류는 연구에 의해서 유지될 것이다.

사전동의서 모형은 연구서 부록으로서 포함되어야 한다. 사전동의서를 개발할 때, 이 연구의 종결을 넘어서 연구 데이터와 샘플 보유를 허용하는 것을 포함하고, 개인정보가 제거된 데이터와 샘플을 다른 연구자와 공유하고, 연구의 범위 외의 목적을 위하여 샘플을 사용하는 것을 고려한다.

6.3.2 조사하의 질병/장애를 명시하는 서류

피험자의 원서류에서부터 질병 혹은 장애를 서류화하는 임상적, 실험실, 방사능적 혹은 다른 알려진 방법을 포함한다.

6.3.3 병력
6.3.4 치료 이력
6.3.5 수반된 치료
6.3.6 연구중재 변경
6.3.7 임상적 평가

어느 임상 매개변수를 언제 측정할 것인지를 정의한다. 필요하다면 신체검사는 신체 일부를 목표로 혹은 전체를 할 것인지를 명시한다. 어떤 임상적 사건이 증례기록지(Case Record Form, CRF)에 기록되어야 하는지를 명시한다. CRF 개발에서의 공통된 데이터 항목은 http://www.commondataelements.ninds.nih.gov/ 참고.

6.3.8 실험실 평가
등급과 기록지침을 명시한다.

6.3.9 약력학 연구
이 섹션은 연구중재로서 약물을 포함하는 연구와 약력학을 실행할 때 적용된다. 관련 추가 정보는 부록에 포함될 것이다.

6.3.10 다른 실험실 연구
신진대사 연구와 같은 다른 실험실 연구와 특정한 테스트도 설명해야 한다.

6.3.11 추가 평가

6.3.12 설문지
삶의 질 등에 관하여 피험자와 의료진 인터뷰를 포함한다.

6.3.13 치료순응도 측정

7. 유해경험 및 유해사례 관리
포함:
- 연구중재 각각에 기대되는 유해경험의 리스트
- 피험자 관리와 연구중재 치료요법의 변경에 대한 기준

- 변경 절차(양식, 추가 실험실, 식이요법에서 변화)

- 유해경험을 알파벳 순서로 리스트

시험약물 연구에서 연구책임자는 이전 연구들에서 보여준 독성을 밝히고, 그리고 이런 독성의 관리와 문서화하는 계획이 실행될 것임을 보장하도록 확실히 하기 위하여 제약회사 대표자와 밀접하게 협력해야 한다.

8. 중재 중단 기준

중재 중단을 위한 기준과 언제 그 기준에 맞는지를 결정하기 위한 방법의 리스트를 작성한다. 추적 활동에 피험자 참여를 유지하기 위한 절차를 포함한다.

9. 통계학적 고려 사항

9.1 전반적 설계 이슈

다음을 포함한 전반적 설계 이슈를 기술한다.

- 제1가설과 제2가설, 그리고 그 가설들이 제1결과와 제2결과 측정의 선택과 어떻게 관련되는가?

- 제1결과와 제2결과 측정의 타당성과 신뢰도

- 특정 결과의 문서가 위원회에 의해 리뷰되고 심사될 것인가, 위원회가 얼마나 빨리 심사를 수행할 것인가, 그리고 위원회가 피험자의 집단배정에 눈가림을 할 것인가?

- 연구설계 선택(예를 들면 평행 집단, 크로스-오버, 즉각 혹은 지연 중재, 요인, 대규모 단순, 동등성 혹은 비열등성)

- 왜 특정 연구설계가 선택되었는지에 대한 세부 설명(예를 들어 크로스-오버 임상연구에 대해 세척기간이 어떻게 선택되었는지)

- 어떤 요인들이 무작위 층화에 사용될 것인가?

- 만일 각 피험자가 공통 종결 날짜가 아닌 고정된 추적기간을 따른다면, 왜 특정 고정시간을 채택했는지를 명확히 나타낸다. 예를 들어 피험자 모두가 24개월 고

정 추적기간을 가질지 혹은 마지막 피험자 등록 후 24개월을 가질지 명확히 해야 한다.

가끔 적응적 설계와 같은 복잡한 임상설계의 운영 특성을 연구하기 위하여, 대안적 결과 측정치들 사이에 선택하기 위하여, 혹은 비순응도, 추적실패, 결측 데이터, 그리고 피험자 적격성 기준을 고려한 표본수 결정을 위하여 통계학자는 컴퓨터 시뮬레이션을 사용한다. 만일 시뮬레이션이 임상시험 설계에 도움되기 위하여 수행된다면, 시뮬레이션이 타당한 방법으로 수행되고 분석되었다는 것을 확신하기 위하여 시뮬레이션에 관한 충분한 세부사항들을 계획서 부록에 제공하여야 한다. 시뮬레이션 연구를 서류화하는 방법에 대한 안내는 버튼(Burton et al.)의 논문 "The design of simulation studies in medical statistics, Statist. Med. 2006: 25:4279–4292" 참조. 시뮬레이션에 고려된 조건 범위와 이 범위가 적절하다고 생각된 이유, 고려된 조건 범위에의 발견들이 얼마나 제대로 되었는지, 그리고 편견이나 검정력 부족과 같은 설계의 부족한 면에 대해 시뮬레이션에서 나타난 것들을 어떻게 조정할 것인가에 대한 논의가 특별히 중요하다.

9.2 결과/결과변수

9.2.1 제1결과
9.2.2 제2결과

9.3 표본수와 증가

표본수 계산을 위한 통계적 임상적 근거를 기술한다. 증가율, 사건율, 비순응률, 추적실패율과 제1, 2종 오류에 관한 가정을 언급한다. 이런 가정들이 실패할 경우 보정할 계획을 기술한다. 또한 제2결과를 평가하는 데 과연 검정력은 얼마가 될지를 기술한다. 만일 층화 무작위를 한다면 각 층화에 표본수 목표가 있는지 그리고 얼마인지를 나타낸다.

9.4 데이터 모니터링

보통 제2, 3상 임상시험에서 지정된 데이터안전성모니터링위원회(DSMB)의 모니터링이 필요하다. 중간분석 스케줄과 효율성, 안전성, 무익 내지 열등한 연구수행의 이유(느린 피험자 모집, 높은 추적실패, 열악한 품질관리 등)에서의 연구 중지에 대한 가이드라인을 포함한 중간모니터링 계획을 기술한다. 중간모니터링은 첫 피험자의 무작위화 후 적어도 매년 행해져야 한다. 만일 연구가 층화요인을 포함한다면, 각 층화에 별도의 모니터링을 고려할 것인지를 나타낸다.

9.5 데이터 분석

제1결과와 제2결과를 분석하는 데 사용될 통계적 방법을 열거한다. 분석에서 조정될 것으로 생각되는 교란변수를 명시한다. ITT 분석이 실행될지를 명시하고 결측 데이터, 이상치, 비순응과 추적실패가 분석에서 어떻게 취급될지를 설명한다.

만일 이전 연구에서 나온 데이터가 성별과 인종 등의 하위집단 사이에 중재효과에서의 임상적 혹은 공중보건 중요성의 유의한 차이를 강하게 나타났다면, 중재치료효과의 분석이 이들 하위집단에서 이행될 것을 나타내는 문장을 포함해야 한다. 만일 이전 연구에서 나온 데이터가 성별과 인종 등의 하위집단 사이에 중재효과에서의 임상적 혹은 공중보건 중요성의 유의한 차이를 지지하지 않는다면, 하위집단 분석은 임상적으로 의미 있는 차이를 발견할 만큼 높은 통계적 검정력을 가질 필요는 없다.

10. 데이터 수집, 현장모니터링, 유해경험 리포트

10.1 보관해야 할 기록물

피험자의 어떤 정보가 누구에 의해 보관될 것인지를 표시한다. 피험자 기록의 비밀보호를 유지하기 위한 방법을 기술한다.

10.2 데이터 관리의 역할

10.2.1   데이터 수집과 관리에서 임상현장 책임을 간략하게 기술한다.

10.2.2   데이터 관리에서 통계센터 책임을 간략하게 기술한다.

10.3 품질보장

연구 프로토콜 고수, 윤리적 기준, 규정 순응, 기록 리뷰, 피험자 동의서 등을 포함한 임상현장에서의 데이터 품질을 보장하는 방법을 간략하게 기술한다. 임상현장은 모니터링 감독관청의 감사를 위하여 연구 서류와 관련 기록을 용이하도록 할 필요가 있다.

10.4 유해경험 리포트

치료에 따른 유해사례/유해경험이 어떻게 기록되고 보고될지, 어떤 시간 스케줄에 이행할지를 표시한다. 유해경험의 리포트에 대해 정부기관과 기관감사위원회(IRB) 필요 요건을 따를 것을 언급한다. 유해경험의 상세한 정의, 그것들의 심각성 정도의 도표, 임상현장이 리포트하는 방법의 세부사항 등은 별도의 운영 매뉴얼에 쓴다.

11. 인간 피험자

이 섹션에서 본문은 주로 예제들이다.

11.1 기관감사위원회(IRB) 리뷰와 사전동의서

이 연구계획서, 피험자 사전동의서(부록 ××), 그리고 차후의 변경은 임상시험의 관리감독을 책임지는 IRB 혹은 윤리위원회가 리뷰하고 승인할 것이다. 사전동의서를 피험자로부터 얻는다. 합법적인 연령 이하의 피험자와 같은 본인 스스로 동의할 수 없는 피험자에 대해서는 부모, 법적 보호자 혹은 위임권을 가진 대리인이 동의서에 서명해야 한다. 뿐만 아니라, 만일 피험자가 연구에 관련된 특성, 유의성, 위험을 이해할 수 있다면, 피험자의 동의도 얻어야 한다. 동의서는 연구의 목적, 따를 절차, 참여자의 위험과 혜택을 기술할 것이다. 동의서 복사본은 피험자, 부모,

혹은 법적 보호자에게 주어질 것이며 이 사실은 피험자의 기록에 보관될 것이다.

11.2 피험자 비밀보호

모든 실험실 샘플, 평가 양식, 리포트, 비디오 기록물과 현장을 벗어난 다른 기록들은 피험자의 비밀보호를 유지하기 위하여 오로지 피험자 개인번호(SID)에 의해서만 밝혀질 것이다. 모든 기록들은 열쇠로 잠긴 문서 보관함에 보유될 것이다. 모든 컴퓨터 엔트리와 네트워킹 프로그램은 SID만 사용할 것이다. IRB, 관리감독 정부기관, 스폰서, 혹은 스폰서 피지명자에 의해 모니터링에 필수적인 것을 제외하고는 개인의 서명허가 없이는 임상적 정보는 공개되지 않을 것이다.

11.3 연구 변경과 연구 중단

연구는 연구 참여자들의 보호를 보장하기 위하여 IRB, DSMB, 스폰서, 정부 관리감독기관에 의해서 임상시험 과정 중 어느 때든지 변경 혹은 중단될 수 있다.

12. 연구결과의 출판

예제 문장:

이 연구결과의 출판은 임상시험 집행위원회에 의해서 개발된 정책과 절차를 따를 것이다. 연구결과를 기초로 한 그 어떤 발표, 초록, 혹은 논문은 제출 이전에 스폰서로 하여금 리뷰하도록 할 것이다.

13. 참고문헌

연구계획서의 본문에 참고한 모든 출판물과 발표의 인용을 제공한다.

참고문헌

1. Boissel JP, Collet JP, Moleur P, Haugh M. Surrogate endpoints: a basis for a rational approach. Eur J Clinical Pharmacol, 1992, 43:235-244.

2. Bren L. The advancement of controlled clinical trials. FDA Consum, 2007, 41:23-30.

3. Chow SC, Liu JP. *Design and Analysis of Clinical Trials: Concepts and Methodologies.* Wiley, 2004.

4. DiazGranados CA, Dunning AJ, Kimmel M, Kirby D, Treanor J, Collins A, et al. Efficacy of High-Dose versus Standard-Dose Influenza Vaccine in Older Adults. N Engl J Med, 2014, 371:635-645.

5. Fleming TR, DeMets DL. Surrogate endpoints in clinical trials: are we being misled? Annals of Internal Medicine, 1996, 125:605-613.

6. Friedman LM, Furberg CD, DeMets DL. *Fundamentals of Clinical Trials.* Springer, 2010.

7. Henderson R, Diggle P, Dobson A. Identification and efficacy of longitudinal markers for survival. Biostat, 2002, 3:33-50.

8. Hill AB. The clinical trial. N Engl J Med, 1952, 247:113-119.

9. Jadad AR. *Randomised controlled trials: a user's guide.* BMJ Books, 1998.

10. Lim HJ, Hoffmann RG. Study Design. *Topics in Biostatistics*, Walter T. Ambrosius(Editor), Humana Press Inc. New Jersey, 2007. pp. 1-18.

11. Lim HJ, Okwera A, Mayanja-Kizza H, Ellner JJ, Mugerwa RD, Whalen CC. Effect of tuberculosis preventive therapy on HIV disease progression and survival in HIV-infected adults. HIV Clinical Trials, 2006, 7:172-183.

12. Louis PCA. Research into the effects of bloodletting in some inflammatory diseases and on the influence of tartarized antimony and vesication in pneumonitis. Am J Med Sci, 1836, 18:102-111.

13. Machin D, Fayers P. *Randomized Clinical Trials: Design, Practice and Reporting.* Wiley, 2010.

14. MRC Streptomycin in Tuberculosis Trials Committee. Streptomycin treatment of pulmonary tuberculosis. BMJ, 1948, 2:769-783.

15. Nduati R, John G, Mbori-Ngacha D, Richardson B, Overbaugh J, Mwatha A, et al. Effect of breastfeeding and formula feeding on transmission of HIV-1: a randomized clinical trial. JAMA, 2000, 283:1167-1174.

16. NIH Protocol Template. http://www.ninds.nih.gov/research/clinical_research/toolkit/ protocoltemplate.htm(Accessed: June 30, 2014).

17. Peace KE, Chen DG. *Clinical Trial Methodology.* Chapman & Hall/CRC, 2010.

18. Piantadosi S. *Cliical trials: a methodologic prospective.* Wiley, 2007.

19. Spilker BL. *Guide to Clinical Trials.* Raven Press, New York, 1991.

20. Tyler KM, Normand SL, Horton NJ. The use and abuse of multiple outcomes in randomized controlled depression trials. Contemp Clin Trials, 2011, 32:299-304.

21. Whalen CC, Johnson JL, Okwera A, Hom DL, Huebner R, et al. A trial of three regimens to prevent tuberculosis in Ugandan adults infected with the human immunodeficiency virus. *New Engl J Med.* 1997, 337:801-808.

22. Zwarenstein M, Treweek S. What kind of randomized trials do we need? CMAJ. 2009, 180:998-1000.

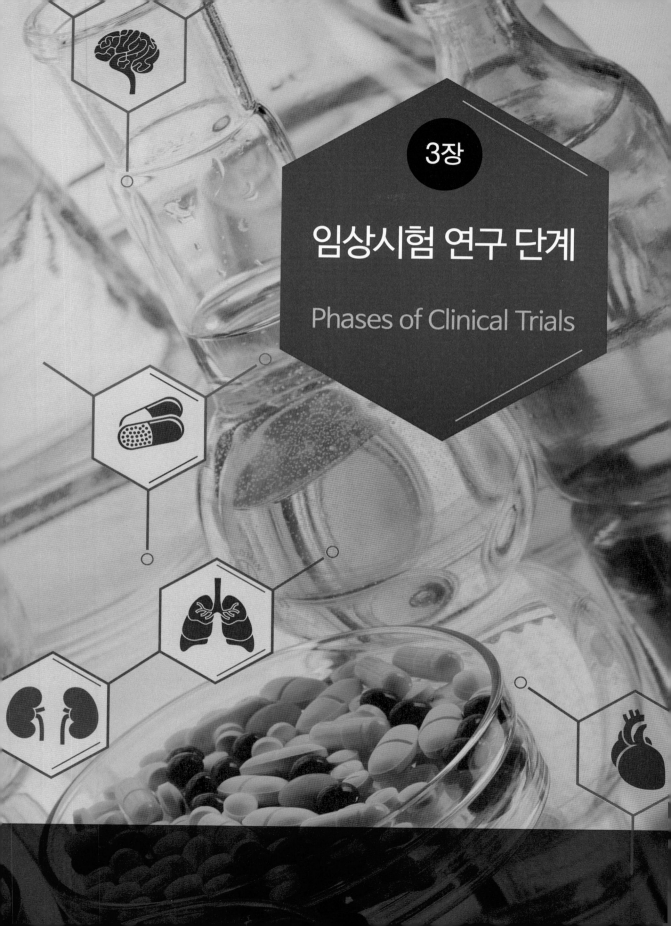

3장

임상시험 연구 단계

Phases of Clinical Trials

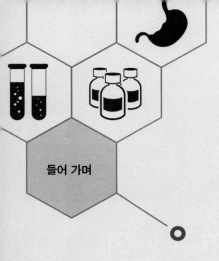

임상시험의 연구 단계는 크게 네 가지로 나뉜다. 임상시험 이전 단계인 시험관 실험 혹은 동물 실험에서 발견된 용량을 기초로 피험자에게 적정한 약물복용량과 투약 주기를 확인하기 위한 연구(제1상 임상시험), 약물이 미치는 영향과 이에 대한 안전성 표준을 세우기 위한 연구(제2상 임상시험), 중재치료 효과를 확립하는 연구(제3상 임상시험), 그리고 신약승인 후 실행되는 시판 후 관측조사 연구(제4상 임상시험)가 있다. 이런 임상시험 단계는 순차적으로 이행되거나 혹은 동시에 실행되기도 한다.

제1상 임상시험

제1단계 임상연구(Phase I trial)는 '투약용량 발견 시험(dose-finding trial)'이라고도 한다. 이 단계에서는 동물 실험 혹은 시험관 실험을 통하여 개발한 화합약물을 사람에게 적용하는 첫 번째 임상시험 단계이다. 이 단계에서의 주요 목적은 적정 복용량과 투약 주기를 정하는 것이다. 제1상 임상시험에서는 신약의 부작용, 독성, 관련된 신체 부위와 기관계의 형태를 정하고, 효율성을 위한 근거를 가늠하며, 신약의 기초 약리학을 연구한다. 일반적으로 이것은 단회 투여허용량 연구, 다중 투여허용량 연구, 흡수-분포-신진대사-분비(ADME: Absorption, distribution, metabolism and excretion) 등과 같은 약물동력학을 평가하기 위한 연구 내지 약리학 연구이다. 보통 20명 내외의 표본수로 실행되는 이 임상시험은 눈가림이나 대조군 없이 약물동력학적으로 지향된 최적 투약용량을 발견하려는 시도이다. 대조군을 두지 않기 때문에 제1상 임상시험을 '임상시험'이 아니라고 주장하는 연구자도 있다.

제1상 임상시험은 예를 들면 항암제 개발을 위한 임상시험에서는 말기 암환자를 상대로 행해지기도 한다. 제1상 임상시험 발달단계 동안 암환자에 대한 신규 화학요법 작용제 평가의 주요 목표는 약물의 안전성과 효율성 프로파일 구축이다. 1상 임상시험에서 수집한 정보는 이후 제2상, 제3상 임상시험 연구의 개발과 약물 사용에 이용되며, 부작용 발생 시 혈청 정도와 부작용 증상 간의 상관관계를 결정하는 데 도움이 된다. 그러므로 제1상 임상시험을 설계하는 데에서 주요 관심 분야는 환자 선택, 초기용량 선택, 용량증가 규칙, 환자의 허용불가 독성이 경험되기 전의 최상의 약물복용량(약물의 최대허용량, MTD, maximally tolerated dose)에 대한 결정이라 하겠다.

적정 복용량을 발견하는 방법은 여러 가지가 있다. 일반적으로 첫 회 투여량의 산출은 비임상 데이터를 활용하게 되는데, 이는 보다 안전한 제1상 임상시험의 수행에 도움이 된다. 안전할 것 같은 저용량으로 투약을 시작하여(시작용량, starting dose), 2~3명의 피험자로 구성된 코호트가 예정된 약물독성 수준(용량제한독성, DLT, dose limiting toxicity)에 도달할 때까지 점차적으로 용량을 증가하여 투약된다(투여선량 증가). 다음은 제1상 임상시험에서 많이 응용되는 최적용량 발견 방법 중 하나이다.

3.1.1 업 앤 다운 방법(Up-and-Down Method)

딕슨과 무드(Dixon and Mood, 1948)는 제1상 임상연구 설계로서 업 앤 다운(up-and-down) 방법을 제시했다. 이는 용량제한독성을 가장 높은 등급 III으로 정한 다음, 환자를 치료한 후 동일한 간격의 용량을 올리고 내리는 방법이다. 이후에 웨더릴(Wetherill, 1963)은 집단 업 앤 다운(group up-and-down) 방법을 제시하였으며, 대표적인 '3+3' 설계 알고리즘은 다음과 같다.

먼저 k=1로 시작한다.

(A) 투여용량이 d_k인 단계에서 3명의 환자를 평가한다.

   (A1) 만일 3명 중에 아무도 용량제한독성을 가지지 않는다면, 투여용량을 d_{k+1}로 높이고 (A)로 간다.

   (A2) 만일 3명 중 1명이 용량제한독성을 가진다면 (B)로 간다.

   (A3) 만일 3명 중 2명이 용량제한독성을 가진다면 (C)로 간다.

(B) 투여용량이 d_k에서 다시 3명의 환자를 추가해서 평가한다.

   (B1) 만일 6명 중에 1명이 용량제한독성을 가진다면, 투여용량을 d_{k+1}로 높이고 (A)로 간다.

   (B2) 만일 6명 중 적어도 2명이 용량제한독성을 가진다면 (C)로 간다.

(C) 용량 증가를 멈춘다.

⭕⭕⭕ 예제

'3+3' 설계로 단계 1, 2, 3 각각에서 3명씩 해당 용량을 투약했을 때 독성을 경험한 환자가 없었다고 가정하자. [표 3.1]에서처럼 단계 4에서 3명의 새로운 환자에게 용량 40을 투약했을 때, 그 중 1명의 환자가 독성을 경험했다고 하자. 그러면 단계 5에서는 다시 3명의 새로운 환자에게 4단계와 같은 용량 40을 투약한다. 이때 용량 40을 투약한 환자는 단계 4와 단계 5로부터 총 6명이 된다. 이 6명의 치료 결과 이들로부터 독성환자의 비율은 1/6, 2/6 혹은 ≥3/6가 되며, 이 비율에 따라 아래의 케이스와 같이 결정할 수 있다.

[표 3.1] '3 + 3' 설계의 진행

단계	용량	치료 수령할 환자수	DLT를 경험한 환자수
1	10	3	0/3
2	20	3	0/3
3	30	3	0/3
4	40	3	1/3
5	40	3	(*) 1/6, 2/6, ≥3/6

- 케이스 1: (*) = 1/6이라면, 단계 6에서의 용량 50을 3명의 새로운 환자에게 투약한 후에 어떻게 되는지를 본다.
- 케이스 2: (*) = 2/6이라면, 임상시험을 중단하고 최적용량은 40으로 결정한다.
- 케이스 3: (*) ≥3/6이라면, 단계 6에서의 용량 30을 3명의 새로운 환자에게 투약한 후에 어떻게 되는지를 본다.

업 앤 다운 방법이지만 투약용량을 동일하게 증가시키지 않고, 단계별로 증가된 다른 용량을 적용하는 여러 방법이 있다. 예를 들면 파보나치 수열(Fibonacci sequence: 1, 2, 3, 5, 8, …)을 응용해서 투약용량을 증가시킬 수도 있다. D가 최초의 출발 투약용량이라면, 투약 증가를 $1D \rightarrow 2D \rightarrow 3D \rightarrow 5D \rightarrow 8D \rightarrow \cdots$ 으로 높이는 방법이다.

3.1.2 용량-유독성 함수(Dose-Toxicity Function)

제1상 임상연구에서 투약용량 발견을 위한 대부분의 연구설계는 단조 용량-독성 상관성(monotone dose-toxicity relationship)과 단조 용량-반응 상관성(monotone dose-response relationship)을 가정한다.

용량-유독성 함수는 $\Psi(x, .)$으로 아래 [그림 3.1]로 나타낼 수 있다. $\Psi(x, .)$는 확률함수이며, 연속함수적이며, 모노톤, 비감소 함수로서 다음의 속성을 가진다. 여기에서 x는 투약용량을 나타낸다.

$$\Psi(MTD) = \text{Prob}(DLT\,\text{발생} \mid \text{투약용량} = x) = \theta$$

$$0 < \Psi(MTD) \le 1$$

θ = 신약 수용 이전에 환자 모집단 중에서 허용독성을 받아들일 비율

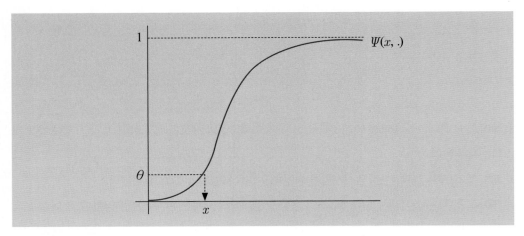

[그림 3.1] 용량-유독성 함수 $\Psi(x,.)$

용량-유독성 함수 $\Psi(x,.)$로부터 간단한 대수적 재배열 계산으로 약물의 최대허용량 $MTD_\theta = \Psi^{-1}(\theta)$ 값을 구할 수 있다.

⚫⚫⚪ 예제

독성의 확률이 투약용량에 대한 함수라 가정하자. 함수의 예로 많이 사용되고 있는 로지스틱 용량-유독성 함수[logistic dose-toxicity function, $f(d;\ \lambda,\ \mu)$]는 다음과 같다.

$$f(d;\ \lambda,\ \mu) = \frac{1}{1 + e^{-\lambda(d-\mu)}} = \theta$$

간단한 대수적 계산으로 상응하는 특정 투약용량은

$$d_0 = f^{-1}(\theta;\ \lambda,\ \mu) = \mu - \frac{1}{\lambda}\ ln\!\left(\frac{1-\theta}{\theta}\right)$$

만일 연구자가 20%의 약물 부작용을 산출할 목표용량이 얼마인지를 확인하려 한다고 가정하자. 만일 $\theta = 0.2$라면 투약용량 결과로부터 목표용량은 다음과 같이 계산될 수 있다.

$$d_0 = f^{-1}(0.2;\ \lambda, \mu) = \mu - \frac{1}{\lambda}\ ln\left(\frac{1-0.2}{0.2}\right)$$

일반적으로 제1상 임상시험에서 최적용량 발견을 위한 표준 필요 요건의 항목은 다음과 같다.

- 환자 선택

- 출발(초기) 투약용량

- 용량 레벨(dose level)

- 최대허용량(MTD)에 대한 사전 정보

- 용량–유독성 모형

- 용량 증가 규칙

- 각 용량 단계당 표본수

- 중지 규칙

- 중지했을 때의 표본수 완료를 위한 규칙

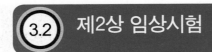

'안전성 및 효능 임상시험(safety and efficacy trial)'이라고도 하는 제2상 임상시험(Phase II trial)은 연구 실행 가능성과 중재치료효능을 측정하기 위한 연구이다. 제2상 연구에서는 신치료양식이나 중재치료로부터 관찰된 집단을 대조군과 비교하여 중재치료의 효과에 대한 기초적인 증거와 중재치료의 부작용을 검토한다.

제2상 임상시험은 약물, 약혼합, 유전자 치료(gene therapy), 수술, 방사선 치료와 의료기기를 포괄적으로 포함한 여러 개발 분야에 시행된다. 예를 들면 파생약물이나 혼합약물을 연구할 경우 기존 표준치료 및 표준 치료법이 이미 존재할 때, 그 파생약물이나 혼합약물이 기존의 표준치료보다 더 효과가 있거나, 부작용이 덜한 치료로 입증될 경우에만 대체하고자 한다. 백신이나 유전자 치료와 같은 특정 생물학 작용제는 다소 큰 치료효과를 기대하므로, 고위험군들을 상대로 한 연구를 할 수도 있고, 수술치료, 의료기기, 혹은 예방 차원의 작용제(agent) 연구에서는 형식적인 초기 임상시험 없이 개발되기도 한다. 그러므로 제2상 임상시험은 이전에 테스트된 신치료의 작용과 실행 가능성을 평가하고, 투약량 범위에 따라 부작용 관점에서 테스트한다. 제2상 임상시험을 다시 제2A와 제2B 임상시험으로 나눌 수 있다. 제2A상 임상시험은 환자들이 신실험 양생법으로 치료받는 단독군, 단일단계 임상시험으로, 그 연구목적은 실험작용제가 반질병 활동을 가지는지 아닌지를 결정하는 것이다. 반면 제2B상 임상시험은 다군 임상시험(multi-arm trial)으로, 신치료가 기존의 표준치료와 비교될 만한 반질병활동 크기를 가지는지 아닌지를 결정하기 위한 목적으로 수행된다.

제2상 임상시험에서는 안전성 및 독성을 중요시하는데, 이는 제1상 임상시험에서 사용된 표본수가 너무 적어 더 큰 제2상 임상시험을 통해 독성률에 관한 정보를 더 정확하게 수집할 필요가 있기 때문이다. 또한 제1상 임상시험에 등록한 환자들의 특징은 모든 기존치료에 실패했던 사람이거나 혹은 건강한 지원자들이기 때문에 제2상 임상시험에서의 환자의 특징과는 사뭇 다르다.

상대적으로 적은 표본수로 무작위 눈가림을 이용한 제2상 임상시험은 보다 많은 안전성에 대한 정보를 수집하여 다음 단계인 대규모 제3상 임상시험을 실행할지 아닐지를 결정한다. 그러므로 제2상 임상시험 개발 단계에서 얻어진 다음과 같은 정보에 따라 제3상 임상시험 진행 여부가 달려 있다고 할 수 있다.

- 부작용이나 독성을 포함하며 치료 집행을 위한 지원과 치료 비용 등을 포함한 개념으로서의 치료 실행 가능성

- 치료효능

- 독성 측정, 부작용, 그리고 치료의 혜택

- 약물약리학에 관한 추가 정보

 3.3 제3상 임상시험

Phase III trial

제3상 임상시험은 '치료효능비교 임상시험(comparative treatment efficacy trial)'이라고도 하며, 신치료 평가에 있어서 확정 단계에 해당한다. 이 단계에서 신약의 효능이 유의하고, 심각한 약물 부작용이 나타나지 않는 것이 확인될 때 그 제3상 임상시험의 결과는 정부규제기관에 신약승인을 신청하는 자료로 사용되게 된다. 그러므로 제3상 임상시험의 주요 목적은 (i) 신치료의 효능을 결정하고, (ii) 유병률과 부작용의 강도에 대하여 신치료를 기존치료, 무치료, 혹은 위약치료와 비교하기 위해서이다. 제3상 임상시험 중 가장 간단한 임상시험 형태는 많은 임상 환경에 현실적으로 응용할 수 있고, 그 결과를 쉽게 해석할 수 있는 단일중재 치료 양식을 채택하는 것이다. 그러나 여러 만성질환에서는 약물, 수술, 방사선치료, 면역치료, 내분비치료, 그리고 유전자치료 등을 결합한 혼합치료 양식도 채택할 수 있다. 또한 제3상 임상시험은 치료효과를 높이기 위하여 주치료 전후에 보조치료 혹은 보완치료를 이용하기도 한다. 제3상 임상시험의 포함 기준과 배제 기준은 제2상에서의 배제 기준과 비교해서 덜 엄격하다. 표본수는 이전의 제2상 임상시험에서 도출된 정보를 사용해서 결정한다. 많은 표본수가 필요한 제3상 임상시험은 다수의 병원 내지 다기관의 자원을 이용하여 동시에 수행하는 다기관 임상시험일 경우가 많다. 이는 단일 기관만으로는 연구기간 내 충분한 환자 표본수를 모집하기 힘들기 때문이다. 하지만 다기관 임상시험은 이행계획과 이행과정, 그리고 운영조직에 있어서 다소 복잡할 수 있다. 더욱이 다기관에서 모집한 환자들의 상이성 문제는 연구설계, 데이터 분석, 그리고 결과해석에 충분히 설명되어야 한다.

3.4 제4상 임상시험

Phase IV trial

'확장 안전성 임상시험(expanded safety trial)'이라고도 하는 제4상 임상시험은 신약 혹은 신치료와 연관된 부작용을 찾기 위해 정부규제기관의 승인이 있은 후에 실행되는 대규모 크기의 조사 혹은 관측 연구이다. 주로 제약회사에 의해서 실행되는 시판후조사(post-marketing surveillance)이기 때문에 임상시험의 일부로 간주하지 않는 연구자도 있다. 일반적으로, 신약의 개발과 승인은 제3상 임상시험에서 제한된 포함/배제 기준을 가지고 상대적으로 적은 환자수를 기초로 하기 때문에 새로 개발된 치료는 다수의 인구에게 적용되었을 때 희귀하고 심각한 부작용에 직면할 잠재성이 크다. 신치료 평가의 마지막 단계로서 시판후조사인 제4상 임상시험은 보다 광범위한 부작용과 유독성 평가를 위해 실행되며, 그런 조사는 환자나 제약사 모두에게 혜택을 준다. 실제로 시판후조사의 결과로 시판이 중단되는 경우가 있는데, 그 예로는 실리콘 유방삽입이나 몸무게 감량약물인 펜펜 (Fen-phen), 러덕틸(Reductil)이 있다. 승인된 신약이 부작용의 이유로 시판 중 철회되는 것은 신약개발 도중에는 문제가 있는 것으로 생각되지 않았던 것이다. 대규모 시판 후 안전성 연구에서 나타난 결과는 희귀 부작용, 합병증, 추가 난치병이 그 중재치료 때문인지 아니면 바닥에 깔려 있는 질병 과정에 연관된 다른 요인 혹은 전혀 관계없는 요인 때문인지를 확실하게 구별해 낼 수 없어 그 결과 해석에 어려움이 있다. 더욱이 대부분의 제4상 임상시험은 부작용을 경험한 환자수 외에 얼마나 많은 환자가 그 치료를 받았는지를 알 수 없다. 그래서 '노출된(at risk)' 환자수가 측정되거나 혹은 시판 후 약물 사용의 철저한 추적이 없다면 부작용의 발생률을 계산하기 어렵다.

주: 이 3장에서의 임상 단계에 대한 정의는 보편적이거나 통상적이 아닐 수 있다.

제2/3상 임상시험처럼 다른 임상 단계들을 결합하여 행해지는 연구도 있다.

예방연구, 백신, 암 screening, 수술기구 혹은 의료기기 실험 등에서는 제1, 2, 3상을 모두 거치지 않는 경우도 있다.

참고문헌

1. BBC News. Breast implants withdrawn. March 8, 1999.

2. Chow SC, Liu JP. *Design and Analysis of Clinical Trials: Concepts and Methodologies*. Wiley, 2004.

3. Connolly HM, Crary JL, McGoon MD, Hensrud DD, Edwards BS, Edwards WD, Schaff HV. Valvular Heart Disease Associated with Fenfluramine-Phentermine. N Engl J Med. 1997, 337:581-588.

4. Friedman LM, Furberg CD, DeMets DL. *Fundamentals of Clinical Trials*. Springer, 2010.

5. Janowsky EC, Kupper LL, Hulka BS. Meta-analyses of the relation between silicone breast implants and the risk of connective-tissue diseases. N Engl J Med, 2000, 42:781-90.

6. Lim HJ, Hoffmann RG. Study Design. *Topics in Biostatistics*, Walter T. Ambrosius(Editor), Humana Press Inc. New Jersey, 2007. pp. 1-18.

7. Machin D, Fayers PM. *Randomized Clinical Trials: Design, Practice and Reporting*. Wiley, 2011.

8. Nicolai JP. EQUAM Declaration on Breast Implants, July 4, 1998. European Committee on Quality Assurance and Medical Devices in Plastic Surgery. Plast Reconstr Surg, 1999, 103:1094.

9. Peace KE, Chen DG. *Clinical trial methodology*. CRC Press, 2011.

10. Piantadosi S. *Clinical trials: a methodological prospective*. Wiley, 2007.

11. Springen K, Cowley G. "After Fen-Phen". Newsweek, September 29, 1997

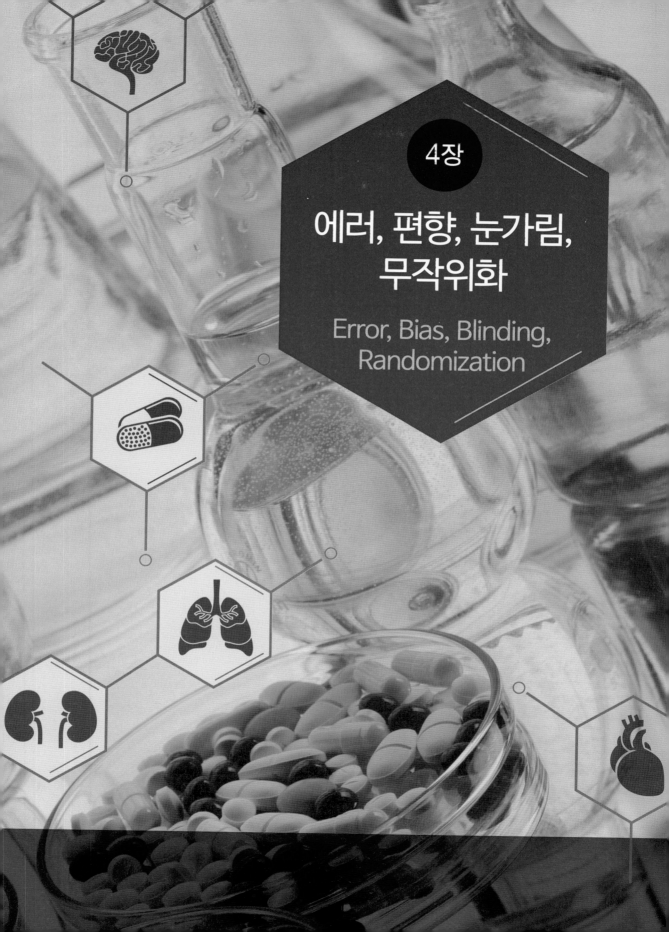

4장

에러, 편향, 눈가림, 무작위화

Error, Bias, Blinding, Randomization

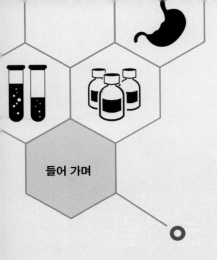

제4장에서는 여러 임상연구에서 흔히 일어나는 에러(error)와 편향(bias)을 설명한다. 임상시험에서 이들을 제어하는 방법으로 눈가림(blinding)과 무작위화(randomization)가 있다. 눈가림이란 연구 참여자 혹은 임상연구자에게 치료배정에 관한 정보를 알려지지 않게 하려는 시도이다. 무작위화는 피험자 각각을 똑같은 확률로 치료중재군 혹은 대조군으로 배정하는 것이다. 이 장에서는 임상시험에서 사용하는 눈가림과 무작위화의 종류와 특성을 다룬다.

4.1 에러

에러(오류, 오차)는 랜덤에러(임의오류, random error)와 구조적 에러(계통오류, systematic/ structural error)가 있다. 랜덤에러는 우연적으로 일어나는 변이성이며, 명확한 이유가 있어 발생되는 것이 아니므로 이를 밝히는 것은 불가능하다. 랜덤에러의 기대치는 '0'의 값, 즉 그 자체 순수 값은 없다는 것을 의미한다. 랜덤에러의 크기는 표본수를 증가시키거나 관측 횟수를 높이거나 혹은 충분하게 긴 연구기간이나 반복실험 등을 통해 감소시킬 수 있다.

구조적 에러는 우연적 결과가 아닌 변이성으로서, 랜덤에러와 달리 기대 값이 '0'이 아닌 '+값' 혹은 '−값' 중 어느 한쪽으로 치우치게 된다. 그러므로 반복실험 후의 평균, 또는 표본수의 증가를 통해서는 해결될 수 없는 경우에 해당한다. 일반적으로 적절한 연구설계 및 과학적 임상시험의 수행을 통하여 구조적 에러를 일으키는 요인을 탐지하고 이해하여 에러의 크기를 감소시킬 수 있다. 또한 구조적 에러는 실험실 테스트, 실험 슬라이드, 엑스레이 평가, 혹은 데이터 입력 등 연구과정을 표준화하고, 연구팀원을 훈련하고 교육시킴으로써 감소시킬 수 있다.

4.2 편향

Bias

편향(bias)이란 어떤 잘못된 방향으로 치우친 경향이다. 구조적 에러로서 편향은 결과 혹은 측정에 있어서 참값으로부터 벗어남을 의미한다. 연구의 형태에 따라 여러 종류의 편향이 일어나는데, 연구설계를 통하여 편향을 감소시킬 수 있다. 예를 들어 설명하자면, 임상시험에서는 치료의 선택에 기인한 편향을 감소시키기 위하여 동시병행 대조군을 사용한다. 또한 시간의 흐름에 따른 질병으로 인한 사망추세가 변하는 것처럼 시간과 치료 간의 교란효과를 제거하기 위하여 동시병행 대조군을 사용한다. 이와 같은 시간에 발생하는 변화는 과거대조군을 통해서는 알 수도 없고, 해석하기도 매우 어렵다. 연구표본이 연구대상의 모집단을 대표하지 않는 데에서 기인한 선택적 편향(selection bias, 즉 일정한 특성을 가진 연구대상자들이 특정한 치료를 좀 더 받을 것 같은 경향)에서 일어나는 영향을 감소하기 위해서는 무작위화를 이용한다. 피험자와 임상시험 연구자가 치료결과의 평가편향(assessment bias)을 감소하기 위해서는 눈가림을 이용한다.

무작위 대조 임상시험의 설계와 집행을 보강하는 두 가지 원칙은 편향을 최소화하는 것과 치료효능 측정의 정밀함을 극대화하는 것이다. 무작위 대조 연구는 임의적으로 치료배정된 환자집단에게 특정 중재를 똑같이 받도록 함으로써 두 개 혹은 그 이상의 집단들을 양적으로 비교 및 대조하는 실험이다. 특히 의료 및 보건 연구에서 무작위 대조 임상연구의 주요 장점은 피험자를 집단에 무작위로 배정함으로써 편향을 감소시킬 수 있다는 점이다. 비무작위(non-randomized) 연구설계로는 베이스라인에서 미지의 예후요인을 균형 있게 하지는 못한다. 하지만 무작위 배정만으로 여러 종류의 편향을 감소시킬 수는 없다. 무작위 배정은 어떤 다른 체계적 치료배정 시스템과 비교하여 알려진 예후 혹은 알려지지 않은 예후에 대한 균형을 보장하기 때문에 치료효능 측정의 정밀성을 이루는 데 중요한 요소이다. 그러므로 눈가림과 결합한 무작위화는 환자를 치료집단에 배정할 때 선택편향을 예방하기 때문에 치료효능의 얼밀하고 적합한 측정을 얻는 데 중요한 역할을 한다.

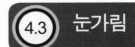

4.3 눈가림

Blinding

눈가림(blinding)은 피험자의 치료배정 정보를 알려지지 않게 하려는 시도이다. 임상시험 연구자 혹은 피험자 자신이 치료배정을 알게 된다면 무의식적으로 다르게 행동할 가능성이 있기 때문에 곧 연구의 내적 타당성에 영향을 미치게 된다. 눈가림은 임상시험 실행 중 치료의 평가와 배정에서 구조적 편향을 제거하는 데 중요한 역할을 한다. 이것은 또한 데이터를 정리하는 동안이나 혹은 데이터를 분석하는 동안에도 중요하다. 임상시험에서의 눈가림은 평가편향(assessment bias)을 감소시킨다. 이는 환자의 자기보고 혹은 자기평가를 결과변수로 사용하는 임상시험에서, 특히 질병의 유병률 혹은 치료결과 반응의 보고가 치료배정의 정보에 의해서 쉽게 영향을 받을 수 있는 연구에서는 눈가림이 반드시 필요하다. 하지만 수술효과, 방사선효과, 혹은 운동효과, 식이효과와 같은 특정 임상시험에서는 눈가림이 불가능한 연구도 있다. 눈가림이 환자/임상시험 연구자/데이터 모니터에서 어떻게 이루어지는가에 따라 다음과 같이 구분할 수 있다.

4.3.1 언블라인디드 혹은 오픈 임상시험(Unblended or Open Trial)

언블라인디드 혹은 오픈 임상시험(Unblinded or Open trial)은 피험자나 임상시험 연구자 양측 모두 어떤 피험자가 어떤 치료를 배정받고 있는지를 알고 있는 연구다. 이러한 종류의 임상시험은 설계가 쉽고 실행이 용이하며, 비용에 있어서 경제적인 장점이 있다. 그러나 중재치료 환자군에서 부작용이 더 보고되는 경향이 있어 편향을 야기할 수 있다. 또한 위약 환자군에서는 관찰기간 동안 상대적으로 높은 비율의 중도탈락으로 표본수가 불균형해지므로 집단 간 효과 차이를 평가하기 어려워질 수 있다. 예를 들면 수술 테크닉 비교, 의료기기 비교 연구, 금연, 다이어트 혹은 운동 등과 같은 생활습관의 변화 연구, 학습 혹은 교육 테크닉 비교 연구는 그 성격상 언블라인디드 임상시험을 해야 한다.

4.3.2 단일눈가림 임상시험(Single-Blinded Trial)

단일눈가림 임상시험(Single-blinded trial)은 임상시험 연구자가 피험자가 어떤 치료를 받고 있는지를 알지만, 피험자 자신은 치료배정을 알고 있지 못하는 연구이다. 이 임상시험은 수행이 상대적으로 용이하며, 연구자의 환자 치료배정에 대한 지식이 환자 치료에 도움이 되기도 한다. 하지만 임상연구자가 중재약물을 투약하는 중재치료집단의 환자에게는 환자들을 설득하려고 좀 더 많은 노력을 기울이는 경향이 있어, 임상시험 연구자에 의해 편향이 도입될 위험이 있다. 또한 임상시험 연구자는 피험자에게 연구조사 중에 있지 않은 치료를 적용할 수 있어 데이터 수집 혹은 데이터 평가에 영향을 줄 수 있다.

4.3.3 이중눈가림 임상시험(Double-Blinded Trial)

이중눈가림 임상시험(Double-blinded trial)은 피험자와 임상시험 연구자 모두 피험자가 어떤 치료중재를 받고 있는지를 알지 못하는 연구이다. 임상시험 연구자 외 제3의 인물이 눈가림을 유지하고, 치료약물의 유해성 및 약물효과에 대해 모니터링하므로 신약 효능 임상시험에 적합하다. 보통 이중눈가림은 약물효능 임상시험에 제한되어 사용되며, 편향을 감소시키지만 완전히 제거하지는 못한다. 이는 중재치료집단이나 위약집단에 대한 연구자의 공평한 태도로 연구자가 이전에 가진 생각에서 발생할 수 있는 영향력을 배제함으로써 편향의 위험이 감소된다. 그러나 이중눈가림 임상시험은 수행하기가 어려우며, 효율적인 데이터 모니터링 도표와 비상 시 눈가림을 오픈할 경우의 절차가 필요하며, 준비되어 있어야 한다. 연구팀 외에 중재약물의 독성과 혜택을 위하여 데이터안전성관리위원회(DSMB)와 같은 데이터를 모니터할 외부체제가 필요하다. 또한 이중눈가림에서는 중재치료약과 위약의 크기, 모양, 윤기, 질감이 동일한 약물을 채택하거나 약병 각각에 약물 코드를 붙여 약의 정체가 드러나지 않도록 함으로써 편향의 여지를 더욱 줄일 수 있다.

4.3.4 삼중눈가림 임상시험(Triple-Blinded Trial)

삼중눈가림 임상시험(Triple-blinded trial)은 데이터안전성관리위원회(DSMB)조차도 눈가림되어 어느 집단이 중재치료군이며 어느 집단이 대조군인지를 알지 못하며 분석보고 혹은 데이터도 'A' 집단 혹은 'B' 집단으로 표시된다. 삼중눈가림은 DSMB가 보다 객관적으로 연구결과를 평가할 수 있지만, 실행하기가 아주 복잡하고 어려우며 효율적이지 못하다. 이런 이유로 삼중눈가림은 실제로 임상시험에서 많이 이용되지 않으며, 잠재적 편향을 피하기 위하여는 이중눈가림 설계를 하는 것만으로도 충분하다. 만일 이중눈가림 설계가 불가능한 경우에는 단순 눈가림이나 다른 접근방법을 써서 잠재적 편향을 줄이도록 노력해야 한다.

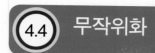

'무작위화(Randomization)'는 확률적 메커니즘을 이용하여 임상시험 피험자 각각에게 똑같은 기회로 중재치료군 혹은 대조군으로 배정하는 것이다. 무작위화의 기본 개념은 영국의 R.A. 피셔(Fisher)가 1926년의 농업연구에서 처음으로 소개한 이래, 치료집단들의 비편향(unbiased) 비교를 위한 중요한 도구로 간주되어 왔다. 피셔의 논문 발표 5년 후에 무작위화가 처음으로 결핵 치료제의 임상시험 연구에 적용되었다(Amberson, 1931). 이 결핵 임상시험은 총 24명의 피험자가 짝을 지어(12 쌍), 동전을 던져서 피험자를 중재치료군 혹은 대조군으로 각각 배정하였다. 무작위화를 채택함으로써 피험자 각각에게 중재치료군 혹은 대조치료군으로 배정될 똑같은 기회를 줌으로써 잠재적 편향을 최소화하고 연구에서 수집한 결과변수를 보다 정확하게 비교할 수 있게 하였다. 치료배정의 무작위화는 서로 다른 치료집단에 배정된 피험자의 체계적 편향을 피하는 유일한 수단으로, 과학적 연구방법의 기준이 되었으며(Altman, 1999), 특히 의과학 연구 분야에서의 무작위 임상시험이 널리 통용되기 시작하였다. 지난 수십 년 동안 국제적으로 인정된 미국 의학협회지(Journal of the American Medical Association)나 영국 의학학술지(BMJ)와 같은 주요 의학 학술지는 무작위 대조 임상시험 결과를 출판하는 데 관심이 높아지고 있다.

무작위화 절차는 임상시험에서의 결정적 요인으로 모든 피험자가 무작위를 통해 연구집단(치료중재집단과 대조집단 혹은 2개 이상의 집단)에 배정될 똑같은 기회를 가진다는 것을 의미하며, 이런 배정은 임상연구자 혹은 피험자에 의해서 정해지지 않는다. 만약 집단들 사이에 체계적 차이가 존재한다면, 임상시험의 결과는 편향될 것이다. 예를 들면 '걷기'의 효율성을 조사하는 임상시험 연구에서 피험자들이 중재치료군과 대조군으로 배정된다고 가정하자. 만일 고령자가 우연히 치료군에 더 많이 배정된다면, 집단 간의 연령 불균형으로 걷기의 효과는 영향을 받게 될 것이다. 이와 같이 집단 사이 불균형하게 배정된 임상시험의 경우에 치료효과는 공변수(혹은 공변량; covariate)들의 불균형으로부터 편향된 결과가 도출되기 때문에 임상연구자들은 비편향된 결과를 얻기 위하여 데이터 분석에서 이러한 공변수 효과를 제어해야 한다.

비록 무작위화는 단순한 개념이라 할 수 있으나, 중재치료군과 대조군 사이에 연구대상 수와 여러 다른 변수를 미리 균형 있게 한다는 것은 상당히 중요하다. 무작위 배정의 목적은 베이스라인에서 피험자들의 특징을 치료집단들 전반에 가능한 한 비슷하게 하여 동질성을 유지하는 것이다. 이런 무작위화 기법은 통계적 검정력과 임상시험에서 얻은 임상적 결과의 타당성을 증가시키므로 궁극적으로는 연구의 질적 향상을 도모한다고 할 수 있다. 임상시험의 또 다른 장점은 특정한 치료가 시간에 따라 변하는 것을 관찰하는 데서 찾을 수 있다. 예를 들면 어떤 질병의 예방효과를 검토하기 위하여 무작위화가 적용되지 않은 연구가 수행되었다면 그 연구결과는 환자의 과거 병력과 같은 교란변수 영향을 받는지의 여부를 알 수 없게 된다. 만일 무작위가 적절하게 이루어진다면 그것은 피험자의 임상적 과정에 영향을 줄 수 있는 알려진 요인, 혹은 알려지지 않은 요인들로부터 심각한 불균형의 위험을 감소시킬 수 있다. 무작위 대조 임상시험 외에 그 어떤 다른 연구설계도 연구자에게 이런 요인들을 균형 있게 만들지 못한다. 그러므로 무작위화는 인구적 요인 혹은 임상적 요인 및 질병예후에 영향을 미치는 요인들이 피험자의 치료집단 사이에 유사하다는 것을 보장해 주기 때문에 임상시험에서 아주 중요하다.

하지만 실험적 구조를 가진 임상시험은 연구를 컨트롤하기 위하여 단순화하고, 중재치료가 적용되는 샘플에만 제한되므로 그 중재치료가 현실적으로 실제 진료에서 어떻게 사용되는지를 반영하지 못한다. 다시 말하면, 임상시험의 결과가 포함조건에 적격한 연구대상자에게만 적용되기 때문에 임상시험의 그 결과를 일반 모집단에게로 확장하기에는 다소 제약이 따른다. 이러한 외적 타당성에 대한 무작위화의 단점은 여러 예에서 찾을 수 있다. 다이어트 약인 Fen-Phen은 임상시험이 적격한 피험자에게는 좋은 결과를 보여 성공적인 임상시험을 거쳤지만, 시판 후 4명의 사망과 함께 여러 심장질환을 발생시켰다. 이것은 곧 외적 타당성의 검증에 실패한 것이므로 미국 FDA는 1997년 약물 승인을 철회하였다.

연구자들은 무작위화를 이용한 임상시험의 성공을 보장하기 위하여 두 가지 규칙을 따라야 한다. 첫째, 연구자들은 배정을 관리할 규정을 정의하고, 연구기간 동안 그 규정들을 엄격히 따라야 한다. 둘째, 무작위를 위한 절차가 결정된 후, 연구 도중에는 그것이 변경되지 않아야 한다. 무작위화를 하는 데에는 많은 적절한 방법이 있으나, 어떤 환자가 어느 치료집단에 배정될 것인가를 미리 결정할 수 없어야 하는 점에서 일치한다. 이와 관련한 다양한 종류의 무작위화 방법은 제6장에서 자세하게 다룬다.

요약하면 무작위화의 가장 큰 장점은 선택편향 방지, 집단 간 비교 가능성, 그리고 통계적 타당성이다.

- 선택편향: 무작위화는 환자의 선택과 배정에 있어서 가능한 한 편향을 피하고, 치료배정에 있어 무차별과 비예측성을 제공하여 선택편향을 방지한다.

- 비교 가능성: 무작위화는 알려진 위험요인 혹은 알려지지 않은 위험요인, 그리고 예후변수들에 대해 집단 간의 균형을 만들어내어 집단 간의 결과변수를 보다 정확하게 비교 가능하게 한다.

- 타당성: 무작위화에서 에러는 랜덤분포, 즉 우연에서 일어난다고 가정함으로써 통계적 테스트의 타당성을 보장한다.

참고문헌

1. Chow SC, Liu JP. *Design and Analysis of Clinical Trials: Concepts and Methodologies.* Wiley, 2004.

2. Connolly HM, Crary JL, McGoon MD, Hensrud DD, Edwards BS, Edwards WD, Schaff HV. Valvular Heart Disease Associated with Fenfluramine-Phentermine. N Engl J Med. 1997.

3. Deeks JJ, Dinnes J, D'Amico R, Sowden AJ, Sakarovitch C, Song F, Petticrew M, Altman DG, International Stroke Trial Collaborative Group, European Carotid Surgery Trial Collaborative Group. Evaluating non-randomised intervention studies. Health Technol Assess., 2003, 7:1-173.

4. Fisher RA. The arrangement of field experiments. J Ministry of Agriculture of Great Britain, 1926, 33:503-513.

5. Friedman LM, Furberg CD, DeMets DL. *Fundamentals of Clinical Trials.* Springer, 2010.

6. King PM, Blazeby JM, Ewings P, Franks PJ, Longman RJ, Kendrick AH, Kipling RM, Kennedy RH. Randomized clinical trial comparing laparoscopic and open surgery for colorectal cancer within an enhanced recovery program. Br J Surg., 2006, 93:300-308.

7. Lim HJ, Hoffmann RG. Study Design. *Topics in Biostatistics*, Walter T. Ambrosius(Editor), Humana Press Inc. New Jersey, 2007, pp. 1-18.

8. Machin D, Fayers P. *Randomized Clinical Trials: Design, Practice and Reporting.* Wiley, 2011.

9. MacLehose RR, Reeves BC, Harvey IM, Sheldon TA, Russell IT, Black AM. A systematic review of comparisons of effect sizes derived from randomised and non-randomised studies, 2000, 4:1-154.

10. Peace KE, Chen DG. *Clinical trial methodology.* CRC Press, 2011.

11. Piantadosi S. *Clinical trials: a methodological prospective.* Wiley, 2007.

12. Springen K, Cowley G. "After Fen-Phen". Newsweek, September 29, 1997.

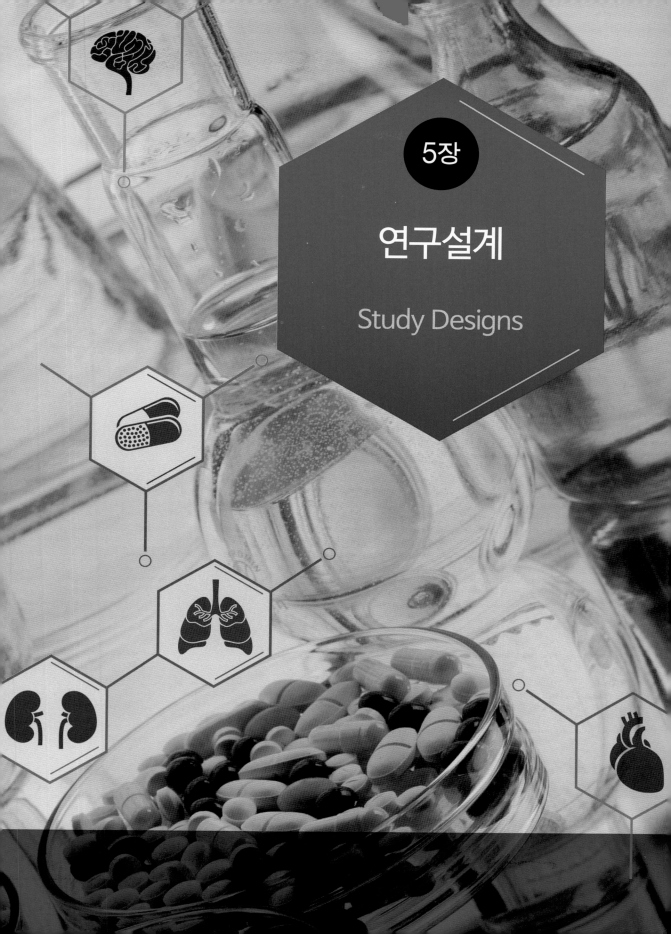

5장

연구설계

Study Designs

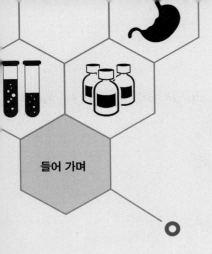

'최적표준'으로 알려진 임상시험은 노출-효과 상관성(exposure-effect relationship)
에 대하여 가장 확실한 증거를 제공한다. 예를 들면 폐경기 여성의 호르몬 대체치료
가 심장병 유발을 예방한다고 많은 관찰연구에서 보여졌으나, 임상시험에서는 그렇
지 않다는 것을 확인할 수 있었다. 이 장에서는 여러 종류의 임상시험 설계의 형태와
그 장단점을 알아보겠다. 이 장에서 다루는 연구설계는 주로 제2상과 제3상 임상시험
을 중심으로 한다.

    '병행집단' 임상시험(parallel group trial) 혹은 '효능비교' 임상시험(comparative efficacy trial)으로도 알려진 무작위 대조 임상시험(Randomized Controlled Trial: RCT)은 피험자를 치료집단에 무작위로 배정하는 연구이다. 이 연구에서 치료집단들 중 하나는 비교의 기준인 대조집단으로, 표준진료, 위약 혹은 전적으로 무치료(no treatment)일 수 있다. 무작위 대조 임상시험은 피험자들이 배정된 치료를 받은 후에 사망 혹은 질병 재발과 같은 특정 결과에 대한 치료효과를 측정하고, 집단 간 치료효과의 차이를 비교한다. 많은 연구자들은 RCT를 여러 연구설계 형태 중에서 최선의 설계로 간주한다. 그 이유는 여러 베이스라인(기저) 특징이 집단 간 비슷하게 배정되어 집단 간의 유의적 차이는 중재치료에 기인한다고 추정될 수 있기 때문이다. 그러므로 RCT의 가장 큰 장점은 의료 및 보건 연구에서 다른 어떤 종류의 연구설계 방법도 베이스라인에서 미지의 예후요인들의 균형을 이루지 못하는 반면 무작위 배정을 통해 그 편향을 감소시킨다는 점이다.

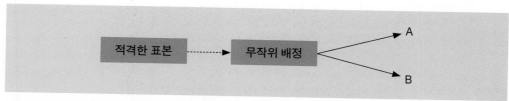

[그림 5.1] 무작위 대조 임상시험에서의 두 치료집단(A & B) 배정

    하지만 RCT가 모든 경우에 적용될 수 있는 것은 아니다. 예를 들면 흡연과 같은 위험요인의 효과에 대한 연구는 윤리적인 이유 때문에 RCT를 실행할 수 없다. 또한 중재치료의 효과가 나타나는 데 오랜 시간이 걸리는 연구 혹은 희귀한 질병에 대한 중재치료를 평가하는 연구에는 RCT가 적합하지 않다. 이런 경우에는 오히려 케이스-컨트롤 연구(case-control study) 혹은 코호트 연구가 선호된다. 또한 RCT는 재정적 부담이 높거나 피험자의 낮은 투약 순응도 및 높은 중도탈락이 예상되는 경우에는 실행하기 힘들다. 이러한 경우 외에도 RCT의 수행이 중요한 연구질문에 대한 대답을 얻는 데 적합하지 않거나 실행 불가능한 경우도 있다.

    무작위 대조 임상시험은 간단하면서도 강력한 임상연구 설계로서 그 특성은 다음과 같이 요약할 수 있다.

- 피험자들은 치료집단에 무작위로 배정되고, 같은 집단에 속한 모든 사람은 동일한 치료를 받는다.
- '제어'는 기존치료나 혹은 위약일 수 있다.
- 중재는 약물, 치료기법, 혹은 치료집행 방법일 수도 있다.
- 각 집단군에 배정될 피험자 수는 미리 정해지며, 배정비율은 연구에 따라 1:1 혹은 1:K일 수도 있다(K는 상수).
- 연구질문은 주로 "신약이 기존 표준약(혹은 위약)보다 효능이 나은가?"와 같이 중재치료의 우월성을 보여주려는 것이다. 예를 들면 HIV 감염환자에게 치료제 AZT & 디데노신(didanosine)의 결합치료가 단독 AZT 치료보다 더 효과 있는가?
- 무작위화에 블록(block)과 층화를 포함하여 설계를 더욱 정교화시킬 수 있다.
- 치료집단 사이의 유의한 차이가 예후요인 중 하나일 경우에 그 유의한 차이는 연구결과에 영향을 끼칠 수 있다는 단점이 있다.
- 낮은 유병률을 가진 질병은 피험자 모집이 용이하지 않으므로 무작위 대조 임상시험은 적절하지 않다.

사례 **지중해식 식습관과 심장병 예방의 관계 임상시험(Estruch, 2013)**

지중해식 식습관이 심장병 예방에 유의한지를 연구하기 위하여 무작위 임상시험이 수행되었다. 이 연구는 스페인에서 다기관이 참여한 연구로서, 심장병 고위험층 피험자와 연구 등록 당시 심장병 질환이 없는 피험자들을 세 가지 종류의 식사(엑스트라 버진 올리브오일로 보충된 지중해식 식사, 혼합 견과류로 보충된 지중해식 식사, 식이지방 감소를 조언 받은 대조군) 중 한 가지를 무작위로 배정했다. 결과변수는 심장 관련 질환 유병률(심장발작, 심장마비, 심장병 원인의 사망)이며, 중간 추적기간은 4.8년이었다. 이 연구로부터 엑스트라 버진 올리브오일로 보충된 지중해식 식사와 혼합 견과류로 보충된 지중해식 식사가 주요 심장병 유병률을 낮춘다는 결과를 도출할 수 있었다.

5.2 비무작위 동시발생 대조 연구
Nonrandomized Concurrent Control Study

비무작위 동시발생 대조 연구(Nonrandomized Concurrent Control Study)의 특징은 피험자군은 중재치료를 받지만, 대조군은 과거에 중재치료를 받지 않은 환자들로 구성된다. 이 설계는 보통 연구의 특성상 무작위 임상시험으로 대답될 수 없거나 적합하지 않은 임상질문을 연구할 경우 이용된다. 그런 경우에는 다른 선택의 여지가 없기 때문에 비무작위 연구를 실행하는 것은 정당화된다. RCT와 비교해서 비무작위 동시발생 대조 연구는 선택편향의 가능성이나 다른 잠재적 편향이 더 크다. 특히 치료집단들 사이에 피험자의 특성에 차이가 있다는 점(선택편향)과 연구 프로토콜을 가지고서 결과보고를 하지 않는다는 점(결과보고편향)을 고려해야 한다. 그러므로 문헌고찰 및 메타분석 시 비무작위 동시발생 대조 연구를 포함시킬 경우에 연구결과를 더 주의 깊게 평가하고 해석해야 한다.

5.3 과거대조 연구
Historical Control Study

과거대조 연구(Historical Control Study)는 표준치료의 효과가 이미 확립되어 있는 경우에 새로운 중재치료의 유의수준을 알기 위하여 레지스트리, 병원기록 데이터, 혹은 과거 시점에 관측된 환자들로 대조군을 구성하여 결과변수를 비교할 수 있다. 또한 약물 효과가 명백하지 않을 때 과거 데이터와 비교하여 신약의 효율성을 보여줄 수 있다. 이러한 종류의 연구설계에서는 현재 신약치료를 받고 있는 환자들을 중재치료군으로 정하고, 과거에 대조치료를 받았던 환자들은 대조군으로 정하여 수행하는 과거대조 연구의 형태를 가진다. 전형적인 과거대조 연구에서의 추론은 신약치료와 기존치료를 받은 환자와의 결과변수를 비교하기 위하여 수행되지만, 이 연구설계에서 도출된 신치료 효과의 향상은 신치료 그 자체 효과라기보다 환자 모집단, 환자관리, 진단기술에서 시간의 변천 때문일 수 있다. 그러므로 이런 연구설계에서는 과거 데이터를 이용했을 때 야기될 수 있는 베이스라인 요인들의 불균형과 높은 시간편향 및 선택편향이 고려되어야 한다. 또한 과거대조 데이터를 사용해야 하는 경우에 이용할 수 있는 모든 연구를 사용해야 하는지, 혹은 연구들의 일부분만 선택해야 하는지를 결정해야 하는 고려도 함께 이루어져야 한다.

예를 들면 자생적 종양 발생률에서의 변량을 조사하기 위하여 진행되었던 장기 발암 연구에서 과거대조군을 이용하였다(Greim, 2003). 이 장기 발암 연구에서처럼 과거대조 연구는 투여된 약물의 용량에 따른 결과반응과 연관된 추세를 테스트하려는 연구에 용이할 수 있다. 혹은 하나의 특정 실험에 초점을 두지만, 유전적으로 동질하에서 실험이 진행되어 이전에 이루어진 유사실험으로부터 얻은 과거대조 데이터는 현재의 연구결과를 해석하는 데 도움이 될 수가 있다. 그러나 과거대조 데이터는 시간의 흐름과 관계없이 다른 이유로도 변화할 수 있기 때문에, 결과를 평가하기 전에 비교를 가능하게 해주는 포함/배제 조건이 만족되어야 한다. 대부분의 신약승인은 RCT 실행의 결과를 근거로 주어지지만, 항상 그런 것은 아니다. 예를 들면 미국 FDA로부터 신약승인을 얻은 항간질약(AEDs)이 있다. 이 연구는 단일치료 임상시험으로서 과거대조군과 비교하여 중재치료효과의 유의성이 인정되었다(French, 2010). 미국 FDA는 이미 출판된 8편의 연구논문을 기초로 하여 엄격한 기준을 충족하는 과거대조군을 선정하여 단일치료로써 항간질 신약을 테스트하는 임상시험을 허용하여 유의성을 보인 결과를 근거하여 신약승인을 주었던 경우이다.

과거대조 연구는 다음과 같이 요약할 수 있다.

- 과거대조 데이터가 이용 가능할 때, 더 적은 수의 피험자를 대조군에 배정하여 과거대조 데이터와 합해 중재치료군과 비교될 수 있다. 아래에서 보는 바와 같이 즉, 집단 A(중재치료군)는 총 표본의 2/3가 무작위 배정되고, 집단 B(대조군)는 무작위로 배정된 표본수의 1/3과 과거대조 데이터가 합해져서 구성된다.

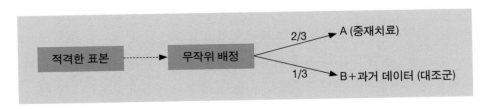

- 과거대조군은 최근 데이터여야 하고, 동일한 포함조건과 요인 평가를 가지고 있어야 하며, 동일 병원 혹은 동일 연구자에 의해 모집되어야 한다.
- 표본수 혹은 연구 개발시간을 절약한다.

- 과거대조군으로부터 나온 편향이 작지 않다면, 무작위 임상시험보다 더 많은 피험자 수가 필요하다.

사례 **침습성 진균감염증(Invasive Fungal Infections) 연구(Pitisuttithum, 2005)**

이 연구는 표준 항진균요법에 비반응하는 침습성 진균감염증을 가진 환자의 구제치료로 사용될 새로운 항진균요법의 효과을 비교하기 위한 대조군으로 쓰여질 환자들을 검진하고, 데이터를 수집하여 새로운 항진균 치료요법과 비교하였다.

5.4 동시발생적 비무작위 대조 연구
Concurrent Nonrandomized Control Study

동시발생적 비무작위 대조 연구(Concurrent non-randomized Control Study)는 무작위 방법을 사용하지 않고 피험자들을 중재치료집단과 대조집단으로 배정하는 실험적 연구설계 방법이다. 대조군 데이터는 발표된 학술지, 환자의 병원 차트, 병원 데이터베이스에서 얻기 때문에 비무작위, 동시발생적이다. 이런 설계는 주로 연구의 편리성 때문에 무작위 배정을 하지 않고 경제적으로 적은 비용으로 신속하게 연구를 진행할 수 있다. 특히 기존의 표준치료가 효능이 적다고 알려졌을 경우에 동시발생적 비무작위 대조 연구를 시행하는 것은 윤리적인 부분에서 크게 문제되지 않는 장점이 있다. 하지만 데이터의 정확성과 완전성에 대한 신뢰가 낮다. 또한, 베이스라인 요인들의 잠재적 불균형과 선택편향의 위험이 있다. 그러나 이런 편향은 통계적으로 성향점수(propensity score) 방법을 적용하여 어느 정도 감소시킬 수 있다.

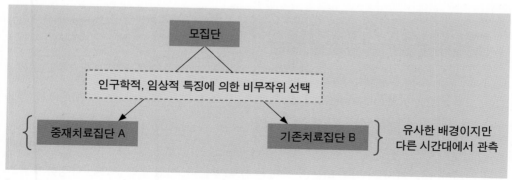

[그림 5.2] 동시발생적 비무작위 대조 임상시험에서의 두 치료집단(A & B) 배정

당뇨병 연구에서 환자의 평균 헤모글로빈A1c(HbA1c) 수치가 8%보다 적은 인슐린 비의존형 제2형 당뇨병 성인 20~65세 여성 환자를 대상으로 하는 연구를 위하여 병원 A의 입원환자에게는 기존 치료와 똑같이 집행하며, 병원 B 입원환자에게는 신약을 투여한다. ■

5.5 크로스-오버 연구

Cross-over Studies

'크로스-오버' 혹은 '교차설계' 연구(Cross-over Study)는 피험자 각각에게 다른 치료가 시간적 측면에서 연속적으로 주어져 피험자 스스로 대조(control)로 이용되는 연구설계이다. 주로 1기와 2기로 이루어진 두 기간 연구로 되어 있으며, 이 중 하나는 중재치료나 혹은 대조치료를 받는다. 단, 1기의 효과가 2기로 이월(carry over)되지 않아야 한다. 즉, 1기의 치료효과가 2기에 집행될 치료에 영향을 주지 않는다는 것을 보장하기 위하여 일정한 세척기간(wash-out period)을 가진 후에 2기에는 1기와는 다른 치료를 집행하는 것이다. 크로스-오버 설계에서 피험자는 중재치료와 대조치료 모두를 받기 때문에, 이 경우 무작위는 치료의 집행 순서를 결정한다. 크로스-오버 설계는 아주 오랜 역사를 가지고 있으며, 특히 의과학 분야에서 많이 사용되는 임상시험으로 수많은 임상연구의 기초로 자리잡고 있다. 거의 모든 의료 분야에서 크로스-오버 설계를 사용하고 있지만, 특히 신경학이나 정신의학 분야에서 많이 사용하며 또한 통증점수에 관련된 연구에도 많이 활용되고 있다.

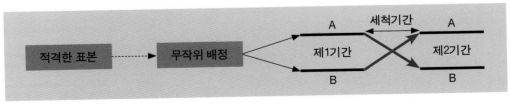

[그림 5.3] 두 치료집단(A & B)의 크로스-오버 설계

가장 간단한 크로스-오버 설계는 AB/BA 크로스-오버이다. 이는 [그림 5.3]과 같이 피험자 개개인이 두 가지 치료(A, B)를 무작위 순서로 받는다. 이렇게 단순화된 가정하에 AB/

BA 크로스-오버 설계는 paired *t*-test(페어드 *t*-테스트) 혹은 two-sample *t*-test(이표본 *t*-테스트)를 이용하여 치료의 차이를 통계적으로 테스트할 수 있다. paired *t*-test 혹은 Wilcoxon signed-rank test(윌콕슨 부호순위테스트)를 수행함으로써 치료의 고정 순서로 분석하는 것이 적합하다. 크로스-오버 임상시험에서 이월효과를 막아야 한다는 것은 매우 중요하며, 이월효과가 무시할 수 있을 정도로 미미하지 않다면 치료효과는 1기에서 얻어진 제한된 데이터만으로 분석해야 한다. 크로스-오버 설계 연구가 평범한 병행집단 설계 연구와 구별되는 장점은 피험자 각각이 자기 자신이 대조로 쓰여지기 때문에 결과 측정의 가변성이 감소되어 더 정확한 치료비교를 허용한다는 점이다. 또한, 크로스-오버 설계는 연령이나 성별과 같은 교란변수에 대하여 중재치료집단과 대조집단의 비교 가능성의 문제를 피할 수 있으며, 치료효과를 확인하기 위한 통계적 테스트의 검정력에도 장점을 가진다. 즉, 크로스 오버 설계는 1종 오류와 2종 오류의 관점에서, 동일한 기준에 맞춘다면 병행설계보다는 적은 표본수가 필요하다.

요약하면, 크로스-오버 설계는 다음과 같다.

- 치료 'A'와 치료 'B'의 효과차이를 측정하고 비교하려는 것이다.

- 각각의 치료가 다른 시간에 피험자 모두에게 주어지기 때문에 피험자 스스로가 대조로 이용되어 결과변수의 가변성이 감소되므로 치료효과의 차이는 더욱 정밀하게 측정될 수 있다.

- 치료를 집행하는 순서만이 무작위로 배정되므로, 무작위화는 병행설계에서처럼 그리 중요하지는 않다.

- 개체 내 변동(within-subject variation)이 개체 간 변동(between-subject variation)보다 적기 때문에, 병행설계 연구에서보다 적은 표본수가 필요하다.

- 이월효과가 없다고 가정하며, 이 가정을 보장하기 위해서는 충분한 세척기간을 두어야 한다. 이월효과의 가능성을 염려해야 하고, 이월효과가 치료효과 측정을 교란하지 않음을 결정할 필요가 있으며, 데이터 분석은 병행설계 연구에서보다 더 복잡하다.

- 중도탈락은 병행설계 연구에서보다 더 큰 영향력을 준다. 만일 피험자가 크로스-오버 연구의 두 번째 기간에서 중도탈락한다면, 첫 번째 기간으로부터 얻은 데이터를

사용해서 단순 분석을 할 수 없기 때문에 데이터 손실의 영향이 병행설계 연구에서 보다 심각하다.

- 일반적으로 치료의 반응(결과)을 단기간에 측정할 수 있는 연구에 적합하다.

- 크로스-오버 연구의 선행조건은 다음과 같다.

  - 연구자는 환자 내(within-patient) 결과변수 사이의 상관관계 크기에 대한 지식이 있어야 한다.
  - 근저를 이루는 질병은 치료기간 동안 지속적 강도를 가지고 있어야 한다. 질환 조건이 시간 흐름에 따라 변하지 않는다는 것, 즉 질병상태가 상당히 개선되든지 퇴행하든지 해서 제2기에 다른 베이스라인을 가지지 않아야 한다.
  - 크로스-오버 설계가 사용되는 배경에 확실한 타당성이 있어야 한다.

사례 **소아천식 임상시험(Senn, 1991)**

이 연구에서는 소아천식의 치료로서 12mg의 포모테롤(fomoterol) 단순흡입과 200mg의 살부타몰(salbutamol) 단순흡입을 비교하기 위하여 크로스-오버 연구설계를 했다. 14명의 아동이 포모테롤 투약 후에 살부타몰을 흡입할 것인지, 살부타몰 후에 포모테롤을 흡입할 것인지 무작위로 배정되고, 흡입 치료 후 최대호기량(peak expiratory flow)이 각각 치료 후에 측정되었다. ■

5.6 매치드-페어 연구
Matched-pairs Study

매치드-페어 연구(Matched-pairs Study)는 '대응쌍/짝짓기 연구설계'라고도 한다. 매치드-페어 연구는 결과변수와 관련되는 외재변수/가외변수(extraneous variable)가 있을 때, 혹은 교란변수(confounding variable)가 없다는 것을 확신하기를 원할 경우에 적합한 연구설계이다. 이때 연구자는 임상시험을 시작하기 전에 이런 외재변수를 측정할 수 있어야 한다. 매칭(matching)은 베이스라인 변수의 분포에서 불균형의 기회를 방지하고, 연구 검정력을 증가시키기 위하여 사용된다. 예를 들면 성별, 연령대, 비만 정도(BMI) 등과 같이 비슷한 속성을 가진 피험자를 매칭하도록 하는 설계이다. 또한 이 매치드-페어 설계는 무작위 블록 설계의 특별한 경우라 할 수 있는데, 베이스라인 변수를 균형 잡기 위하여 중요한 요인을 특정 블록변수(block variable)로 간주하는 것이다. 이 요인을 이용하여 피험자들을 페어(짝)로 선택한 후 각각의 페어 내에서 피험자를 무작위로 중재치료집단과 대조집단에 배정한다. 완전 무작위 설계처럼 매치드-페어 설계도 교란요인을 제어하기 위하여 무작위화를 사용한다. 다른 설계와 달리 매치드-페어 설계는 잠재적으로 잠복해 있는 변수(예를 들면 성별이나 연령)를 확실하게 제어한다. 그러나 때로는 매칭변수를 측정하는 것은 복잡하고 결코 쉬운 일이 아니어서 많은 경우에 매치드-페어 설계보다 무작위 배정 설계를 사용하는 것이 합리적일 수도 있다. 다른 한편으로 많은 연구비나 장기간 연구기간이 필요하지만, 정신분열 환자와 같이 모집하기 힘든 특정 대상자를 연구하는 경우, 혹은 결과변수에 연관된 가외변수가 분명하게 주어질 경우에는 이런 절차적 어려움에도 불구하고 매치드-페어 연구설계를 사용하는 것이 적절하다.

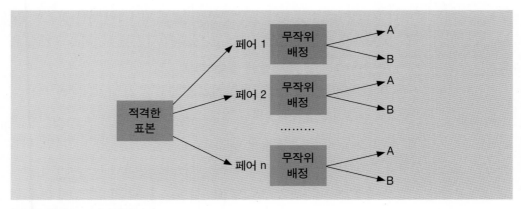

[그림 5.4] 매치드-페어 연구설계

사례 **당뇨 망막증(Duffy,1989)**
당뇨병성 망막증 연구에서의 매치드-페어 연구설계로 당뇨병 환자의 한쪽 눈을 무작위로 정해 레이저 광응고로 치료하고, 다른 한쪽은 치료 없이 두어 레이저 광응고 효과를 비교하는 연구를 했다. ■

사례 **Hyperhomocysteinemia 연구(Urquhart, 2008)**
혈액투석환자들의 고호모시스테인혈증(Hyperhomocysteinemia) 치료로 메즈너(Mesna) 효능을 연구하기 위하여 메즈너 치료군과 위약군의 매치드-페어 연구설계를 실행했다. 말기 신부전증 피험자들을 총 호모시스테인(total homocysteine, tHcy) 수치에 따라 짝짓고 투석 직전에 페어 내의 각 피험자에게 메즈너 정맥주사 혹은 위약 투여 여부를 무작위로 배정하였다. ■

5.7 요인연구

Factorial Study

요인연구(Factorial Study)는 단일 임상시험에서 두 개 혹은 그 이상의 독립변수(요인, factor)의 효과를 동시에 살펴볼 수 있는 연구설계이다. 요인설계에서는 다수 요인들의 주요 효과(main effect)와 요인들 사이에 교호작용을 검토할 수 있다(Apfel, 2004). 그러므로 요인 무작위 설계는 (i) 하나의 임상시험으로 하나 이상의 중재치료를 평가하기 위한 것으로, (ii) 독립적으로 각각의 중재치료 효과를 테스트하고, (iii) 치료들이 서로 보충적이라 생각될 때 혹은 치료의 교호작용을 연구하려 할 때 적합한 설계이다.

요인설계를 사용할 때 그 독립변수인 요인이 가지는 다른 값들을 레벨(level)이라 부른다. 예를 들면 정신분열 치료 연구에서 요인의 효과를 검토하는 경우를 살펴보자. 두 가지의 정신분열(요인 2: 제1형, 제2형)에 투여되는 약물용량 레벨(요인 1: 소량, 중량, 대량)이 있다면, 피험자는 각 요인에 무작위로 배정된다. 이 임상연구에서는 약물용량인 요인 1은 3레벨을 가지고, 정신분열인 요인 2는 2레벨을 가지므로 3×2로 요인설계로 총 6가지의 조건이 있게 된다. 이런 요인설계는 원래 농업 분야에서의 실험설계로 시작하여, 산업 실험설계에 아주 많이 쓰이지만, 보건의료 연구에서는 다소 제한적으로 사용되고 있다.

[그림 5.5]의 2×2 요인설계 연구에서 요인설계에서 A의 효과, B의 효과, A & B의 교호작용 효과값을 각각 계산하기 위하여 다음의 기호를 소개해 보도록 한다.

$$Y_{AB} = 치료\ A + 치료\ B$$
$$Y_B = 위약\ A + 치료\ B$$
$$Y_A = 치료\ A + 위약\ B$$
$$Y_o = 위약\ A + 위약\ B$$

		요인 B	
		B	위약 B
요인 A	A	치료 A & 치료 B	치료 A & 위약 B
	위약 A	위약 A & 치료 B	위약 A & 위약 B

[그림 5.5] 2×2 요인설계

요인설계 연구자에게 가장 공통된 관심은 치료(A, B)들 사이의 교호작용이며, 이것은 일반적으로 설계의 한계라기보다 오히려 장점이다. 그런 교호작용은 흔하지는 않지만, 요인설계 연구는 다른 설계에선 나타나지 않을 효과를 측정하는 수단을 제공한다. 하지만 교호작용이 아주 유의하다면 검정력을 상실할 가능성이 있다. 이 2×2 요인설계 연구에서 요인 A와 요인 B의 교호작용 효과값은 $(Y_A - Y_o) - (Y_{AB} - Y_B)$이다. 만일 교호작용 효과값이 '0'에 가깝다면 교호작용 효과가 없다.

각 칸(cell)이 똑같은 표본수 n을 가진다고 가정하면, A의 효과와 B의 효과는 다음과 같이 계산할 수 있다.

(i) A와 B 사이에 교호작용이 없다면,

$$A\text{의 효과} = \{(Y_A - Y_o) + (Y_{AB} - Y_B)\}/2$$

$$B\text{의 효과} = \{(Y_B - Y_o) + (Y_{AB} - Y_A)\}/2$$

(ii) A와 B 사이에 교호작용이 있다면,

$$A\text{의 효과} = (Y_A - Y_o)$$

$$B\text{의 효과} = (Y_B - Y_o)$$

교호작용이 있을 경우에 A의 효과는 B의 효과가 존재하느냐 아니냐에 달려 있기 때문에 A의 전체효과 혹은 B의 전체효과를 간단하게 표현할 수는 없다.

사례 **의사건강 연구**(Physician's Health Study; Hennkens, 1985)

심장질환 예방 임상시험으로 심근경색에 대한 아스피린의 효과와 암에 대한 베타카로틴의 효과를 테스트하기 위하여 2×2 요인설계를 했다. 피험자들은 아스피린과 매칭 위약, 그리고 베타카로틴과 매칭 위약을 받는 것으로 무작위로 배정되었다. ■

베타카로틴	아스피린	
	예	아니오
예	Group 1 아스피린 + 베타카로틴	Group 2 아스피린 위약 + 베타카로틴
아니오	Group 3 아스피린 + 베타카로틴 위약	Group 4 아스피린 위약 + 베타카로틴 위약

사례 **우울증 장애 임상시험**(Depression Clinical Study; Brunoni, 2013)

우울증 임상시험에서 비정신분열적 단극성 우울장애를 가지고도 항우울제를 복용하지 않는 120명의 환자에게 경두개의 직류 자극(Transcranial direct current stimulation, tDCS) vs 약물치료(세르트랄인 염화수소, 50mg/d)의 안전성과 효율성을 측정하기 위하여 이중눈가림, 대조 임상시험을 했다. 세르트랄인과 tDCS 두 요인으로 2×2 요인설계 연구를 이용하여 피험자는 세르트랄인과 위약, 그리고 활성 tDCS와 모의 tDCS로 무작위 배정되었다. ■

2×2 요인설계에서 요인들의 레벨을 묶어 결합하는 것이 독성을 높이거나 혹은 비현실적 혹은 바람직하지 못한 실험조건이 되는 경우도 있다. 이런 경우가 일어날 때는 완전(full) 요인설계 파생으로 부분요인설계(Partial Factorial Study) 연구도 생각해 볼 수 있다. 부분요인설계 연구는 연구실행, 기간, 자원의 한계를 고려하여 완전요인설계에서 중요한 일부만을 채택하여 중점적으로 연구한다. 만일 교호작용이 생물학적으로 존재하지 않거나 중요하지 않다고 판단된다면, 특정한 치료결합을 설계에서 생략하여도 여전히 표본수와 실험의 복잡성을 줄이면서 균형을 유지할 수 있기 때문이다. 임상연구에서 고려하고 있는 요인과 요인의 레벨 수가 증가하면 완전요인설계에서 실행되어야 하는 실험조건의 수는 빠르게 증가한다. 따라서 논리적 어려움과 비용적인 측면을 고려하여 적은 실험조건을 가지는 대체 실험설계를 한다는 것이 부분요인설계의 핵심이다(Collins, 2009).

사례 여성보건추진 임상시험(Women's Health Initiative Clinical Trial; Assaf, 1994)

호르몬 대체, 식이지방 감소와 칼슘 & 비타민 D가 심장질환, 유방암, 골다공증 각각에 어떤 효과가 있는지를 연구하기 위하여 부분요인설계를 이용하였다.

요약하면, 요인설계 연구는 다음과 같다.

- 하나 이상의 치료요인 효과를 동시에 테스트하기 위한 설계이며, 피험자는 요인들의 결합된 집단에 배정된다.

- 두 개 이상의 요인을 동시에 연구함으로써 시간과 비용을 삭감하려는 것이 요인설계의 동기이다.

- 요인은 제어변수이며, 각 요인은 하나 이상의 레벨을 가질 수 있다.

- 데이터 분석은 병행설계 연구보다 훨씬 복잡하므로 더 많은 주의가 필요하다.

- 치료결합을 연구하고, 상승적(혹은 하향적) 교호작용을 평가하는 데 관심을 둔다.

- 만일 두 치료가 동일한 결과나 동일한 메커니즘을 통해 작용한다면, 교호작용은 기대될지도 모른다. 교호작용의 테스트는 주효과(main effect)를 테스트하는 것보다 검정력이 약하다.

- 두 개의 상대적으로 무관한 연구문제(예를 들면 폐암 예방 연구에 알파-토코페롤과 베타-카로틴) 혹은 다른 질병(심근경색 예방에 아스피린과 암 예방에 베타-카로틴) 혹은 다른 메커니즘(종양 치료에 방사선 치료와 화학요법)을 연구하는 데 적합하다.

- 예방 임상시험 연구에 적합하다.

5.8 클러스터/집단 무작위 연구
Cluster Randomization or Group Allocation Study

클러스터 무작위(Cluster Randomization) 설계 연구는 무작위 배정의 단위가 개인이 아니라 집단이며, 해당 집단에 배당된 치료법이 집단 내의 모든 피험자들에게 적용된 후 피험자 개개인의 치료결과를 수집하여 분석한다. 클러스터 무작위 설계 연구는 선택된 연구대상자 개인들에게만 집중할 수 없는 치료중재를 연구할 상황, 즉 개인끼리 미치게 되는 상호적 영향(오염)을 제어할 수 없는 경우에 이용된다는 점에서 피험자 각각의 개별적 무작위 임상시험과는 다르다. 예를 들면 생활습관 변화에 관한 라디오 캠페인과 같이 한 개인의 변화가 다른 사람에게 영향을 끼칠지도 모르는 상황에서는 개별적 무작위 임상시험이 불가능하다. 또는 풍토병이 있는 시골 지역에서 주민 개개인보다는 마을 전체가 중재를 받느냐 받지 않느냐를 고려하여 클러스터 무작위 설계를 한다. 이때 개인이 아닌 마을이 무작위의 단위로 배정된다. 클러스터 무작위 설계는 상황에 따라 일반 보건소, 병원, 가족, 학교 혹은 학급이 무작위의 단위로 사용되기도 한다. 수도 공급에 불소첨가나 학교 교육에서 금연 캠페인과 같은 경우 연구의 중재치료는 클러스터 단위에 집행된다(수돗물 불소첨가 연구; Hutchinson smoking prevention study, Peterson, 2000). 비록 이러한 중재치료가 피험자의 일부에게만 직접적으로 주어졌을지라도 집단 내의 모든 피험자가 중재에 의해 영향을 받게 되는 상황이거나 혹은 더 편리하고 경제적인 이유로 클러스터 무작위 설계 연구를 실행하기도 한다.

피험자 개개인이 무작위로 배정되는 임상시험과 비교하여 클러스터 무작위 설계 연구의 단점은 설계나 데이터 분석에서 훨씬 더 복잡하며 똑같은 통계적 검정력을 얻기 위하여 더 많은 피험자가 필요하다는 것이다. 특히 클러스터 무작위 설계 연구는 클러스터 내의 피험자들 사이에 서로 상관성이 있다. 따라서 클러스터 무작위 설계 연구에서 추론의 단위가 피험자 개인에 적용될 때, 일반적인 통계적 절차는 타당하지 않다.

클러스터 무작위 설계 연구의 데이터 분석에서 가장 단순한 접근방법으로 분석 단위는 무작위화 단위와 동일하다는 것을 인지하고, 각 집단층/레벨에서만 결과변수를 평가하는 것이다. 또는 클러스터 내에서 개인들의 유사성을 고려하며 다층(multilevel) 통계분석 혹은 이와 비슷한 통계적 모형들을 사용하여 분석할 수 있다. 다른 방법은 무작위 배정 단위인 집단을 무시하고 중재치료군의 모든 피험자와 대조군의 모든 피험자를 비교하는 것이다.

그러나 이런 접근방식은 특정 집단 내의 피험자들은 다른 집단의 피험자들보다 서로 더 비슷할 경향이 있다는 사실을 무시하기 때문에 주의해야 한다.

요약하면, 클러스터 무작위 설계 연구는 다음과 같다.

- 집단 단위로 무작위화하고, 집단 내의 모든 개인은 그 집단에 배정된 치료에 따라 치료되지만, 결과변수는 개개인별로 수집하여 분석한다.
- 무작위화의 수용에 대한 편리성을 고려해야 한다. 예를 들면 저지방 식이요법과 같은 특정 중재는 가족 중 한 구성원만에게만은 실행하기 곤란하다.
- 클러스터 내의 유사성 때문에, 같은 수의 독립적 피험자 개인들로 구성하여 실행한 연구와 비교해서 통계적으로 효율적이지 못하고 검정력이 낮다.
- 표본수 결정이나 데이터 분석이 더욱 복잡하다.

사례 **무흡연 가정 임상시험(Ainsworth, 2013)**

에인스워스(Ainsworth)는 14개의 이슬람 종교적 환경에서 수행한 '무흡연 가정(Smoke Free Homes)' 연구에서 클러스터 무작위 설계법을 적용하였다. 중재치료는 무흡연 가정에 패키지를 주고, 제어 가정은 연구가 끝날 때까지 패키지를 제공하지 않아 대조군으로 형성했다. 각각의 클러스터는 약 50가구로 구성되었으며, 각 가구에는 적어도 성인 한 명의 흡연자가 있으며, 또 적어도 한 명의 아동 혹은 비흡연 성인을 가진 가구로 모집했다. ■

사례 **영국 가정 심장 연구(British Family Heart Study, 1994)**

이 연구는 콜레스테롤과 같은 심장병 위험요인을 감소시키기 위하여 심장병 검진과 중재 프로그램의 효과를 평가하기 위하여 설계된 페어-매치드 클러스터 무작위법이 적용된 임상시험(pair-matched cluster randomization trial)이다. 임상연구자들은 지리적으로 영국 전역에 퍼진 13개의 소도시를 선택하여, 각 소도시 내에서 사회인구학적 특성의 유사성을 기초로 의료 진료기관의 페어가 정해졌다. 다른 임상시험에서와 마찬가지로, 이 임상시험에서 페어-매치드 클러스터 선택은 지역사회의 대표성을 띤 표본을 얻으려는 목적으로 무작위로써 의료 진료기관의 페어를 모형화하였다. ■

사례 일본 당뇨병 결과 중재 임상시험(Japan Diabetes Outcome Intervention Trial-1, Sakane, 2013)

사케인(Sakane)은 현실적인 환경에서 당뇨병 고위험에 있는 사람들에게 당뇨병 진행을 예방할 수 있는지를 테스트하기 위하여 일본 전역에 걸쳐 클러스터 무작위 임상시험을 실행했다. 피험자의 모집과 3년 동안의 추적을 위해서 연구자는 지역사회와 직장에서 매년 실시한 건강검진을 채택했다. 일본 전역의 지역사회와 회사들에서 뽑은 의료 관리부가 클러스터 무작위 단위로서 집단을 구성했다. 아래 [그림 5.6]은 이 임상시험의 설계를 자세히 나타낸 플로차트이다. ■

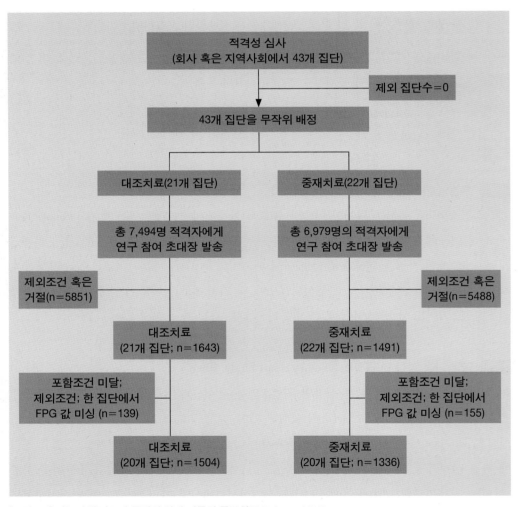

[그림 5.6] 당뇨병 클러스터 무작위 설계 연구의 플로차트(Sakane, 2013)

5.9 하이브리드 혹은 다층 연구
Hybrid or Multilevel Study

'하이브리드(Hybrid)' 혹은 '다층(Multilevel)' 설계 연구는 개인의 인구적 요인, 임상적 요인 혹은 사회경제적 약점의 효과와 같은 개인 레벨 효과를 포함하는 반면, 저소득층 지역사회에서의 생활이 개인 건강에 주는 영향과 같은 생태적 효과 그 자체를 기술하려고 하는 것이다. 의료보건 연구자는 개인, 집단, 가족, 학교, 직장, 종교기관, 의료계획 혹은 의료기관, 의사, 병원, 지역사회와 같은 여러 레벨에서의 예방, 진단, 의료 행위에 영향을 줄 중재를 할 수 있다. 이런 경우에는 중재치료의 구성이 피험자의 치료결과와 어떻게 연관되는지를 이해하고, 실험 이행에서의 장애와 문제점을 밝히는 것이 중요하다. 많은 연구자들이 다층 레벨 혹은 영향력의 원천을 목표로 하는 생태적 이론에 기초한 중재치료로 심도 깊고 지속적인 변화를 성취할 것이라 믿기 때문에, 이를 개발하고 실행하여 평가하는 데 관심을 가지고 많이 사용한다.

하이브리드 설계는 효율성의 간접적인 증거와 논의하에 있는 새로운 배경, 인구, 의료정책 전달방법이 적용 가능한가에 대한 표면적 타당성을 지니면서 저위험을 가진 중재연구에 적합하다. 일반적으로 하이브리드 설계는 세 가지 유형이 있는데, 이러한 유형은 중재 효율성 테스트 혹은 실행 전략 평가 시 어느 것에 중점을 두느냐에 따라 다르다. 하이브리드 설계는 전통적 효율성 연구와는 구분되지만, 전형적인 실행연구인 평가 방법(진행 과정, 총괄적인 평가)도 가지기도 한다(Curran, 2012).

- 제1형 하이브리드 설계는 임상적 중재를 엄밀히 테스트하고, 차후에 실행할 연구에 정보를 줄 데이터를 수집한다. 이러한 제1형 하이브리드 설계 연구는 질적, 과정 중심적 혹은 혼합방법(mixed methods)을 통해 실행 가능성과 실행 수용성을 동시에 평가하는 반면에, 피험자의 기능과 임상적 중재에 대한 반응(결과변수)을 측정한다.

- 제2형 하이브리드 설계는 실행 전략을 엄밀히 테스트하는 반면 임상적 중재를 동시에 테스트한다. 이전의 효율성 임상시험에서 연구된 것과 상당히 가까운 인구대상자 혹은 환경을 포함하는 것이 이상적이다.

- 제3형 하이브리드 설계는 임상적 중재치료의 수용을 측정하고 실행 전략을 테스

트한다. 피험자 레벨에서의 중재치료 효과(증상, 기능, 서비스 이용과 같은)를 측정한다.

요약하면, 하이브리드 설계 연구는 다음과 같다.

- 개인 레벨 효과와 의료기관, 지역사회 등의 상위 레벨을 포함하여 중재효과를 평가하는 설계 연구이다.
- 가장 단순한 접근방식은 개인에서의 다층 중재의 결합된 효과만을 평가하는 것이다.
- 건강과 질병의 사회경제적 결정요인에 대한 연구는 고급 통계적 다층 방법의 응용을 포함하고 있다.

○○○ 예제
제2A상(효율성)과 제2B상(안전성) 혹은 제2/3상 하이브리드 임상시험으로 항암치료를 개발하기 위한 전통적인 순차적 접근방식은, 제2상 임상시험에서 검진된 새로운 치료법으로는 시간이 오래 걸리고, 유망한 약물활동성을 보여주는 치료만이 차후에 더 큰 규모의 제3상 임상시험에서 테스트된다. 제2상과 제3상 임상시험을 함께 제2/3상 하이브리드 임상설계로 결합하는 것은 점점 더 용인되고 있으며, 연구시간의 유동성에서 그리고 제2상 피험자에게서 얻은 데이터를 제3상 분석에 사용하는 것을 허용하여 총 피험자 수 감소에서 더 큰 효율성을 제시한다.

사례 난소암 임상시험(Bookman, 2009)
북먼(Bookman)은 다중실험군을 가진 제2/3상 임상시험에서 필요한 표본수를 피험자의 무질병 생존율에 따라 두 단계로 나누어 실험군과 대조군을 비교했다. GOG0182/ICON5(Gynecologic Oncology Group 0182/International Collaborative Ovarian Neoplasm 5) 연구에서는 말기 난소암의 치료를 위하여 4가지 실험 화학요법군을 대조군과 비교했는데, 각 실험군과 대조군의 질병무진행 생존율(disease-free survival)을 비교하는 것을 포함했다. ■

사례 지역사회 금연 임상시험(Community Intervention Trial for Smoking Cessation, 1991)
금연을 위한 지역 중재 임상시험에서 11개의 지역 매치드-페어 중 어떤 지역은 지역사회 전반의 이벤트, 의료진료, 의료 제공자, 직장과 다른 기관들을 통해 공중교육과 금연을 위한 지원을 포함한 다층 중재를 받았다. 주요 결과변수는 금연이며, 이 임상시험에서는 중재의 구성 요소 각각이 결과변수에 끼친 영향은 평가하지 않았다. ■

5.10 비열등성과 동등성 연구
Non-inferiority and Equivalence Study

5.10.1 개요(Overview)

대부분의 무작위 임상시험은 새로운 치료법이 기존치료나 위약보다 우월하다는 것을 보여주려는 목적으로 실행한다. 그 목적으로 연구자들은 집단 간의 치료효과 차이가 임상적, 통계적으로 서로 다른지를 결정하고, 만일 다르다면 어떤 방향으로 다른지를 테스트하게 된다. 이와 달리 비열등성과 동등성 임상시험(Non-inferiority and Equivalence trials)은 두 집단의 치료효과가 임상적, 통계적으로 서로 다르지 않음을 평가하는 것이다. 다시 말하면 비열등성 혹은 동등성 임상시험은 신치료가 기존의 치료에 비해 우월한 것을 보여주려는 것이 아니라, 기존 치료와 동등하며 열등하지 않음을 보여주기 위하여 설계된다. 예를 들면 새로운 치료법이나 의료 서비스 전달 모드가 있다고 하자. 연구자는 그것이 기존의 치료만큼 효과적이면서 저비용이거나 안전성과 간편성을 평가하려고 할 때 비열등성 혹은 동등성 연구설계가 필요하다. 비열등성 임상시험을 활용한 논문은 던네트의 논문(Dunnett, 1977)을 시작으로 1970년대 후반부터 발표되기 시작하였으며, 주로 여러 질병을 치료하는 복제약이나 브랜드명이 알려진 약물과의 임상적 동등성을 보여주기 위한 연구설계로 사용되었다. 이러한 동등성 혹은 비열등성 임상설계는 상대적으로 정신의학과 관련된 연구나 백신개발 연구에 많이 사용되고 있다. 예를 들면 백신 연구에서 새로운 백신이 기존 백신과 비교해서 새로운 공식이나 새로운 양식으로 제조된다고 하자. 이런 경우에 백신 개발자는 신백신이 제조의 용이성, 집행의 용이성, 저비용 혹은 안전성, 효율성 측면에서는 기존 백신과 비슷하다는 것을 보여주려고 한다.

'비열등성' 혹은 '동등성'은 연구의 주요 목적이 새로운 중재치료가 표준치료만큼 효율적이라는 것을 보여주기 위하여 종종 교체해서 사용되지만, 실제로 이 두 용어 사이에는 중요한 구분이 있다. 이들 임상시험 설계에 관한 혼동의 일부는 애매한 용어 사용에서 나온다. 비열등성 임상시험 설계는 주로 단측 테스트(one-sided test)를 새로운 중재치료가 기존의 표준치료보다 더 나쁘지 않은지를 결정하기 위하여 사용된다. 반면에 양측 테스트를 활용하는 동등성 임상시험 설계는 유사한 연구질문을 두지만, 새로운 중재치료가 표준치료보다 더 좋지 않을 가능성을 허용한다. 국제조화학회(International Conference on Harmonisation,

ICH, 1998)는 동등성 연구는 두 치료가 어떤 방향(양방적: 부정적/긍정적)이든 미리 선정된 중요치 않은 혹은 근소한 양보다는 크지 않다는 것을 보여주기 위하여 설계된 연구라고 정의한다. 반면에 비열등성 연구는 신치료가 표준치료로부터 특정량보다 적지 않다는 것(일방향)을 보여주기 위하여 설계된 연구라고 정의한다. 우월성 임상시험에서 두 치료 사이의 유의적 효과차이 발견의 실패(의미 있는 차이가 없다)는 두 치료들이 비슷한 효능을 가지거나 동등성을 가질 수도 있다고 잘못 해석하는 경우가 많다(Garrett, 2003; Costa, 2004; Greene, 2000). 하지만 동등성 혹은 비열등성 임상시험은 중요한 개념적, 통계적 방법에서 전형적인 우월성 임상시험과 다르고, 설계의 근본적 중요성에도 불구하고 연구자들에게 올바르게 이해되지 못하여, 부적절하게 사용되어 종종 잘못된 해석을 하기도 한다.

비열등성 임상시험은 여러 가지 근본적인 접근방법에서 우월성 임상시험과 다르다. 우월성 임상시험의 귀무가설(null hypothesis, H_0)은 치료들 사이에 결과변수의 차이가 없다는 것으로 일반적으로 다음과 같이 표현한다.

$$H_0 : \mu_{(표준치료)} - \mu_{(실험치료)} = 0 \quad \text{vs} \quad H_1 : \mu_{(표준치료)} - \mu_{(실험치료)} \neq 0$$

다시 말하면, 특정한 한 중재치료가 다른 치료에 비해 치료효과의 우월성을 결론 내릴 증거가 발견되지 않는다면 치료효과에 차이가 없다는 것을 의미한다. 일반적으로 1종 오류는 실제로 존재하지 않음에도 치료효과의 차이가 있다고 결론짓는 것(잘못으로 H_0을 기각)이다. 2종 오류는 사실상 대립가설(H_1)이 옳음에도 불구하고, H_0을 기각하지 않는 것(잘못으로 치료효능에서 실제 차이를 놓치는 것)이다. 이와 반대로 동등성 임상시험에서는 귀무가설과 대립가설의 역할이 바뀐다. 귀무가설은 적어도 명시된 동등성 한계치(⊿, equivalence limit)의 치료효과 차이가 존재한다는 것이고, 임상시험의 목적은 차이가 없다는 대립가설을 주장하여 귀무가설이 틀렸음을 입증하는 것이다(Lange, 2005; Wiens, 2002; Djulbegovic, 2001). 즉 비열등성 임상시험은 실험치료가 적어도 선정된 특정 한계량(⊿)만큼 표준치료에 열등하다는 H_0을 가지며, 다음과 같이 표현한다.

$$H_0 : \mu_{(표준치료)} - \mu_{(실험치료)} \geq \varDelta \quad \text{vs} \quad H_1 : \mu_{(표준치료)} - \mu_{(실험치료)} < \varDelta$$

그러므로 1종과 2종 오류의 정의는 우월성 테스트에서 정의된 것과는 반대로 이해되어야 한다. 즉, 비열등성 임상시험에서의 1종 오류는 새로운 치료가 실제로 대조치료에 열등하다는 것에 대한 증거가 부족할 때 비열등이라고 잘못 결론지을 확률이다. 2종 오류는 새로운 치료가 실제로 대조치료에 열등함에도 불구하고 귀무가설을 잘못으로 기각하지 않을 확률이다.

비열등성 임상시험과 동등성 임상시험 모두의 경우에 허용하는 차이의 작은 양은 '근소 구역'이라 정의하는 마진(margin, 허용범위)인데, 그 구역 안에서는 두 치료는 각각 동등성 혹은 비열등성이라 간주된다(Blackwelder, 1982). [그림 5.6]은 이 영역의 예를 제공하고, 치료효과 차이에 대한 신뢰구간의 위치에서 내려질 결론을 간단하게 나타낸 것이다.

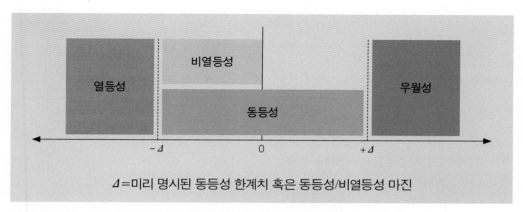

[그림 5.6] 신뢰구간의 위치에 따른 두 치료효과 비교에서의 동등성, 비열등성, 우월성

5.10.2 동등성 한계치(⊿) 결정

동등성 임상시험의 목적은 비교될 치료들의 동일한 효과를 구축하는 것이다. 완전하게 동등한 효과는 두 집단의 차이가 제로값을 의미한다. 여기에 대해서는 7장 표본수 산출의 공식에서 다시 설명하겠지만, 수학적으로 '0'으로 나누는 것을 의미하기에 이를 이용하는 것은 불가능하며, 또한 아주 작은 차이값을 나누는 것은 비현실적으로 큰 표본수를 산출하게 된다. 그러므로 적절한 크기의 마진, 즉 동등성 한계치 ⊿를 정하는 것이 핵심적이기는 하지만 그것은 결코 쉬운 일이 아니다. 대조치료에 열등한 신치료의 허용을 가능한 한 제한하려는 목적에서 두 치료의 효과차이가 주어진 허용구간 내(-⊿에서 +⊿까지)에 놓여 있느냐이다. 비록 신치료가 대조치료보다 더 큰 치료효과를 가진다고 기대되지 않을지라도, 만일 신치료가 더욱 경제적이고 사용하기 간편하며, 낮은 부작용을 가진다면 동등성 임상

시험이 적절할 것이다. 그러므로 동등성 한계치 Δ는 작은 값으로 정해져야 하고, 어떤 경우에는 임상적으로 의미 깊은 치료효과 차이를 대표할 가장 작은 값보다 더 작아야 한다. 일반적으로 Δ는 우월성 임상시험에서 사용될 값의 1/2을 넘어서지 않는 것으로 정하는 것이 바람직하다. 만일 치료효과의 차이에 대한 신뢰구간이 전적으로 $-\Delta$에서 $+\Delta$ 안에 놓여 있다면, 치료들 간의 동등성은 증명될 것이다. 그러므로 동등성 한계치 Δ를 선택하기 전에 다음을 명심해야 한다.

- 활성 대조(활성 제어 혹은 액티브 콘트롤이라고도함)는 위약을 사용했을 때와는 다른 것임을 인지해야 한다. 비열등성 혹은 동등성 임상시험에서 활성 대조치료란 활성(약물 효과를 가진) 기존 표준약을 대조군으로 사용한다.
- 연구조사 중의 신치료와 대조치료 사이에 임상적으로 의미 있는 효과차이가 없다는 것을 결정할 수 있어야 한다.
- 연구조사 중의 신치료와 대조치료의 비교를 통하여 위약보다 우월하다는 것을 간접적으로 증명할 수 있어야 한다.

5.10.3 방법론적 이슈

비열등성 임상시험 혹은 동등성 임상시험 연구의 이행은 다른 종류 연구설계에 비해서 방법론적으로 어려움이 많다. 특히 미비한 임상시험 설계나 실행으로 인하여 잘못된 결과를 내릴 수 있기 때문에 임상시험 연구자는 연구를 설계할 때 다음의 중요한 사항을 염두에 두어야 한다.

- 활성 대조치료의 선택(적절한 표준치료의 선택)
- 비열등성 한계치 Δ의 선택
- 표본수 산출
- 데이터의 통계분석

임상시험 연구 중의 활성 대조치료와 비교해서 임상적으로 유의한 월등함이 없다는 것을 설명하기 위해서 비열등성 임상시험은 종종 간접적 교차-실험(cross-trial) 평가를 수반하기도 한다. 간접적 추론이란 연구조사 중인 치료를 대조치료와의 비교를 통하여 신치료가 대조치료 효과의 일부분을 보존하는가를 살펴보거나 혹은 동시에 연구되고 있지는 않지만 똑같은 일반 환자군 '위약'에 우월한가를 살펴보는 것이다. 간접 비교는 두 치료를 똑같은 일반 환자인구를 조사하는 제어된 임상시험에서 동시에 주어지지 않는 두 치료 사이의 효능을 비교할 경우를 의미한다. 비열등성 임상시험 설계는 활성 대조치료로 채택되어질 확립된 표준치료 없이는 사용될 수 없다. 활성 대조치료를 선택할 때에 연구자가 주의해야 할 점들이 있다. 위약과 비교하여 활성 대조치료의 효율성이 위약보다 우월하다는 확실한 증거가 있어야 하며, 그 효율성은 일관성 있게 입증되어 있어야 한다(Blackwelder, 2004). 또한 여러 치료 중의 하나를 활성치료로 선택하는 데 있어서, 불공평하게 특정한 치료를 선호하여 활성치료로 선정해서는 안된다(Hwang, 1999). 활성 대조로 선택된 치료는 다른 치료들에 비교하여 치료효과 우열이 알려지지 않아야 한다(Djulbegovic, 2001). 실질적 표준치료가 거의 없고, 서비스가 제공되지 못한 인구를 상대로 하는 연구에서 이런 기준을 맞추는 것은 어렵다. 예를 들면 많은 외딴 시골 지역에서는 최적치료란 최소한의 치료 내지 무치료일 수도 있다. 하지만 임상시험의 목적으로서 잘 확립된 증거 기반을 가진 활성 대조를 선택하는 것이 여전히 필요하다. 부작용의 빈도와 강도, 삶의 질에서의 변화, 새로운 중재의 용이성, 새로운 중재의 비용 또한 고려되어야 할 중요한 요인들이다.

비열등성과 동등성 시험설계는 다음과 같이 요약될 수 있다.

- 우월성 임상시험에서의 부정적 결과는 조사된 치료들이 동등하다는 것을 입증하는 것이 아니다.

- 제2종 오류(잘못된 부정 결과, false negative result)의 높은 위험이 있다.

- 신뢰할 만한 결과를 얻기 위해서 동등성과 비열등성 임상시험은 우월성 연구보다 높은 기준이 요구되고, 합당하게 높은 기준으로 실행되지 않는다면 동등성의 주장은 호도되기 쉽다.

- 동등성 마진이 너무 크게 설정한다면 임상적으로 의미 없다.

- 동등성 마진의 정의와 정당성, 마진을 염두한 표본수 산출과 결과의 신뢰도 구간 등의 기본적 보고의 요구 항목을 포함하지 않는 동등성 임상시험이나 비열등성 임

상시험의 결과는 신뢰하기 어렵다.

동등성과 비열등성 연구설계의 표본수 계산과 가설 테스트에 관해서는 7장과 9장에서 각각 상세하게 다룬다.

사례 중증 AMD 임상시험(Chew, 2013)

Chew(2013)는 연령 관련 시각질병 임상시험에서 루테인(lutein)/제아잔틴(zeaxanthin), DH/EPA, 혹은 둘 모두를 배합제에 첨가하는 것으로 연령과 중증황반퇴화(AMD)로 질병진행의 위험감소, 베타 캐로틴 제거, 아연 함량 감소 등의 효과를 조사하려고 했다. 2006년부터 2012년까지 50세에서 85세의 중증 AMD로 발전할 위험이 있는 4203명을 4집단(루테인 10 mg/제아잔틴 2mg, DHA350mg/EPA650mg, 루테인/제아잔틴/DHA/EPA, 혹은 위약군)으로 무작위로 배정되었다. 분석결과 루테인/제아잔틴과 DHA/EPA, 혹은 둘 모두를 배합제에 첨가하는 것은 중증 AMD로 발전하는 위험을 감소시키지 않는다는 것을 보여주었다. ■

사례 고유동비강캐뉼라 임상시험(Manley, 2013)

고유동비강캐뉼라(High-flow nasal cannula, HFNC)는 최소한의 장비를 가지고 할 수 있는 사용의 편의성 때문에 지난 수십 년 동안 많은 비강기구에 사용되어 왔다. 하지만 미숙아들에게의 고유동비강캐뉼라 받침대는 폐에 상처를 낼 수 있다는 우려와 함께 효율성과 안정성이 크게 알려지지 않고 있다. 이를 살펴보기 위하여 Manley 연구팀은 익스튜베이션(발관, extubation) 후에 고유동비강캐뉼라(5 to 6 liters per minute) 혹은 비강 CPAP(7 cm of water)을 303명의 미숙아에게 무작위로 배정하는 다기관 무작위 비열등성 임상시험을 실행했으며, 결과변수를 7일 내 치료의 실패 여부로 정하였다. 비열등성은 주요 결과변수의 위험에서 절대적 차이를 계산하여 비열등성 마진을 20%로 결정한 결과, 비록 주요 결과변수는 비열등성의 마진에 가까웠지만, HFNC의 효율성은 발관 후 미숙아의 호흡을 지지하는 데 CPAP의 효율성과 비슷했음을 보였다. 또한 HFNC는 폐질환 사망이나 미숙아의 다른 합병증을 증가시키지 않아 동등성을 검증한 연구이다. ■

5.11 대량단순 연구

Large Simple Study

　　대부분의 임상시험은 복잡하고, 비용이 많이 들기 때문에 주어진 연구질문에 대답하기에는 충분하게 크지 않은 표본수를 가지고 연구하게 된다. 이에 비해 대량단순 임상시험 (Large Simple Study)은 주로 치료전달에 중점을 두고, 전산화된 건강기록을 이용한다. 그러므로 의사나 환자의 부가적인 노력이 필요하지 않고, 상대적으로 큰 표본수를 가지고 실행될 수 있는 연구이다. 이런 연구는 의도된 모집단 인구와 일치하는 광범위한 피험자 적격기준, 간소한 데이터 수집, 사망 혹은 입원 등과 같이 객관적으로 측정된 결과변수나 환자추적으로 특징지어지게 된다. 대량단순 임상시험의 간단한 참가 요건과 연구계획은 환자방문과 현장모니터링을 최소화함으로써 폭넓은 환자나 의사의 참여를 허용하고, 환자의 중도탈퇴를 줄일 수 있다. 또한 대량단순 임상시험은 지역사회를 배경으로 하기 때문에 현실세계 배경에서 실제 의약품의 효율성과 안전성을 폭넓게 연구하기 위하여 사용되며, 주로 약물과 백신 안전성 연구에 선호되는 설계 방법이다. 또한 대량단순 임상시험은 제한된 포함/제외의 적격 조건을 가지는 2상과 3상 임상시험에서 추구할 수 없었던 많은 중요한 임상적 질문을 대답하는 데 적절하며, 일반적으로 연구 스폰서는 제약회사, 의료기기 회사, 국립보건연구소, 혹은 정부/학교기관과 같은 임상시험을 감독하는 기관이다. 대량단순 임상시험은 일반화할 수 있는 결과를 제공하기 때문에 전형적 무작위 임상시험이나 관측연구보다 장점을 가지는 반면, 연구집행에 있어 어려움이 있다(Reynolds, 2011; Yusef, 2004). 적은 임상시험과 복잡한 임상시험은 특정 상황을 위해서는 언제나 필요할 것이지만, 적절한 연구에 더 많은 대량단순 임상시험을 이용하는 것은 의사나 환자를 위하여 즉각적으로 유용한 결론을 생산하면서도 자원과 시간의 소비를 줄일 수 있다.

사례 **국제 경색증 생존 연구**(International Study of Infarct Survival, 1992)
총 914 병원에서 심근경색이 의심되는 41,299명의 연구 참여자를 대상으로 아스피린/헤파린 결합투약과 아스피린 단독투약을 무작위로 배정하여 총 심근경색 수, 심근경색 재발, 사망률 등을 비교한 연구이다. ■

사례 ZODIAC 임상시험(Strom, 2008)

스트롬(Strom)은 지프라시돈(Ziprasidone) 효능에 대해 대량단순 임상시험 연구를 실행했다 (Observational Study of Cardiac Outcomes, ZODIAC). 지프라시돈은 2000년 이래 정신분열증 치료에 사용되어 왔지만, 약간의 QTc-연장 효능이 심장질환 위험을 증가시키는지에 대해서는 알려져 있지 않았다. ZODIAC는 오픈 레벨(open-label) 무작위 시판 후 연구 ZODIAC 임상시험은 18개국의 총 18,239 피험자가 무작위로 두 치료(ziprasidone or olanzapine)에 배정되었고, 피험자 추적은 평소대로 행해졌다. 결과변수는 치료 1년 후의 비자살 사망률로 정의하였다. 의사관리와 관련한 설문지 조사를 통하여 환자의 인구적, 임상적, 정신의학적 기록, 현재 복용약에 관한 베이스라인 정보를 수집하였으며, 데이터는 환자 자기보고 혹은 등록된 의사에 의해 보고되었다. ∎

5.12 집단 순차적 연구
Group Sequential Study

대조 임상시험은 신치료가 표준치료나 위약보다 우월한 효율성을 가지는지(일방향) 혹은 두 치료집단이 서로 다른 효율성을 가지는지(양방향)를 평가하기 위하여 실행한다. 이러한 방법은 단순-단계(single-stage) 설계로서, 미리 계산된 표본수 전체의 결과변수를 수집한 후에 통계적 테스트를 실시하게 된다. 하지만 연구기간 동안 데이터가 축적되면서 임상시험의 조기 종결을 결정하거나 혹은 연구설계를 수정하기 위해 중도에 데이터를 검토하여 임상시험의 결과를 모니터링하는 것은 자연스런 일이다. 또한 연구기간 동안 임상시험 데이터가 축적될 때, 수집된 데이터만으로 연구의 주요 가설에 대한 결론을 내리기에 충분하다면 임상시험을 조기 종결할 수 있는 통계학적 방법 및 절차가 개발되었다. 특히 의학연구에서는 약물의 부작용, 삶의 질, 비용 혹은 대체치료의 유용성 등은 임상시험 초기에는 알 수 없다. 그러므로 중간모니터링은 중재치료가 표준치료에 비교하여 우월하거나 또는 열등하거나, 혹은 동등하다는 결과를 보여줄 때, 비효율적인 치료요법에 배정된 피험자에게 치료 중지를 결정하는 데 사용될 수 있기 때문에 중요하다.

임상시험 모니터링 중에서 데이터의 중간분석(Interim Analysis)은 윤리적, 행정적, 경제적 장점이 있다. 윤리적으로는 피험 대상이 인간인 임상시험에서 피험자가 불안전하고, 열등적이거나 비효율적인 치료요법에 노출되지 않는가를 확인하기 위하여 모니터링한다. 치료요법들을 집행하고 비교해서 치료효과 차이가 없을 것으로 나타날 부정적 임상시험에서는 가능한 한 빨리 연구를 종결지어, 다음 차례의 유망한 연구에 자원이 지원되게 하는 윤리적인 부분도 고려해야 된다. 윤리적 고려는 축적된 데이터의 안전성과 효율성의 연구 내적 비교에 관한 것뿐만 아니라, 새로운 정보 관점에서 임상시험 외적으로부터도 평가되어야 한다. 행정적 이유는 임상시험이 계획한 대로 집행되고 있다는 것을, 피험자는 정확한 대상인구에서 왔는지, 안전성 자격기준과 테스트 절차 혹은 치료가 연구 프로토콜에 따라 이행되는지를 확신하고자 하기 때문이다. 순차적 연구는 본래 경제적 혜택을 얻기 위해서 개발되는데 이는 긍정적 결과를 가진 임상시험에 대해서 조기 중단은 새로운 약물이나 치료를 더 빠른 시간에 다른 환자에게 이용될 수 있음을 의미한다. 만일 부정적 결과가 나타난다면 임상시험의 조기 중단은 자원이 낭비되지 않도록 한다. 그러므로 순차적 방법은 고정된 표본 절차에 비교할 때 표본수, 시간 그리고 비용을 절약하게 한다.

임상시험에서의 중간분석은 대규모 표본수의 임상시험에서 환자의 안전성을 보호하고, 연구비 절감에 중점을 두고, 가장 빠른 시간으로 환자가 신치료 요법을 받도록 하는 데 사용된다. 그러므로 이것은 임상시험의 공식적 종료에 앞서 치료집단들의 효율성 혹은 안전성을 비교하는 분석이라고 할 수 있다. 이런 집단 간의 비교 횟수, 방법, 그리고 결과는 임상시험의 해석에 영향을 주기 때문에, 모든 중간분석은 미리 주의 깊게 계획되어 연구계획서에 기술되어야 한다. 또한 임상시험 시작에서 정해지지 않았던 중간분석이 필요한 경우가 발생할 수도 있다. 이런 경우에는 치료효과 데이터를 접하기 이전에 중간분석을 묘사하는 연구 프로토콜 변경이 필요하다. 특히 주요 공중보건 중요성을 가지는 신의약품 임상시험의 경우에는 약제품에 대해서 효율성과 안전성 결과의 비교를 모니터링할 책임을 외부 독립 관리감독기관 혹은 데이터모니터링위원회에 맡겨야 한다.

순차적 설계는 완전 순차적 설계, 집단 순차적 설계, 유연 순차적 설계로 분류할 수 있다. 집단 순차적 설계에서 중간분석은 임상시험 초기에 결정된 특정 시간에 주기적으로 실행할 수 있다. 집단 순차적 설계는 임상시험 초기에 중간분석의 수와 시기를 결정해야 하며, 중간분석은 똑같은 간격으로 실행해야 하며 집단 순차 연구를 하기 위한 상세한 절차를 연구 프로토콜에 기술해야 한다. 일반적 기술 외에도 총 데이터 분석 횟수(중간단계 수+종결단계)와 각 중간 단계에서 귀무가설을 기각하기 위한 중지 규칙을 제공하며, 임상시험 동안 각 단계에서 기각값(critical values)과 표본수를 제공해야 한다. 각 중간 단계에서 그 시점까지 수집된 모든 데이터가 분석되고 최대우도(maximum likelihood test statistic) 검증 통계치와 연관된 표준편차가 계산된다. 이 검증 통계치는 순차 설계에서 나온 임계치와 비교되어 임상시험이 중지되든지 혹은 계속 진행되든지를 결정한다. 만일 임상시험이 연구기간 종결단계까지 계속된다면, 피험자 표본 모두를 포함한 데이터를 사용하여 귀무가설은 기각되든지 혹은 수락된다. 반면에 유연 순차적 설계는 중간분석 시간에서 유연성을 가지는 연구설계이다.

임상시험의 조기 종결 절차를 위해서는 두 가지 접근방식을 사용할 수 있다. 첫 번째는 엄밀하게 말하면 순차적 방법에서 기인한 것으로, 순차적 확률비 테스트와 삼점시험 테스트(triangular test)를 사용한다. 두 번째는 집단 순차적 설계에서 기인한 것으로, 피토 방법(Peto method), 포콕 방법(Pocock method), 오브리엔-플레밍 방법(O'Brien-Fleming method), 알파소비함수(Alpha spending function), 베타 소비함수(Beta spending function) 그리고 단일 매개변수 경계(one-parameter boundaries)를 포함한다. 집단 순차적 설계는 선정된 표본수를 가지고 각 환자집단에서 수집한 데이터의 중간분석에서 얻어진 결과의 평가에 기초를 두고 있다. 주기적인 분석 동안 1종 오류를 제어할 많은 통계적 기준이 있다. 각 중간분석에서 테스트 값이 계산되고 테스트의 임계값과 비교된다. 가장 보편적으로 이용되는 집단 순차적 테스트는 포콕 방법(Pocock method)과 오브리엔-플레밍 방법(O'brien-Flaming method)이 있다. 관련된 여러 순차적 연구와 테스트에 관해서는 12장에서 자세히 다룬다.

요약하면, 집단 순차적 임상시험은 다음과 같다.

- 중간분석은 특정한 치료가 다른 치료보다 우월하다는 증거를 가능한 한 빨리 발견하기 위하여 반복적 혹은 지속적으로 수행된다. 집단 순차적 방법은 중간분석 플랜을 상세히 명시하기 위하여 사용된다.
- 만일 확실하게 효율성의 증거가 없는 경우 혹은 용인될 수 없는 부작용이 있다면 윤리적, 경제적 이유로 치료집단 일부 혹은 전체 임상시험이 조기 중지될 수도 있다.
- 임상시험을 특정한 시간 간격으로 모니터되는 것을 허용한다.
- 열등한 치료에 노출될 피험자 수를 감소시킬 수 있다.
- 독립적 모니터링 위원회(DSMB)를 채용한다.

- 중간분석, 중지규칙 및 중지규칙의 통계적 절차는 미리 완전하게 연구 프로토콜에 서술되어 있어야 한다.

- 사망률 혹은 주요 비사망 결과변수를 가지는 장기적 임상시험에 적합하다.

- 만일 결과변수를 측정하는 데 시간이 너무 오래 걸린다면 실행 가능성이 낮다.

- 다른 임상시험 설계와 비교하여 복잡하고 주의 깊은 설계와 분석계획이 필요하다.

사례 HER2 유방암 임상시험(Geyer, 2006)

게이어(Geyer)는 HER2-양성 유방암 환자들의 치료요법으로 라파티닙(lapatinib)/카페시타빈(capecitabine) 결합투약과 카페시타빈 단독투약 사이 치료효능을 비교하기 위하여 집단순차 설계의 임상연구를 실행했다. 결과변수는 유방암 진행 시간 혹은 유방암으로 인한 사망이다. 카페시타빈 단독투약에 비교해서 라파티닙(lapatinib)＋카페시타빈(capecitabine) 결합투약의 우월성 혹은 무익을 평가하기 위하여 일방향 오브리엔-플레밍 경계가 유의값 2.5% 기준으로 사용되었다. 이 연구는 만약 중간분석에서 중지경계를 건너가지 않는다면 최종 분석까지 계속되는 것으로 설계되었다. 암 진행 시간의 중간분석은 결합투약군에서 우월성을 기초로 한 초기 보고에서 선정된 기준에 맞았다. 우월성에 대한 초기 보고 경계를 가로 질러서, HER2-양성 악성 유방암 환자 치료에 라파티닙/카페시타빈 결합투약이 카페시타빈 단독투약보다 암 진행을 방지하는 것에서 우월한 효과를 보였다. ■

1. Abdeljaber MH, Monto AS, Tilden RL, Schork, MA, Tarwotjo I. The impact of vitamin A supplementation on morbidity: a randomized community intervention trial. Am J Public Health, 1991, 81:1654-1656.

2. Adoption of International Conference on Harmonisation(ICH) of Technical Requirements for the Registration of Pharmaceuticals for Human Use Guidance: E10: Choice of Control Group and Related Issues in Clinical Trials. http://www.hc-sc.gc.ca/dhp-mps/alt_formats/pdf/prodpharma/applic-demande/guide-ld/ich/efficac/e10_step4-eng.pdf.(Accessed: July 4, 2014).

3. Ainsworth H, Shah S, Ahmed F, Amos A, et al. Muslim communities learning about second-hand smoke(MCLASS): study protocol for a pilot cluster randomised controlled trial. Trials, 2013, 13:295.

4. Apfel CC, Korttila K, Abdalla M, Kerger H, Turan A, Vedder I, Zernak C, Danner K, Jokela R, Pocock SJ, Trenkler S, Kredel M, Biedler A, Sessler DI, Roewer N; IMPACT Investigators. A factorial trial of six interventions for the prevention of postoperative nausea and vomiting. N Engl J Med, 2004, 350:2441-2451.

5. Aplenc R, Zhao H, Rebbeck TR, Propert KJ. Group Sequential Methods and Sample Size Savings in Biomarker-Disease Association Studies. Genetics, 2003, 163:1215-1219.

6. Assaf AR, Carleton RA. The Women's Health Initiative Clinical Trial and Observational Study: History and Overview. Rhode Island Medicine, 1994, 77:424-427.

7. Berger ML, Bingefors K, Hedblom EC, Pashos CL, Torrance GW. *Health Care, Cost, Quality, and Outcomes: ISPOR Book of Terms.* International Society for Pharmacoeconomics and Outcomes Research. 2003.

8. Blackwelder WC. Current issues in clinical equivalence trials. Journal of Dental Research, 2004, 83:113-115.

9. Blackwelder WC. Proving the null hypothesis. Controlled Clinical Trials, 1982, 3:345-353.

10. Bookman MA, Brady MF, McGuire WP, et al. Evaluation of new platinum-based treatment regimens in advanced-stage ovarian cancer: A phase III trial of the Gynecologic Cancer InterGroup. J Clin, 2009, 27:1419-1425.

11. Borgheini G. The bioequivalence and therapeutic efficacy of generic versus brand-name psychoactive drugs. 2003, 25:1578-1592.

12. Brittain E, Lin D. A comparison of intent-to-treat and per-protocol results in antibiotic non-inferiority trials. Statistics in Medicine, 2005, 24:1-10.

13. Brunoni AR, Valiengo L, Baccaro A, Zanão TA, de Oliveira JF, Goulart A, Boggio PS, Lotufo PA, Benseñor IM, Fregni F. The sertraline vs. electrical current therapy for treating depression clinical study: results from a factorial, randomized, controlled trial. JAMA Psychiatry, 2013, 70:383-391.

14. Carrillo G, Bravo A, Zufall C. Application of Factorial Designs To Study Factors Involved in the Determination of Aldehydes Present in Beer by On-Fiber Derivatization in Combination with Gas Chromatography and Mass Spectrometry. J. Agric. Food Chem, 2011, 59:4403-4411.

15. Charns MP, Foster MK, Alligood EC, Benzer JK, Burgess JF Jr, Li D, McIntosh NM, Burness A, Partin MR, Clauser SB. Multilevel interventions: measurement and measures. J Natl Cancer Inst Monogr, 2012, 44:67-77.

16. Cleary PD, Gross CP, Zaslavsky AM, Taplin SH. Multilevel interventions: study design and analysis issues. J Natl Cancer Inst Monogr, 2012, 12:49-55.

17. Chow SC, Liu JP. *Design and Analysis of Clinical Trials: Concepts and Methodologies.* 2nd Edition, Wiley-Blackwell, Hoboken, 2004.

18. Christensen E. Methodology of superiority vs. equivalence trials and non-inferiority trials. Journal of Hepatology, 2007, 46:947-954.

19. Collins LM, Dziak JJ, Li R. Design of Experiments with Multiple Independent Variables: A Resource Management Perspective on Complete and Reduced Factorial Designs. Psychol Methods, 2009, 14: 202-224.

20. COMMIT Research Group. Community Intervention Trial for Smoking Cessation (COMMIT): summary of design and intervention. J Natl Cancer Inst. 1991, 83:1620-1628.

21. Committee for Proprietary Medicinal Products(CPMP). Guideline on the Choice of the Non-Inferiority Margin. 2005. http://www.ema.europa.eu/docs/en_GB/document_library/ Scientific_guideline/2009/09/WC500003636.pdf. Accessed at June 30, 2014.

22. Costa LJ, Xavier ACG, del Giglio A. Negative results in cancer clinical trials - equivalence or poor accrual? Control Clin Trials, 2004, 25:525-533

23. Curran GM, Bauer M, Mittman B, Pyne JM, Stetler C. Effectiveness-implementation

hybrid designs: combining elements of clinical effectiveness and implementation research to enhance public health impact. Med Care, 2012, 50:217-226.

24. D'Agostino RB, Sr, Massaro JM, Sullivan LM. Non-inferiority trials: Design concepts and issues - the encounters of academic consultants in statistics. Stat Med, 2003, 22:169-186.

25. DeMets DL. Sequential Designs in Clinical Trials. Cardiac Electrophysiology Review, 1998, 2:57-60.

26. Dimick JB, Diener-West M, Lipsett PA. Negative results of randomized clinical trials published in the surgical literature: equivalency or error? Arch Surg, 2001, 136:796-800.

27. Djulbegovic B, Clarke M. Scientific and ethical issues in equivalence trials. Journal of the American Medical Association, 2001, 285:1206-1208.

28. Donner A, Klar N. Pitfalls of and Controversies in Cluster Randomization Trials. Am J Public Health, 2004, 94: 416-422.

29. Duffy SW, Rohan TE, Altman DG. A method for combining matched and unmatched binary data: Application to randomized, controlled trials of photocoagulation in the treatment of diabetic retinopathy. Am. J. Epidemiol, 1989, 130:371-378

30. Dunnett CW, Gent M. Significance testing to establish equivalence between treatments with special reference to data in the form of 2×2 tables. Biometrics. 1977, 33:593-602.

31. Durrleman S, Simon R. Planning and monitoring of equivalence studies. Biometrics, 1990, 46:329-336.

32. Ebbeling CB, Swain JF, Feldman HA, et al. Effects of Dietary Composition During Weight Loss Maintenance: A Controlled Feeding Study. JAMA, 2012, 307:2627-2634.

33. Edwards SJ, Braunholtz DA, Lilford RJ, Stevens AJ. Ethical issues in the design and conduct of cluster randomised controlled trials. BMJ, 1999, 318:1407-1409.

34. Eranti S, Mogg A, Pluck G, Landau S, Purvis R, Brown RG, et al. A Randomized, controlled trial with 6-month follow-up of repetitive transcranial magnetic stimulation and electroconvulsive therapy for severe depression. American Journal of Psychiatry, 2007, 164:73-81.

35. Estruch R, Ros E, Salas-Salvadó J, Covas MI, Corella D, Arós F, Gómez-Gracia E, Ruiz-Gutiérrez V, et al. PREDIMED Study Investigators. Primary prevention of cardiovascular disease with a Mediterranean diet. N Engl J Med, 2013, 368:1279-1290.

36. Family heart study group. British family heart study: its design and method, and prevalence of cardiovascular risk factors. Br J Gen Pract, 1994, 44: 62-67.

37. Fleming TR. Current issues in non-inferiority trials. Stat Med, 2008, 27:317-332.

38. French JA, Wang S, Warnock B, Temkin N. Historical control monotherapy design in the treatment of epilepsy. Epilepsia, 2010, 51:1936-1943.

39. Frueh BC, Monnier J, Yim E, Grubaugh AL, Hamner MB, Knapp RG. A randomized trial of telepsychiatry for post-traumatic stress disorder. Journal of Telemedicine and Telecare, 2007, 13:142-147.

40. Garattini S, Bertele V. Non-inferiority trials are unethical because they disregard patients' interests. Lancet, 2007, 370:1875-1877.

41. Garrett AD. Therapeutic equivalence: fallacies and falsification. Statistics in Medicine, 2003, 22:741-762.

42. Geyer C, Forster J, Lindquist D, Chan S, Romieu C, et al. Lapatinib plus Capecitabine for HER2-Positive Advanced Breast Cancer. N Engl J Med, 2006, 355:2733-2743.

43. Gottlieb RH, Voci SL, Syed L, et al. Randomized prospective study comparing routine versus selective use of sonography of the complete calf in patients with suspected deep venous thrombosis. AJR, 2003, 180:241-245

44. Green S, Liu PY, O'Sullivan J. Factorial design considerations. J Clin Oncol, 2002, 20:3424-3430.

45. Greene CJ, Morland LA, Durkalski VL, Frueh BC. Noninferiority and Equivalence Designs: Issues and Implications for Mental Health Research. J Trauma Stress, 2008, 21:433-439.

46. Greene WL, Concato J, Feinstein AR. Claims of equivalence in medical research: Are they supported by the evidence? Annals of Internal Medicine, 2000, 132:715-722.

47. Greim H, Gelbke HP, Reuter U, Thielmann HW, Edler L. Evaluation of historical control data in carcinogenicity studies. Hum Exp Toxicol, 2003, 22:541-549.

48. Hennekens CH, Eberlein K. A randomized trial of aspirin and beta-carotene among U.S. physicians. Prev Medicine, 1985, 14:165-168.

49. Hermens M, van Hout HPJ, Terluin B, J Adèr H, Penninx BWJH, van Marwijk HWJ, et al. Clinical effectiveness of usual care with or without antidepressant medication for primary care patients with minor or mild-major depression: A randomized equivalence trial. Biomed Central Medicine, 2007, 5:36.

50. Hwang IK, Morikawa T. Design issues in noninferiority/equivalence trials. Drug Information Journal, 1999, 33:1205-1218.

51. ISIS-3(Third International Study of Infarct Survival) Collaborative Group. ISIS-3: a randomised comparison of streptokinase vs tissue plasminogen activator vs anistreplase and of aspirin plus heparin vs aspirin alone among 41 299 cases of suspected acute myocardial infarction. Lancet, 1992, 339:753-770.

52. Jennison C, Turnbull BW. *Group sequential methods with applications to clinical trials.* Chapman and Hall/CRC, 2000.

53. Jones B, Jarvis P, Lewis JA, Ebbutt AF. Trials to assess equivalence: The importance of rigorous methods. British Medical Journal, 1996, 313:36-39.

54. Julious SA. Tutorial in biostatistics: Sample sizes for clinical trials with normal data. Statistics in Medicine, 2004, 23:1921-1986.

55. Kesselheim AS, Misono AS, Lee JL, Stedman MR, Brookhart MA, Choudhry NK, Shrank WH. Clinical equivalence of generic and brand-name drugs used in cardiovascular disease: a systematic review and meta-analysis. JAMA, 2008, 300:2514-2526.

56. Kolitsopoulos F, Strom B, Faich G, Eng S, Kane J, Reynolds R. Lessons learned in the conduct of a global, large simple trial of treatments indicated for schizophrenia. Contemporary Clinical Trials, 2013, 34:2239-2247.

57. Lange S, Freitag G. Choice of delta: requirements and reality-results of a systematic review. Biomed J, 2005, 47:12-27.

58. Le Henanff AL, Giraudeau B, Baron G, Ravaud P. Quality of reporting of noninferiority and equivalence randomized trials. Journal of the American Medical Association, 2006, 295:1147-1151.

59. Lewis JA, Jones DR, Rohmel J. Biostatistical methodology in clinical trials — A European guideline. Statistics in Medicine, 1995, 14:1655-1657.

60. Lim HJ, Hoffmann RG. Study Design. *Topics in Biostatistics*, Walter T. Ambrosius(Editor), Humana Press Inc. New Jersey, 2007. pp. 1-18.

61. Liu CL, Shau WY, Chang CH, Wu CS, Lai MS. Pneumonia risk and use of angiotensin-converting enzyme inhibitors and angiotensin II receptor blockers. 2013, 23:344-350.

62. Lovell K, Cox C, Haddock G, Jones C, Raines D, Garvey R, et al. Telephone administered cognitive behaviour therapy for treatment of obsessive compulsive disorder: Randomised controlled non-inferiority trial. British Medical Journal, 2006, 333:883.

63. Makuch RW, Simon RM. Sample size requirements for evaluating a conservative therapy. Cancer Treatment Reports, 1978, 62:1037-1040.

64. Manley BJ, Owen LS, Doyle LW, Anderson CC, et al. High-flow nasal cannulae in very preterm infants after extubation. N Engl J Med, 2013, 369:1425-1433.

65. McEntegart D. The pursuit of balance using stratified and dynamic randomization techniques: an overview. Drug Information Journal, 2003, 37:293-308,

66. Melo IR, Pimentel MF, Lopes, CE, Calazans GMT. Application of fractional factorial design to levan production by Zymomonas mobilis. Braz. J. Microbiol, 2007, 38: 45-51.

67. Menten J, Boelaert M. The ethics of non-inferiority trials. Lancet, 2008, 371:896.

68. Montgomery AA, Peters TJ, Little P. Design, analysis and presentation of factorial randomised controlled trials. BMC Med Res Methodol, 2003, 24:3:26.

69. Morland LA, Greene CJ, Frueh B, Rosen C, Mauldin P, Chard K, et al. Telemental Health and Cognitive Processing Therapy for Rural Combat Veterans with PTSD. PT074516 -20063 funded by Congressionally Directed Medical Research Programs(CDMRP), 2008.

70. Murray DM, Varnell SP, Blitstein JL. Design and analysis of group-randomized trials: a review of recent methodological developments. Am J Public Health, 2004, 94:423-432.

71. Nair V, Strecher V, Zhang A. Screening Experiments and the Use of Fractional Factorial Designs in Behavioral Intervention Research. Am J Public Health, 2008, 98:1354-1359.

72. Ng T. Conventional null hypothesis testing in active control equivalence studies. Controlled Clinical Trials, 1995, 16:356-358.

73. O'Brien PC. "Data and Safety Monitoring," In: P. Armitage and T. Colton, Eds., Encyclopedia of Biostatistics, 2005, 2:1362-1371.

74. O'Reilly R, Bishop J, Maddox J, Hutchinson L, Fisman M, Takhar J. Is telepsychiatry equivalent to face-to-face psychiatry? Results from a randomized controlled equivalence trial. Psychiatric Services, 2007, 58:836-843.

75. Peace KE, Chen DG. *Clinical Trial Methodology.* Chapman & Hall/CRC, 2010.

76. Piaggio G, Elbourne DR, Altman DG, Pocock SJ, Evans SJ. Reporting of noninferiority and equivalence randomized trials: An extension of the CONSORT statement. Journal of the American Medical Association, 2006, 295:1152-1160.

77. Resick PA, Schnicke MK. Cognitive processing therapy for sexual assault victims. Journal of Consulting and Clinical Psychology, 1992, 60:748-756.

78. Reynolds RF, Lem JA, Gatto NM, Eng SM. Is the large simple trial design used for comparative, post-approval safety research? A review of a clinical trials registry and the published literature. Drug Saf, 2011, 34:799-820.

79. Riemersma-van der Lek RF, Swaab DF, Twisk J, Hol EM, Hoogendijk WJ, Van Someren EJ. Effect of bright light and melatonin on cognitive and noncognitive function in elderly residents of group care facilities: a randomized controlled trial. JAMA, 2008, 299:2642–2655.

80. Roehr B. The appeal of large simple trials. BMJ, 2013, 346.

81. Ruskin PE, Silver-Aylaian M, Kling MA, Reed SA, Bradham DD, Hebel JR, et al. Treatment outcomes in depression: Comparison of remote treatment through telepsychiatry to in-person treatment. American Journal of Psychiatry, 2004, 161:1471–1476.

82. Sacks H, Chalmers TC, Smith H. Randomized versus historical controls for clinical trials. Am J Med, 1982, 72:233–240.

83. Sakane N, Kotani K, Takahashi K, Sano Y,et al. Japan Diabetes Outcome Intervention Trial-1(J-DOIT1), a nationwide cluster randomized trial of type 2 diabetes prevention by telephone-delivered lifestyle support for high-risk subjects detected at health checkups: rationale, design, and recruitment. BMC Public Health, 2013, 13:81.

84. Schnurr P, Friedman M, Foy D, Shea M, Hsieh F, Lavori P, et al. Randomized trial of trauma-focused group therapy for posttraumatic stress disorder. Archives of General Psychiatry, 2003, 60:481–489.

85. Schutt RK. *Investigating the Social World – The Process and Practice of Research*. SAGE Publications. 2006.

86. Sébille V, Bellissant E. Sequential methods and group sequential designs for comparative clinical trials. 2003, 17:505–516.

87. Senn S, Richardson WN, Shaw M. The use of inhaled formoterol in asthma. Respir Med, 1991, 85:169–170.

88. Strom BL, Faich GA, Reynolds RF, Eng SM, D'Agostino RB, Ruskin JN, et al. The Ziprasidone Observational Study of Cardiac Outcomes(ZODIAC): design and baseline subject characteristics. J Clin Psychiatry, 2008, 69:114–121.

89. Temple R, Ellenberg SS. Placebo-controlled trials and active control trials in the evaluation of new treatments. Part 1: Ethical and scientific issues. Annals of Internal Medicine, 2000, 133:455–463.

90. The COMMIT Research Group. Community Intervention Trial for Smoking Cessation(COMMIT): I. Cohort results from a four-year community intervention. Am J Public Health, 1995, 85:183–192.

91. The COMMIT Research Group. Community Intervention Trial for Smoking Cessation(COMMIT): II. Changes in adult cigarette smoking prevalence. Am J Public Health, 1995, 85:193-200.

92. USA FDA Center for Drug Evaluation and Research(CDER), Center for Biologics Evaluation and Research(CBER). Guidance for Industry, Non-Inferiority Clinical Trials. 2010. http://www.fda.gov/downloads/Drugs/Guidances/UCM202140.pdf. Accessed at June 30.

93. Urquhart B, Freeman D, Cutler M, Mainra R, et al. Mesna for Treatment of Hyperhomocysteinemia in Hemodialysis Patients: A Placebo-Controlled, Double-Blind, Randomized Trial. CJASN, 2008, 3:1041-1047.

94. Wang WW, Mehrotra DV, Chan IS, Heyse JF. Statistical considerations for noninferiority/ equivalence trials in vaccine development. J Biopharm Stat. 2006, 16:429-441.

95. Weathers FW, Keane TM, Davidson JRT. Clinician-Administered PTSD Scale: A review of the first ten years of research. Depression and Anxiety, 2001, 13:132-156.

96. Wiens BL. Choosing an equivalence limit for noninferiority and equivalence studies. Controlled Clinical Trials, 2002, 23:2-14

97. Yusuf S, Mehta SR, Diaz R, Paolasso E, Pais P, Xavier D, et al. Challenges in the conduct of large simple trials of important generic questions in resource-poor settings: the CREATE and ECLA trial program evaluating GIK(glucose, insulin and potassium) and low-molecular-weight heparin in acute myocardial infarction. Am Heart J, 2004, 148:1068-1078.

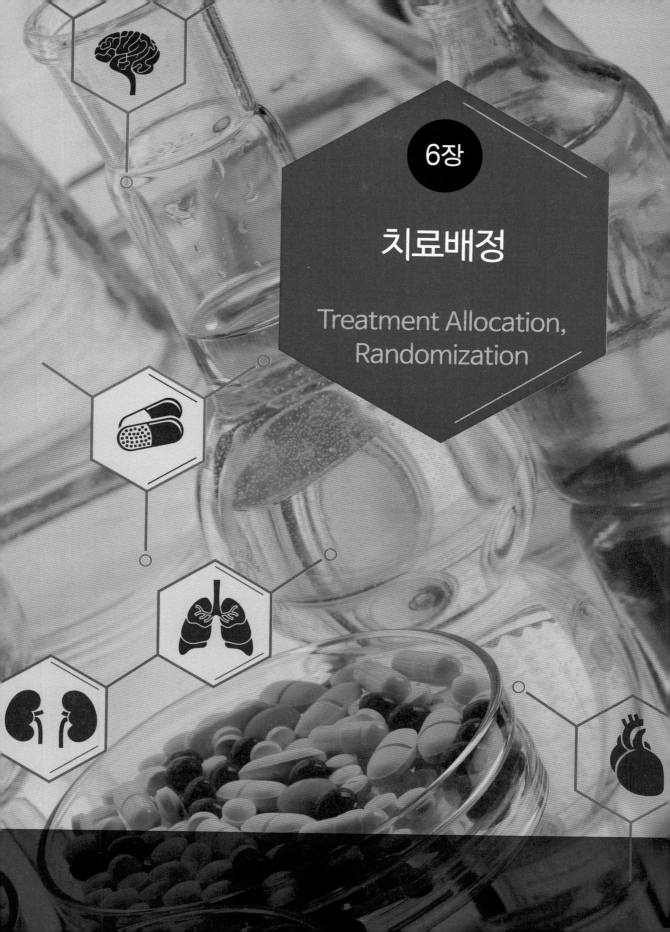

6장

치료배정

Treatment Allocation, Randomization

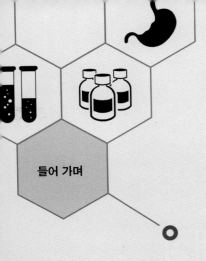

임상시험에서 무작위화는 선택편향을 감소시키고 예후요인에 대한 치료집단 간의 균형을 만들며 통계적 테스트의 타당성을 보장한다. 제6장에서는 무작위화의 개념과 중요성을 설명하고 피험자의 치료집단 배정에 사용되는 다양한 무작위 절차와 방법을 소개한다. 대표적으로 단순무작위, 블록무작위, 층화무작위와 다이나믹 무작위 등 여러 방법과 각각의 장단점을 자세히 살펴보겠다.

치료효능 비교 임상시험에서 연구결과의 정확성과 타당성을 보장하는 결정적인 요소는 피험자를 치료집단군에 무작위로 배정하는 것이다. 무작위 배정은 연령, 성별, 과거의 질병 이력 등과 같은 외부 변수의 영향을 제거하고, 치료배정과 연관된 편향을 최소화하여 데이터 분석, 결과와 해석을 강화시킨다. 이런 이유로 무작위 임상시험은 많은 연구자들에 의해서 최상의 치료배정 방법으로 여겨지고 있다(Concato, 2000). 따라서 무작위 메커니즘의 사용은 임상시험의 핵심이며, 임상시험 데이터에 적용되는 통계학 이론과 분석의 기초이기도 하다(Greenland, 1990). 하지만 모든 임상시험이 피험자를 배정하기 위해 엄격한 무작위 절차를 사용하는 것은 아니다.

임상시험에서 이제는 더 이상 무작위를 사용할 것인지 아닌지에 초점을 두지 않는다. 오히려 어떻게 무작위화하고 어떤 종류의 무작위화 체계가 해당 연구에 더 적합한가에 초점을 두고 무작위의 수행력을 검토한다.

표본수가 상대적으로 적은 임상시험에서는 동전 던지기와 같은 단순 무작위 방법은 치료집단들 사이에 불균형한 표본수와 불균형한 베이스라인 특성을 산출할 수 있는 잠재적인 문제가 있다(Altman, 1999). 특히 불균형한 베이스라인 특성은 치료집단 간의 비교에 영향을 끼칠 수 있고, 교란요인을 끌어들일 수 있다. 이런 불균형을 제어하기 위하여 피험자의 무작위 집단배정에 사용할 수 있는 다양한 절차와 방법이 있으며 그 중에 단순 무작위, 블록 무작위, 층화 무작위, 적응 무작위 등이 대표적이다. 이런 배정 방법은 각각 장단점을 가지고 있으므로, 해당 연구에 적절한 방법을 선택하여 타당한 연구결과를 산출하도록 주의를 기울여야 한다.

이 장에서는 무작위의 개념과 중요성을 소개하고, 적합한 임상시험의 설계와 이행을 도울 수 있도록 다양한 무작위화 방법을 소개한다.

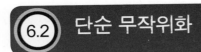

단순 무작위화(Simple Randomization)는 일련의 수열을 기초로 피험자를 치료집단군에 완전하게 무작위로 배정한다(Altman, 1999). 이것은 두 집단(A, B)의 치료효과를 비교하는 임상시험에서 컴퓨터로 생성한 무작위표(난수표)에 따라 짝수에게 A 집단을 배정하고 홀수에게 B 집단을 배정하는 것이다. 또는 동전의 앞면은 A, 동전의 뒷면은 B로 배정하든지, 혹은 주사위 윗면에 숫자 1, 2, 3이 나오면 A로, 4, 5, 6이 나오면 B로 배정하는 것도 같은 원리이다. 이런 단순 무작위는 두 집단 이상에도 응용될 수 있고 또한 각 집단에게 동일한 확률로 배정하지 않을 수도 있다. 예를 들면 임상설계 팀은 이미 치료효과가 잘 알려진 기존치료보다 중재치료에서 더 많은 정보를 얻어야 한다고 주장할 수 있다. 그런 상황에서는 중재치료에게 표본수가 많이 배당되도록 무작위 비율을 3:2 혹은 2:1로 결정할 수도 있다. 비율 3:2는 주사위 던짐에서 1, 2, 3은 중재치료에, 4, 5는 기존치료에, 그리고 6은 무시하면서 실행될 수 있다. 이때 각 피험자는 이전 피험자들의 치료배정과는 상관없이 배정되므로, 피험자들 간에 치료배정은 통계학적으로 독립적이다. 단순 무작위 방법은 표본수가 큰 임상시험에서는 집단 간 비슷한 피험자 수를 가질 수 있지만, 상대적으로 적은 표본수의 임상시험에서는 집단 간 피험자의 수가 심각하게 불균형을 가질 수 있다.

◐○○ 예제

4명의 피험자들을 배정확률이 0.5인 두 집단(A, B)에 1:1 단순 무작위 방법으로 배정한다고 가정하자(즉, P(A) = 0.5 = p). 아래 [표 6.1]의 리스트는 4명의 피험자가 A와 B로 분포될 수 있는 가능한 방법의 리스트이다.

[표 6.1] 4명의 피험자를 A와 B로의 단순 무작위 배정한 리스트

		피험자			
		1	2	3	4
배정 번호	1	A	A	A	A
	2	A	A	A	B
	3	A	A	B	A
	4	A	B	A	A
	5	B	A	A	A
	6	A	A	B	B
	7	A	B	B	A
	8	B	B	A	A
	9	A	B	A	B
	10	B	A	B	A
	11	B	A	A	B
	12	A	B	B	B
	13	B	A	B	B
	14	B	B	A	B
	15	B	B	B	A
	16	B	B	B	B

수학적으로 모든 가능한 배정 방법의 가짓수 r은 다음과 같다.

$$r = 치료 수^{(피험자 수)}$$

만일 5명의 피험자를 3집단으로 배정할 경우에 $r = 3^5 = 243$, 즉 243가지의 가능한 방법이 존재한다.

위의 예제 경우에 모든 가능한 배정 방법은 $r = 2^4 = 16$가지이다. 여기에서 A와 B가 1:1 배정으로 $P(A) = 0.5$이며, 총 16가지 무작위 리스트에서 각각은 동일 확률 1/16을 가진다. 만일 A와 B에 2:1 비율로 배정된다면, $p(A) = 2/3$이다. 이 경우 위의 리스트에서 다른 배정 번호는 서로 다른 확률을 가지게 된다. 예를 들면 배정번호 #12 '$ABBB$'

의 확률은 2/3*1/3*1/3*1/3 = 2/81을 가지게 되고, 반면에 배정번호 #9 '*ABAB*'는 확률 2/3*1/3*2/3*1/3 = 4/81을 가지게 된다. ■

● **단순 무작위 배정의 장점**

- 집행/실행하기 쉽다.
- 데이터 분석에서 특별히 복잡한 것은 없다.
- 치료배정의 독립은 예측 불가능을 제공하기 때문에 단순 무작위는 피험자 배정의 예측 불가능성 측면에서 최상이다.

● **단순 무작위 배정의 단점**

- 임상시험 종료 시 집단 간 표본수가 불균형할 수 있어 검정력이 감소하고, 신뢰성을 상실할 수 있다.
- 임상시험 동안 어느 시점에서든 집단의 표본수가 불균형할 수 있다. 만일 임상시험이 초기에 중지할 가능성이 있다면, 이러한 표본수의 불균형은 중요한 베이스라인 요인들의 불균형으로 이어질 수 있으므로 바람직하지 못하다.
- 알려진 예후 변수의 집단 간 균형을 보장하지 않는다.

[사례] **식도역류치료 임상시험**(Csendes, 2002)

센드스(Csendes)는 만성식도역류 치료인 위저추벽성형술(fundoplication)과 분문보정 (calibration of the cardia) 효과를 비교하기 위한 임상시험에서 피험자 164명을 1:1의 비율로 단순 무작위 배정 방법을 사용하였다. 그 결과 76명은 위저추벽성형술에, 88명은 분문보정에 배정되었다. 단순 무작위 배정으로부터 얻은 이 배정비율은 1: 1.158로 처음 의도했던 1:1과는 사뭇 불균형하게 되었다. ■

● **이행 방법**

컴퓨터로 생성된 무작위표를 이용하는 방법으로 피험자를 *A* 혹은 *B*로 1대1 비율 무작위 배정을 하기 위해 아래의 컴퓨터 프로그램을 이용한다. 컴퓨터 프로그램으로 0과 1 사이의 균등분포(uniform distribution)의 무작위 번호를 생성해서, 만약에 그 값이 0.5보다 작으면 *A*로 배정하고, 그렇지 않다면 *B*로 배정한다.

[SAS 프로그램]

아래의 SAS 컴퓨터 프로그램은 30명의 피험자를 $p = 0.5$로 하여 단순 무작위 임상시험 설계를 위한 피험자 배정 리스트를 제공한다.

```
data one;
    seed = 4576891;          /* seed 는 임의적이지만, 고정되어야 함*/
    p1 = 1/2;
    p2 = 1-p1;

    do i = 1 to 30;
       group = rantbl(seed1, p1, p2);
       output;
    end;
run;

proc print noobs;
    var i group;
run;

proc freq data=one;
    table group;
run;
```

SAS output:

i	Group
1	2
2	1
3	1
4	1
5	2
6	2
7	1
8	1
9	2
10	2
11	2
12	1
13	2
14	1

15	2
16	1
17	1
18	2
19	1
20	1
21	2
22	1
23	1
24	1
25	2
26	1
27	2
28	2
29	1
30	1

The FREQ Procedure

group	Frequency	Percent	Cumulative Frequency	Cumulative Percent
1	17	56.67	17	56.67
2	13	43.33	30	100.00

이 단순 무작위 배정의 결과 집단 1에는 17명이 배정되고 집단 2에는 13명이 배정되어 집단 간의 표본수가 균형을 이루지 못했다.

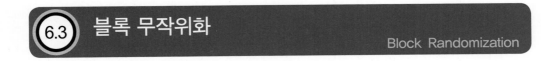

6.3 블록 무작위화
Block Randomization

블록 무작위화(Block Randomization)는 집단 간에 동일한 표본수를 보장하기 위하여 피험자를 무작위 배정하는 설계이며, '교체블록(permuted block)' 설계라고도 한다. 이때 '블록(block)'은 미리 명시된 수로서 각 집단의 피험자 수를 항상 비슷하게 유지하는 집단배정으로 집단 간 표본수의 균형을 잡아준다. 무작위 방법은 각 블록에 치료의 무작위(혹은 순열) 순서를 사용하며, 원하는 비율로 각 블록 내에서 치료를 배정함으로써 블록 간에 독립적으로 행해진다. 블록 사이즈는 고정되거나 혹은 치료배정 과정 중에 변경할 수 있다. 치료 집단의 수와 원하는 집단 간의 배정비율에 따라 적절한 블록 사이즈가 필요하며, 블록 사이즈는 집단 수의 배수여야 한다(Altman, 1999). 예를 들면 두 집단 임상시험인 경우에 블록 사이즈는 4, 6 혹은 8이어야 한다. 블록 사이즈가 결정된 후에 블록 내에서 모든 가능한 배정의 균형된 혼합이 계산되고, 각 블록들이 무작위로 피험자를 배정한다. 두 치료집단(A, B)인 경우 특정 블록에서 가능한 총 배정 방법은 다음과 같다.

$$R = \begin{pmatrix} \text{블록 사이즈} \\ \text{치료 A 피험자 수} \end{pmatrix}$$

이때 각각의 블록에서 배정 결과는 동일한 확률을 가지며, 이와 같은 무작위화는 이후의 블록에 독립적으로 반복해서 시행된다.

◐◐◐ 예제

4 피험자들을 두 집단(A 혹은 B)에 동일한 비율로, 그리고 각 블록은 사이즈=4를 가정하여 블록 무작위 방법으로 배정해 보자.

이 예제에서 가능한 총 배정 방법, $R = \begin{pmatrix} 4 \\ 2 \end{pmatrix} = 6$이며, [표 6.2]에서 보이는 바와 같이 열거될 수 있다

[표 6.2] 4명의 피험자를 A와 B로의 블록 무작위의 배정 가능한 리스트

		피험자			
		1	2	3	4
블록 배정 번호	1	A	A	B	B
	2	A	B	B	A
	3	B	B	A	A
	4	A	B	B	A
	5	B	A	A	B
	6	B	A	B	A

○ 블록 무작위 배정의 장점

- 연구기간 동안 내내 집단의 표본수의 균형을 제공한다.
- 단순 무작위화보다는 간단하지 못하지만, 그리 복잡하지도 않다.
- 특히 피험자의 특성이 시간에 따라 변할 때 치료집단 간의 비교 가능성을 증가시킨다. 예를 들면 HIV 임상시험에서 적격 자격으로 카노프키 스코어(Karnofsky score)를 80에서 70으로 변경할 경우와 같이 환자 모집 전략을 변경할 경우에 적절하다.

○ 블록 무작위 배정의 단점

- 치료배정이 단순 무작위화보다 더 예측 가능하다.
- 분석이 단순 무작위화보다 복잡하다. 특히 무작위화 과정을 데이터 분석에 참작한다면 분석이 복잡해진다.
- 피험자 수가 적은 임상시험에서는 중요한 예후요인의 균형을 보장할 수 없다.

사례 타목시펜 치료제 임상시험(Tai, 2002)

타이(Tai)는 간세포암 치료를 위해 이중눈가림 블록 무작위 대조 임상시험 연구를 실행했다. 치료약 타목시펜(tamoxifen)의 3가지 투약용량 치료집단($0, 75$ and $150\,mg/m^2$)으로 2:1:2의 배당비율과 블록 사이즈 5를 이용하여 피험자를 블록 무작위로 배정하였다. ■

○ 이행 방법

컴퓨터로 생성된 무작위 수(난수표)를 이용하는 여러 방법이 있다.

방법 1: 생성된 무작위 수 각각에 라벨 번호를 붙인다. 번호 1에서 6까지를 무작위 선택함으로써, 혹은 적합한 결절점(cutpoint)과 함께 균일확률변수(uniform random variable)로 블록을 선택한다. 다음과 같이 적절한 결절점을 정한다.

$$\#1 = [0, 1/6);$$
$$\#2 = [1/6, 2/6);$$
$$\#3 = [2/6, 3/6);$$
$$\#4 = [3/6, 4/6);$$

#5 = [4/6, 5/6);

#6 = [5/6, 1).

배당 번호	1	A	A	B	B
	2	A	B	A	B
	3	B	B	A	A
	4	A	B	B	A
	5	B	A	A	B
	6	B	A	B	A

만일 총 20명의 표본수를 가진 두 집단비교 임상시험에서 블록번호가 4, 3, 1, 1, 6으로 생성되었다고 가정하자. 그렇다면 20명의 무작위 치료배정은 다음과 같다.

ABBA|BBAA|AABB|AA BB|BABA

방법 2: 한 블록에서 치료의 고정된 순차에 상응하는 균일확률변수를 생성한다. 블록 내에서 치료를 순서 짓기 위해 확률변수를 이용해 가장 작은 수에서 가장 큰 수로 정렬하고 이에 따른 치료순서를 정하는 방법이다. 예를 들어 고정된 순차를 'AABB'로 정했다고 하자. 그리고 생성된 수가 아래의 표와 같이 0.33, 0.61, 0.52, 0.07이었다 하자.

	확률변수
A	0.33
A	0.61
B	0.52
B	0.07

이 확률변수값을 순서대로 정렬하면 0.07 < 0.33 < 0.52 < 0.61이며, 이에 따라 치료 순서는 'BABA'로 정해지는 것이다. 그 다음 블록을 위해 생성된 수가 0.05, 0.97, 0.45, 0.78이

고, 이것을 순서대로 정렬하면 0.05 < 0.45 < 0.78 < 0.97이 된다. 이에 정렬에 상응하는 치료배정은 'ABBA'가 된다. 이 두 블록의 치료배정은 BABA|ABAB가 된다. 여기에서 고정된 순차는 위의 표가 AABB를 사용하고 있음을 명심해야 한다. 예를 들면 만일 고정된 순차를 'ABAB'라고 하다면 이 예는 전혀 다른 치료배정이 생성된다(BAAB|AABB). 방법을 전블록에 반복적이고 독립적으로 응용하여 전체 표본수 치료배정 리스트를 작성할 수 있다.

⦿⦿⦿ 예제

15명의 HIV 감염환자를 스테로이드(S)와 위약(N) 치료를 위해 2:1의 비율로 무작위 배정하려 한다. 두 치료집단이 블록 사이즈 3으로 한다면 어떻게 무작위화해야 할까?

SAS 컴퓨터 프로그램 방법 1과 방법 2를 이용하여, 블록 무작위 설계의 피험자 배정 리스트를 생성할 수 있다.

[SAS 프로그램]

이 SAS 프로그램은 블록 무작위 설계 리스트를 제공한다. 이 예제에서는 30명의 피험자를 신치료와 기존치료의 비율을 2:1로 하며 총 10 블록이 필요하다.

METHOD 1:

각 블록은 신치료(N) 2명과 기존치료(S) 1명으로 블록 사이즈는 3이며 치료배정 코드는 다음과 같다.

```
1 = S N N
2 = N S N
3 = N N S
```

```
Data one;
    seed1 = 77593204;    /* seed는 임의적이지만, 고정되어야 함*/
    p1 = 1/3;
    p2 = 1/3;
    p3 = 1-p1-p2;

    do i = 1 to 10;
      z = rantbl(seed1, of p1-p3);
      output;
```

```
        end;

proc print noobs;
        var i z;
run;
```

SAS Output:

i	z
1	2
2	2
3	3
4	1
5	3
6	1
7	3
8	1
9	1
10	1

이 결과는 다음과 같은 전체 치료배정 리스트를 생성한다.

블록번호	블록 배정	치료배정
1	2	NSN
2	2	NSN
3	3	NNS
4	1	SNN
5	3	NNS
6	1	SNN
7	3	NNS
8	1	SNN
9	1	SNN
10	1	SNN

그러므로 이 예제에서 전체 치료배정 리스트는 다음과 같이 생성된다.

N S N I N S N I N N S I … I S N N I S N N

METHOD 2:

```
data one;
      do subjects = 1 to 3;
      draw = ranuni(34291);
      output;
      end;

proc sort data = one;
      by draw;
run;

data two;
      set one;
      if _n_ <= 2 then treat= 'N';
      else treat= 'S';
run;

proc sort data = two;
      by subjects;
run;

proc print noobs data=two;
run;
```

SAS Output:

subjects	draw	treat
1	0.55148	S
2	0.31215	N
3	0.37528	N

　　이 컴퓨터 결과는 첫 번째 블록의 치료배정은 'SNN'이다. 나머지 각각의 블록은 위의 SAS 프로그램에서 'ranuni'의 seed 넘버를 바꾸어 반복해서 생성한다. ■

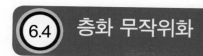

6.4 층화 무작위화

Stratified Randomization

　　임상시험에서 집단 간 중요한 베이스라인 특성(baseline characteristics)의 불균형은 데이터 분석에서 편향을 초래하고, 연구의 검정력을 감소시킨다. 블록 무작위화는 임상시험 과정과 종료 시에 집단 간의 표본수의 균형은 보장하지만, 베이스라인 특성과 예후요인의 불균형이 일어날 수 있다. 중요한 예후변수의 불균형은 치료효과의 추론에서 엄밀성을 감소시키는데, 특히 작은 표본수의 임상시험에서는 그 영향이 더욱 심각하다. 층화에 블록 무작위를 실행하는 층화 무작위화(Stratified Randomization)는 이런 불균형을 제거하는 방법이다. 층화 무작위 방법은 피험자의 베이스라인 특정 공변수에서 균형을 이루기 위하여 피험자를 베이스라인 공변수의 개별 블록에 배정함으로써 임상시험의 결론을 위험에 빠뜨릴 수 있는 공변수의 영향을 제어할 수 있다. 예를 들면 수술 후에 다른 재활 테크닉에 대한 임상시험은 여러 공변수를 가지게 된다. 환자의 연령은 회복 비율에 영향을 준다는 것은 잘 알려져 있으므로 연령은 중첩변수(confounder)일 수도 있고, 임상시험의 결과변수에 영향을 줄 수도 있다. 층화 무작위 설계는 중재치료집단과 대조집단 사이에 연령 혹은 임상적 공변수에서 균형을 잡을 수 있게 하여 임상시험 데이터 분석에 효율성과 검정력을 증가시킨다. 일반적으로, 어떤 예후요인이 결과변수에 잠재적 영향을 끼칠지는 임상시험 연구자에 의해서 정해지며, 정해진 예후요인은 무작위 배정 이전에 측정되어야 한다. 층화 무작위화는 모든 피험자가 치료집단 배정 전에 베이스라인 특성이 확인될 때만이 가능하다는 제한이 있다. 모든 피험자의 베이스라인 특성을 배정 이전에 알 수 없을 경우, 층화 무작위 설계 연구를 사용하기가 어렵다. 블록 무작위는 피험자의 임상시험 등록순서 번호가 층화 변수로 간주할 경우에는 그것은 곧 층화 무작위이기 때문에 블록 무작위는 층화 무작위의 특별한 종류라 할 수 있다. 또한 블록이 없는 층화 무작위는 단순 무작위화로도 이룰 수 있기 때문에 균형 면에서 나은 점이 없다. 두 집단비교 임상시험에서 단순 무작위화, 블록 무작위화, 층화 무작위화의 피험자 배정 리스트는 아래 예제로 설명하기로 하자.

◯◯◯ **예제**

두 치료집단 A와 B에 1:1 무작위 배정을 한다고 가정하자. 치료집단에 배정된 피험자의 번호가 제공되고, 순열에서의 번호는 임상연구에 참여하는 피험자의 수에 상응한다.

- 단순 무작위화

    AAABBABABBBABAAABAA

    → A=11, B=7

- 블록 무작위화: 블록 사이즈=6으로 하면

    ABAABB | BAABAB | BBAABA

    → A= 9, B=9

- 층화 무작위화: 연령(<50, >=50) 층화와 블록 사이즈=4로 하면,

    연령＜50   BAAB | BABA | ABAB

    연령≥50   ABAB | BAAB | BBAA

    →

	A	B
연령＜50	6	6
연령≥50	6	6
합계	12	12

사례 **HIV 예방치료제 임상시험(Bwakura-Dangarembizi, 2014)**

Bwakura-Dangarembizi는 장기간 항레트로바이러스 치료(antiretroviral therapy)을 투약한 아프리카의 HIV 감염자 947명의 아동과 청소년이 트라이목사졸 예방약(co-trimoxazole) 투약을 중지할지 혹은 계속 투약할지를 결정하기 위하여 임상시험을 실시했다. 이것은 층화 무작위 임상시험으로, 층화의 기본단위는 임상시험 센터였다. ■

층화 무작위 연구 설계를 할 때 반드시 고려할 문제는 다음과 같다.

    (i)   층화 변수가 얼마나 잘 측정될 것인가?
    (ii)   층화변수가 결과(변수)에 관련된 것인가?
    (iii) 몇 개의 층화가 있을 것인가?

이런 문제와 더불어 층화 무작위화에 있어서의 제기될 수 있는 몇몇 주요 이슈를 고찰해 보자.

1) 층화 사이즈를 고정해야 하나?

층화 사이즈의 고정 여부에 대해서는 찬반이 있다. 찬성하는 입장에서는 층화 사이즈를 고정하면 각 집단의 적합한 대표성을 보장할 수 있어, 보다 정확한 하위집단(subgroup) 측정을 보장해 준다고 주장한다. 이것은 층화 내에서 피험자의 가변성을 가능한 한 적게 하고, 층화 간의 가변성을 가능한 한 크게 한다(Chow, 2004). 또한 층화 내에서 치료집단의 분포의 불균형을 피함으로써 효율성과 신뢰성이 증가되고, 1종 오류, 2종 오류로부터 보호할 수 있다. 그리고 층화변수가 미리 확실하게 선택되기 때문에 데이터 분석에서 공변수 선택에 대한 신뢰성을 제공하며, 교란성을 피하게 된다. 층화 사이즈의 고정에 반대하는 입장에서는 적은 표본수 임상시험일 때 층화를 지나치게 대변할 수 있다고 주장한다. 대체적으로 각 층화에 선정된 피험자 수를 채우기 위해 긴 피험자 모집기간이 필요하며, 비용이 더 많이 들고, 무작위화 오류를 개입시킬 여지가 크다. 또한 무한한 층화수를 허용하지 않는다면, 어떤 층화는 피험자를 기다리는 반면 다른 층화에서는 자격이 되는 연구대상자를 되돌려 보내야 하는 상황이 전개된다. 층화로 얻어지는 검정력이나 효율성과 같은 혜택이 적을 수도 있는데, 이것은 특히 $\frac{\text{피험자의 수}}{\text{치료집단의 수}} > 50$일 경우이다. 적은 표본수 임상시험의 경우에는 블록의 수가 환자의 수에 빠르게 접근하기 때문에 1개 이상의 공변수를 층화하는 것은 실행에 어려움이 많다.

2) 층화 비율이 기대했던 것과 다르다면 어떠한가?

층화 비율이 기대했던 것과 다를 경우에, 해결책은 더 긴 피험자 모집기간을 연장함으로써 성취할 수 있다. 하지만 임상시험에서 모든 층화에 정확한 균형은 실현되기 어렵고, 피험자 탈퇴 시에 그 탈퇴 피험자를 대체하는 노력을 하더라도 균형이 깨질 수도 있다는 것을 주시해야 한다.

3) 몇 개의 층화가 필요한가?

공변수의 영향을 제어하고, 중요한 예후요인의 베이스라인 변수의 균형을 보장하기 위한 무작위 설계에서 층화하는 것은 무해하고 중요하다(Kernan, 1999). 층화 무작위 설계에서 허용할 층화의 수는 임상시험에서의 총 피험자 수, 각 층화에 있을 피험자 수, 예후요인의 예측 가능성, 치료배정 체계 형태 등의 여러 조건에 달려 있다. 표본수는 $\frac{\text{표본수}}{\text{블록 사이즈}}$의 값보다 작아야 한다. 만일 120명의 표본수에 블록 사이즈=4인 경우에, 30개 층화보다 적은 층화를 고려해야 함에도 불구하고, 60개의 층화로 설계된 임상시험도 있다(Hallstrom, 1988). 표본수에 비해 상대적으로 많은 층화를 사용한다면 블록 무작위화 층화의 목적이 희석되고 또한 층화가 제공하는 혜택을 상실하게 될 것이다. 이때 과다 층화에 의하여 블록의 효과가 역으로 비생산적이 되며, 치료집단에 피험자의 수에서 동일한 균형을 보장하지 못한다는 과다 층화 채택에 대한 경고는 여러 논문에서 보여진다(Pocock, 1975; Piantadosi, 1997). 대부분의 전문가들은 다기관 임상시험(multicenter trial)에서 표본수가 아주 크지 않다면 기관(center)을 층화하고, 예후요인을 층화할 것을 추천한다. 가령 '기관 효과'가 예후요인으로 개입된다면, 층화의 총 개수는 수백 개가 될 것이고, 이런 경우에 층화 설계는 순수하게 무작위 치료집단 배정보다 별로 혜택될 것이 없을 것이다(Pocock, 1975).

○○○ 예제

총 8 기관들이 참여하여 실행된 다기관 임상시험에 두 개의 중요한 예후요인(연령과 콜레스테롤 수치)이 있다고 가정해 보자. 연령을 <50과 ≥50으로 층화하고 콜레스테롤 수치를 <200과 ≥200으로 층화할 때, 총 32 층화($8 \times 2 \times 2 = 32$)가 생성된다.

> Center 1, 연령 <50, 콜레스테롤 <200
> Center 1, 연령 <50, 콜레스테롤 ≥200
> Center 1, 연령 ≥50, 콜레스테롤 <200
> Center 1, 연령 ≥50, 콜레스테롤 ≥200
> Center 2, 연령 <50, 콜레스테롤 <200
> Center 2, ⋯⋯

만일 표본수가 100명이라면 각 층화에 평균적으로 오직 3명의 피험자만 배정되는 셈이 되고 이런 경우는 과다 층화로 층화설계의 장점을 활용할 수 없다. ■

4) 층화는 어떻게 선택될까?

임상시험에서 층화는 효율성을 최대화하기 위하여 (i) 층화들 사이의 결과변수의 차이를 최대화하고 (ii) 층화에서의 동일한 표본수에 대한 균형을 고려해야 한다. 관련 요인이 많은 경우에 적합한 수의 층화를 만들기 위하여 여러 요인들의 선형결합(linear combination)과 같은 결합 방법을 사용할 수 있으나, 이러한 결합은 여러 요인들을 사용할 수 있는 반면에 요인들 간에 적절한 차별을 제공하지 못할 수가 있다. 이러한 층화 문제는 다음 6.5절에서 살펴볼 적응적 무작위 배정(adaptive randomization) 테크닉과 같은 다른 대안을 고려하게 하는 동기를 주었다.

⊙ 이행 방법

○○○ 예제

15명의 HIV 감염환자를 스테로이드(S)와 위약(N) 치료를 위해 2:1의 비율로 무작위 배정하려 한다. 두 치료집단이 베이스라인 HIV 바이러스량의 고/저에 따라 균형을 이루려고 블록 사이즈=3으로 결정했다. 이 임상시험의 층화 무작위 방법은 6.2절에서와 같지만 층화별로 무작위한다는 점에서 다르다. 즉, 층화 무작위 설계의 피험자 배정 리스트는 6.2절의 SAS 컴퓨터 프로그램의 방법 1과 방법 2와 동일하다. 다만 HIV 바이러스량 고수치와 저수치 피험자에게 각각 별도의 치료배정 리스트를 작성하기 위해서 치료배정 프로그램을 반복한다. ■

6.5 적응적 혹은 다이내믹 무작위화
Adaptive Randomization/ Dynamic Allocation

6.5.1 개요(Overview)

임상시험에서 치료집단 사이에 표본수와 예후요인의 균형 있는 배정은 바람직하다. 적절하게 균형 잡힌 설계는 임상시험의 신뢰성, 하위집단 분석(subgroup analysis)과 중간분석(interim analysis)의 정확성, 그리고 모형 설정오류(misspecification)의 면에서 군건하게 만들고 임상시험의 질을 향상시킨다. 더우기 집단 간 균형이 무시되면 통계적 효율성의 상실이 초래되며, 이 효율성 상실은 적은 표본수의 임상시험에서 더욱 심각하게 나타난다. 적응적 임상시험은 연구가 진행되는 동안 연구설계에서의 다이내믹을 허용하는 무작위 적응적 임상시험으로서, 임상시험 과정 동안 더 효율적인 치료집단에 더 많은 피험자를 배정함으로써 전체

반응비율을 높이려는 목적이다. 특히 예상 외로 중재치료가 대조치료보다 나쁠 경우나 혹은 중재치료가 대조치료보다 우월할 경우에 적응적 무작위화는 고정 표본수의 설계보다 적은 표본수, 적은 치료 실패자 수와 높은 치료반응률을 동시에 얻을 수 있다. 적응적 임상시험은 연구가 진행되는 동안에 표본수 변경, 약물용량 조정, 치료집단의 수 변경이 허용된 설계이다. 특히 약품개발 시간을 줄이는 임상적, 경제적 장점 때문에 임상연구자, 제약회사, 규제기관들 사이에 이 설계에 대한 관심이 증가하고 있다.

가장 보편적으로 사용되는 적응적 다이내믹 배정은 최소화(minimization) 방법이다. 1974년에 타비스(Taves, 1974)가 처음 소개했지만, 타비스와는 별개로 1975년에 포콕과 사이먼(Pocock and Simon)이 이 최소화 방법을 더욱 일반화하여 치료집단 사이에 예후요인의 균형을 이루는 방법이다. 다이내믹 배정(dynamic allocation) 방법은 결정론적이며, 비무작위 알고리즘으로 주로 암 치료 연구자들이 많이 응용하고 있다(Pond, 2010). 하지만 이 다이내믹 방법은 임상시험 해석에 있어서의 유용성과 타당성에 관하여 상당한 논란을 일으키고 있다. 임상시험에서 '만일 무작위가 최적방법이라면, 최소화 방법은 최적방법 중에서도 최고일 것이다'라고 주장하는 연구자들도 있다(Treasure, 1998). 또 다른 연구자들은 다이내믹 배정 방법은 필수적이지 않고 해롭다고 주장하며, 이 방법의 사용에 대해 비판적이다(Committee for Proprietary Medicinal Products, 2003; Senn, 2004).

요약하면, 적응적 무작위화 방법은 치료결과의 예견성과 표본수 및 예후요인의 균형 사이에 타협하는 설계이다. 이전 피험자의 치료배정, 현재 피험자와 이전 피험자의 축적된 정보에 따라 집단 간의 균형을 이루기 위하여 배정확률을 조정한다. 베이스라인 적응적 무작위화 방법은 집단 간에 피험자 수의 균형인가 혹은 베이스라인 공변수의 균형인가에 따라 두 가지 범주로 나누어진다. 여기에는 베이스라인 적응적 무작위화, 반응 적응적 무작위화, 타비스의 최소화 방법(minization), 포콕-사이먼 방법(Pocock and Simon's method), 젤렌 방법(Zelen's method) 그리고 그 외 다른 방법이 있다.

6.5.2 베이스라인 공변수 적응적 무작위(Baseline Covariate Adaptive Randomization)

베이스라인 공변수 적응적 무작위화는 다른 전형적인 무작위 배정 방법보다 중재치료집단과 대조집단 사이에 표본수의 균형뿐만 아니라, 중요한 베이스라인 공변수의 균형을 잡기 위하여 사용된다. 이 무작위화에서 무작위 배정될 새 피험자는 특정한 베이스라인 공변수와 그 피험자 이전에 배정된 다른 피험자들의 정보를 참작하여 순차적으로 배정된다 (Treasure, 1998; Scott, 2002; Fleiss, 2003). 이 방법은 타비스(Tavis, 1974)에 의해 처음 기술되었다. 타비스의 공변수 적응적 무작위 방법은 이미 배정된 피험자의 집단배정 상황을 검토한 후 다음 적격자를 개별적으로 배정한다. 층화 무작위 방법은 치료집단 간에 공변수의 균형이 깨질 수 있는 반면에, 공변수 적응적 무작위는 공변수의 수가 증가하더라도 집단 간의 균형을 상실하지 않는다(Scott, 2002; Hedden, 2006). 적응적 무작위 방법의 단점은 치료배정의 예견 가능성이다. 이것은 진행 중인 피험자의 배정에서 기인하며, 피험자의 현재 치료집단 배정이 그 후의 피험자 배정을 암시하기 때문에 이미 배정된 피험자들의 배정에 근거하기 때문에 쉽게 예견될 수 있다는 점에서 이 방법은 엄밀한 의미에서 무작위화의 기본 개념과는 상반된다고 주장하는 사람들도 있다(Fleiss, 2003).

1) 편향동전 방법(Biased Coin Method)

에프론(Efron, 1971)은 베이스라인 공변수 적응적 무작위 방법으로 편향동전(biased coin) 방법을 제시했다. 이 방법을 설명하기 위하여, 두 치료집단(A, B)를 1:1의 배정비율로 무작위하는 임상시험을 실행한다고 하자. 피험자 모집 과정의 어떤 한 시점 j에서 피험자 수 N_{A_j}와 N_{B_j}가 치료집단 A와 B 각각에 이미 배정되어 있고, 새로운 피험자가 무작위 배정되려는 순간이라 가정하자. 두 치료집단에서 피험자 수의 '불균형'을 신호하는 차이값 D는 연구자에 의해 미리 정해진 값으로, '차이한계치(threshold difference)'라 불린다. 에프론에 의하면 주어진 확률로 새로운 피험자를 A 집단으로 무작위 배정한다. 예를 들면

$$p_A = \begin{cases} 1/2, & \text{if } |N_{A_j} - N_{B_j}| < D \\ 2/3, & \text{if } N_{B_j} - N_{A_j} \geq D \\ 1/3, & \text{if } N_{A_j} - N_{B_j} > D \end{cases}$$

에프론은 그의 논문에서 피험자가 A 집단에 배정될 확률을 $p = 2/3$ 값을 제안하였지만 다른 확률 p도 사용될 수 있다.

차이한계치 D = 4로 정하여 p_A 확률을 아래와 같이 가정하자.

$$p_A = \begin{cases} 1/2, & \text{if } |N_{A_j} - N_{B_j}| < 4 \\ 3/4, & \text{if } N_{B_j} - N_{A_j} \geq 4 \\ 1/4, & \text{if } N_{A_j} - N_{B_j} > 4 \end{cases}$$

이 확률를 사용한 가상의 배정 리스트는 다음과 같다.

피험자 등록순서 번호	1	2	3	4	5	6	7	8
P(A에 배정)	1/2	1/2	1/2	1/2	1/2	1/2	3/4	1/2
가상의 배정	A	A	A	B	A	A	B	
N_A	1	2	3	3	4	5	5	
N_B	0	0	0	1	1	1	2	
$N_A - N_B$	1	2	3	2	3	4	3	

이 예제에서 피험자 #6을 치료배정하려 한다고 하자. 피험자 #6은 이전 피험자 #5에서 $|N_{A_5} - N_{B_5}| = 3$이다. 위의 정의된 확률규정에 따라 피험자 #6이 A에 배정될 확률 $P(A) = 1/2$이 된다. 만일 피험자 #6이 A에 배정되었다 하자. 이 경우에 $N_A = 5$ 이며 $N_B = 1$ 이며, $|N_{A_6} - N_{B_6}| = 4$가 된다. 다음 피험자 #7이 A에 배정될 확률은 $P_A = 3/4$이 된다. 이와 같이 A에 배정될 확률은 N_A와 N_B의 차이에 따라 달라진다. ■

2) 항아리 방법(Urn Method)

웨이(Wei, 1977 & 1978)는 적응적 무작위 배정의 대안 방법으로 항아리 설계법을 제시하였다. 항아리 방법을 설명하기 위하여, 우선 층화 요인이 없는 두 치료집단의 경우를 고려해 보자. 첫 피험자의 배정은 각 치료집단에 확률 $p = 0.50$로서 똑같은 수의 흰색 공과 빨간색 공을 담고 있는 항아리에서 공 하나를 무작위로 꺼내는 것으로 간주할 수 있다. 꺼낸 공(흰색이라 가정)은 치료집단을 대표하는 색깔의 공에 따라 피험자가 배정되고, 그 공은 다시 항아리에 도로 넣는다. 그리고 나서 α수의 흰색 공과 β수의 빨간색 공을 더 넣음으로써 항아리는 새롭게 재구성된다. 두 번째 피험자는 새롭게 재구성된 항아리에서 무작위로 꺼낸 공 색깔에 따라 치료배정이 된다. 여기에서 매개변수 α와 β는 항아리 속에 있는 공의 균형을 결정하게 된다.

두 치료집단(A, B)을 1:1의 배정비율로 무작위를 실행한다고 가정하자. 각각의 치료집단에 α수의 공으로 시작하면 아래와 같은 항아리가 된다.

$$\alpha = 2 \rightarrow \begin{array}{cc} A & B \\ A & B \end{array}$$

새로운 피험자가 치료배정되는 순간, 한 개의 공을 꺼내고, 그 피험자는 꺼내진 공의 색깔에 따라 지정된 치료집단으로 배정된다. 그리고 나서 이 공은 다시 항아리에 넣고, β수만큼 다른 색깔의 공(꺼내지 않은 공의 색깔)을 항아리에 넣는다. $\beta = 1$이라 가정하자. 첫 번째 피험자에 A가 선택되었다면, 이 피험자는 치료 A에 배정되고, B 색깔의 공 한 개가 항아리에 첨가된다. 그 다음 피험자의 치료집단 배정 직전의 항아리는 아래의 상태가 되고, 여기에서 꺼낸 색깔에 따라 그 다음 피험자의 치료집단 배정이 결정된다.

$$\begin{array}{cc} & B \\ A & B \\ A & B \end{array}$$

α와 β에 따른 항아리 설계의 매개변수 집단이 있는데, 이것은 $U(\alpha, \beta)$로 언급된다. 예를 들면 위의 예는 $U(2,1)$이다.

$U(2,1)$ 경우에서 가상의 배정 리스트

피험자 등록순서 번호	1	2	3	4
항아리 속 A의 수	2	2	2	3
항아리 속 B의 수	2	3	4	4
P(A에 배정)	1/2	2/5	2/6	3/7
가상적 배정	A	A	B	.
항아리에 추가된 A 수	0	0	1	.
항아리에 추가된 B 수	1	1	0	.

만일 3번째 피험자가 치료배정되기 전 항아리에는 2개의 A공과 4개의 B공이 있다고 하자. 이 경우에 3번째 피험자가 A공을 꺼집어 낼 확률은 2/6이다. 만일 3번째 피험자가 B공을 꺼집어 냈다고 하자. 그렇다면 4번째 피험자의 치료배정 직전에 A공이 항아리에 첨가되고, 항아리에는 3개의 A공과 4개의 B공이 들어 있게 된다. 다섯 번째 피험자는 이 항아리에서 공을 하나 꺼집어 내고, 꺼낸 공 색깔에 따라 치료배정을 정하는 방식으로 계속 진행된다.

3) 층화 내에서의 적응적 무작위화(Adaptive Randomization within strata)

적응적 층화를 하기 위해서는 간단하게 편향동전 혹은 항아리 방법과 같은 적응적 무작위 방법을 사용하고 각 층화 내에 따로 무작위 배정하는 것이다.

○○○ 예제

새로운 피험자가 j 층화에 속하고, 이 층화에서 N_{A_j}, N_{B_j} 피험자 수가 이미 치료집단 A와 B 각각에 배정되어 있다. 아래 주어진 확률로 새로운 피험자를 A 집단으로 배정한다.

$$p_A = \begin{cases} 1/2, & \text{if } |N_A - N_B| < D \\ 2/3, & \text{if } N_B - N_A \geq D \\ 1/3, & \text{if } N_A - N_B > D \end{cases}$$

여기서 D는 선정된 차이한계치이며, 절차는 위의 편향동전 방법과 같다.

편향동전 방법과 항아리 방법은 치료집단 간 피험자 수의 균형을 유지하며 피험자들의 치료배정도 예견하기 어렵다. 하지만 이 방법들은 일반적으로 치료집단의 불균형이 심각하지는 않겠지만 여전히 불균형할 가능성이 있다. 이런 편향동전 방법과 항아리 방법에서 배정확률을 결정하는 것은 치료집단 간의 피험자 수의 차이가 아니라 비율 차이이다. 배정비율의 조정은 불균형의 크기에 따라 증가하고, 표본수 증가에 따라 감소하는 경향이 있으므로 임상시험 초기 단계에서 더욱 단호하게 제어되어야 한다.

6.5.3 포콕-사이먼 방법/최소화(Pocock & Simon's Method/Minimization)

1) 개요

최소화(minimization) 방법은 많은 예후변수들에 대한 집단 간의 균형을 위하여 모든 요인들을 통합한 전반적인 균형점수를 고려하며, 선정된 요인뿐만 아니라 각 집단의 피험자 수에 대해서도 함께 균형을 보장하려고 한다(Pocock & Simon, 1975). 무작위 대조 임상시험에서의 최소화는 현재의 불균형을 추적하면서 층화 사이에 존재하는 불균형을 감소하기 위한 치료집단 배정에 효율적인 방법이다. 이런 점에서 최소화는 새로운 피험자의 치료집단 배정은 이미 배정된 피험자의 특징에 달려 있기 때문에 '다이내믹 배정(dynamic allocation)' 혹은 '공변수 적응적(covariate adaptive)' 방법으로 분류된다. 그러나 임상시험 중간에 나온 결과에 의존하는 '반응 적응적(response adaptive)' 방법과는 확실하게 구분된다(반응 적응적 방법은 6.5.4절에서 상세히 설명). 대부분의 경우에 최소화는 균형된 집단을 이루는 데에서는 단순 무작위화보다 능가하고, 또 더 많은 예후요인을 제어할 수 있다는 점에서 층화 무작위화보다 유리하다(Scott, 2002).

공변수 적응적 무작위의 포콕-사이먼 방법은(Pocock and Simon's method, 1975) 타비스 방법(Taves, 1974)과 비슷하다. 불균형을 최소화하기 위하여 집단 간의 절대적 차이 한계치 D를 이용하여 집단배정을 결정하는 방법과 달리, 포콕-사이먼은 치료집단 사이에 분산을 계산하여 피험자를 배정하는 분산 접근방법을 사용한다. 분산방법은 절대적 차이 방법과 아주 비슷하게 실행되고, 이 두 방법 모두는 범주형 공변수에만 응용될 수 있다(Begg, 1980). 임상시험 설계에서 최소화 방법을 사용하기 위해서는 현재의 불균형 자취를 보관해야 하므로 그 어떤 치료배정도 완전 무작위가 아니다. 또한 예후요인들 사이에 교호작용이 있다면, 다중요인의 총 합계를 사용한 균형은 그 정확성이 의심스럽다(Tu, 2000).

2) 최소화의 장단점

최소화를 사용하는 이유는 각 치료집단의 피험자 수와 특징에 관해 균형된 집단을 형성하기 위함이다. 또한 최소화의 사용은 각 치료집단 간에 예후변수들의 균형을 이루는 데이터를 제시함으로써 그 설득성과 신뢰성에 있어서 장점을 가진다. 그 외에도 최소화는 피험자를 많은 층화로 나누지 않고도 중첩을 제어할 수 있다. 그러나 최소화 방법은 연구가 시작되기 이전에 예후요인들에 관해 주의 깊게 생각해야 한다. 여러 요인들이 결과변수에 영향을 주는 경우, 특히 작은 표본수의 임상시험의 경우에 더욱 그러하다. 그러나 단점으로, 최소화는 본질적으로 결정론적인 방법인데 반해, 데이터 분석에 사용된 통계학적 테스트는 무작위 배정을 가정하고 있다는 단점이 있다. 또한 최소화 방법의 특성상 어떤 상황에서는 그 다음 피험자의 치료배정을 예견될 수 있다는 사실로 선택편향의 우려도 있다. 최소화를 사용할 경우에 피험자 모집의 어려움이나 비용 증가라는 부가적, 구조적 복잡성이 있다. 이런 공변수의 조정은 임상시험 종료 후에 데이터의 통계분석에서 실행될 수도 있으므로 최소화는 불필요하다고 주장하는 연구자도 있다(Peto, 1976).

요약하면, 포콕-사이먼 방법 혹은 최소화 방법은 작은 표본수 임상시험에서 비적응적 층화 무작위화에서 일어날 수 있는 문제를 해결하고자 한 것이다. 이 방법은 여러 중요한 예후요인의 균형을 이루어야 하는 표본수 100~200명의 임상시험에 유용하다. 적응적 층화 방법은 예후요인의 균형 유지 대가로 예견 불가능성이 감소되는 경향이 있다. 층화 내에서의 적응적 무작위는 치료배정 리스트를 산출하게 한다. 최소화와 같은 적응적 무작위화 방법의 단점은 집행하기가 복잡하며, 올바른 통계적 분석을 할 수가 없다.

○○○ 예제

두 집단에 1:1 무작위 임상시험으로 두 가지 예후요인(성별과 나이)을 균형 하고자 한다. 이 방법을 설명하기 위한 치료집단 배정 과정의 한 시점에서 현재 배정 상황이 아래와 같을 때, 그 다음의 피험자를 무작위 배정해 보자.

요인

	요인 1: 성별			요인 2: 연령		
	남성	여성		< 50	50–65	> 65
치료집단 1	16	10		13	9	4
2	14	10		12	6	6
합계	30	20		25	15	10

이제 45세의 남성 피험자가 치료집단에 배정될 순간이라고 가정하자. 이 45세의 남성 피험자가 속할 두 요인(성별 & 연령)의 현재 상황은 다음과 같다.

	요인1 남성	요인2 < 50
치료집단 1	16 (x_{11})	13 (x_{21})
2	14 (x_{12})	12 (x_{22})

x_{ik} = 예후요인 i를 가지면서 이미 치료집단 k에 배정된 피험자의 수(이 예제에서는 $i = 1, 2$; $k = 1, 2$)이다.

만일 새 피험자가 t집단에 배정된다면, $B(t)$를 모든 예후요인에서 균형의 부족을 측정하는 $x_{ik}{}^t$의 함수라고 해보자. $x_{ik}{}^t$를 다음과 같이 정의하자.

$$x_{ik}{}^t = \begin{cases} x_{ik} & \text{if } t \neq k \\ x_{ik} + 1 & \text{if } t = k \end{cases}$$

여기서 $x_{ik}{}^t$는 새 피험자가 집단 t에 배정될 때의 새로운 합계를 나타낸다. 만일 45세 남성인 새 피험자가 치료집단 1에 배정된다면 새로운 합계는 다음과 같이 된다.

$x_{ik}{}^1 \rightarrow$	요인1 남성	요인2 < 50	
치료집단 1	17 (x_{11})	14 (x_{21})	
2	14 (x_{12})	12 (x_{22})	
범위	|17–14| = 3	|14–12| = 2	$B(1) = 5$

만일 45세 남성인 새 피험자가 치료집단 2에 배정된다면 새로운 합계는 다음과 같이 된다.

$$x_{ik}^2 \rightarrow$$

	요인1 남성	요인 2 <50
치료집단 1	16 (x_{11})	13 (x_{21})
2	15 (x_{12})	13 (x_{22})
범위	$|16-15| = 1$	$|13-13| = 0$ $B(2) = 1$

만일 f를 요인의 수라고 하면, $B(t)$는 합계 (x_{i1}^t, x_{i2}^t)의 범위라고 정의할 수 있다. 즉, 새로운 피험자를 1/2보다 큰 확률로 더 작은 $B(t)$를 가진 집단에 배정하려는 것이다. 예를 들면 $p = 2/3$라면, 위의 상황에서 $B(2) = 1 < B(1) = 5$이므로, 치료집단 2에 배정될 확률을 $p = 2/3$로 하고, 치료집단 1에 배정될 확률을 $p = 1/3$로 하여 무작위 배정한다. 만일 $B(2) = B(1)$이라면, 치료배정으로 단순 무작위법(확률 1/2)을 적용한다. 이 접근의 특별한 경우로 $p = 1$이면 결정론적 배정이 된다.

▌사례 **HER2-양성 유방암 임상시험**(Smith, 2007)
스미스(Smith)는 HER2-양성 유방암 임상시험에서 최소화 절차를 사용하여 연령, 결절상태(nodal status), 이전 보조 화학요법, 호르몬 수용 상태, 내분비물 사용 의지 등 6개의 예후요인을 기초로 해서 총 5102명의 피험자를 3개의 치료집단으로 배정했다. ∎

6.5.4 반응/결과 적응적 무작위화(Response/Outcome Adaptive Randomization)

1) 개요

임상시험 연구 초기에는 치료효과의 차이에 관해 알려진 것이 많지 않기 때문에 집단 간 임상적 균형을 위하여 균등(equal)한 무작위화는 합리적이다. 하지만 임상시험이 진행되고, 치료효과 차이에 관한 더 많은 정보가 축적된다면 무작위 확률을 조정하여 치료 효율성이 더 좋은 집단에 더 많은 피험자를 배정하는 것이 합리적이다. 또한 임상시험을 계속 진행한다는 것은 경제적이지도 않고, 윤리적이지도 않다. '결과-적응적' 무작위화(Outcome Adaptive Randomization) 혹은 '반응-적응적' 무작위화(Response Adaptive Randomization)

는 두 치료집단 간 피험자 배정을 균등하게 1:1 비율로 시작하여, 더 우월한 치료집단에 점점 더 많은 피험자를 무작위 배정해가는 적응적 임상시험 설계이다. 전형적인 임상시험에서 가장 널리 이용되는 균등 무작위화(equal randomization)는 임상시험의 모든 치료가 똑같이 효율적일 것이라는 균등 원칙하에서 피험자를 치료집단에 동등하게 배정하여 치료효과를 비교한다. 임상시험이 피험자들에게 더 호감이 가도록 피험자를 중재치료에 2:1 비율로 무작위 배정할 수 있다. 반면, 결과-적응적 무작위는 더 좋은 치료에 더 많은 피험자를 배정하려는 목적에서 현재 관찰된 피험자의 치료결과를 근거로 그 다음 새 피험자를 성공 확률이 높은 치료집단에 유동성 있게 배정한다. 이런 결과-적응적 무작위화에서는 다음 피험자가 특정 치료를 받을 확률은 전체 임상시험 연구기간 동안 고정되지 않고, 치료배정 직전까지 수집된 결과 데이터를 근거로하여 수시로 변한다. 수집된 결과 데이터에서 중재치료가 대조치료보다 더 좋다는 것을 암시할 경우, 피험자는 중재치료에 배정될 확률이 증가함으로 더 적은 피험자가 열등한 치료집단에 배정된다는 것이 연구설계의 매력이다. 결과-적응적 설계는 실제로는 임상시험에서 좀처럼 이용되지 않지만, 제3상 임상시험에서 2개 이상의 경쟁적 치료 방법에 참여하는 피험자를 배정하는 설계로 주목받고 있다. 치료의 이항적 반응(성공/실패)을 위한 설계는 많이 있지만 공변수를 포함하는 설계 방법의 수는 아주 적다. 이것은 현재의 승자에 더 높은 확률로 더 많은 피험자를 배정하는 '무작위 게임승자(play-the-winner)' 설계의 형태로서 초기 탐슨(Thompson, 1933)의 연구가 있다.

2) 게임승자규칙(An early design: Play-the-Winner Rule)

초기의 게임승자 설계는 젤렌(Zelen, 1969)에 의해서 소개되었다. 가령, 치료효과를 재빨리 결정할 수 있는 이항적 결과를 가지고 두 치료(A, B)의 효과를 비교하려 한다고 하자. 첫 번째 피험자가 A로 배정될 확률은 1/2 이다. 이 피험자 #1이 A로 배정되었다고 가정해 보자. 만일 이 피험자의 치료가 성공적이라면 그 다음 피험자 #2는 A로 배정한다. 만일 이 피험자 #1이 실패한 결과를 가진다면 그 다음 피험자 #2는 B로 배정한다. 예를 들어 피험자 #1이 A에 배정되고 치료가 성공했다고 하자. 그러면 피험자 #2는 A로 배정된다. 여기에서 피험자 #2의 치료가 성공이면 피험자 #3은 다시 A에 배정되고, 만일 실패라면 피험자 #3은 B에 배정된다. 첫 피험자가 A에 배정되었다면(성공 = S, 실패 = F라고 할 때) 가정한 치료결과와 다음 피험자의 치료배정 리스트는 다음과 같다.

피험자	1	2	3	4	5	6
$P(A)$	1/2	1	1	1	0	0
배정	A	A	A	A	B	B
반응	S	S	S	F	S	

이 설계 방법은 연구자가 그 다음 배정을 예견하도록 하여 피험자 선택 과정에 편향 가능성을 초래한다. 또한 치료결과의 '성공' 혹은 '실패' 여부가 빠르게 결정되고, 보고되어야 한다. 이런 한계점 때문에 초기의 게임승자규칙은 이후에 수정되었다. 만일 새로운 피험자가 바로 직전의 피험자의 치료결과를 관찰하기 전에 치료배정을 기다린다면, 바로 직전의 피험자 치료결과가 아니라 마지막으로 관찰된 피험자의 치료 성공 여부에 따라 결정된다. 이런 초기 게임승자규칙과 수정된 게임승자규칙 모두는 결정론적인 설계 방법이라 할 수 있다.

3) 무작위 게임승자규칙(Randomized Play-the-Winner Rule)

무작위 게임승자규칙(Randomized Play-the-Winner Rule)은 웨이(Wei, 1988)에 의해 소개되었으며, 6.5.2절에서 살펴본 항아리 방법으로 묘사된다. $\alpha = 2$라고 가정하여 다음과 같이 최초의 항아리 상태를 가진다고 가정하자.

$$\alpha = 2 \rightarrow \begin{array}{|cc|} A & B \\ A & B \end{array}$$

피험자 한 사람이 배정될 순간에 공 한 개를 꺼집어 내고, 그 피험자는 공의 색깔에 따라 정해진 치료집단에 배정된다. 공의 색깔을 확인한 뒤 공을 항아리에 다시 넣는다. 만일 A 치료를 배정받은 피험자가 치료에서 성공한다면 β개의 수만큼의 A 색깔 공을 항아리에 더 넣는다. 만일 실패라면 반대로 β개의 수만큼의 B 색깔 공을 더 넣는다.

$\beta = 1$이라고 가정하자. 첫 번째 피험자가 A에 배정되고 성공적 반응을 가졌다고 가정하자. 이 피험자의 치료 성공 반응으로 항아리에 A공 하나를 더 넣으면, 두 번째 피험자를 배정하기 직전의 항아리는 다음과 같은 새로운 상태가 된다.

$$\begin{array}{|cc}
& B \\
A & B \\
& A \quad B
\end{array}$$

따라서 다음에 배정될 피험자는 이 항아리에서 무작위 추첨으로 공의 색깔에 상응하는 확률을 가지고 배정된다. 이 무작위 게임승자규칙 설계는 Zelen의 게임승자규칙 설계와 달리 새 피험자의 치료배정에 앞서서 이전 피험자들의 결과가 관찰되지 않아도 치료배정 절차를 계속할 수 있는 유연성을 가진다. 이 규칙을 $RPW(\alpha, \beta)$로 표기하기로 한다.

◐◐◑ 예제

체외막산소장치 연구(Extra Corporeal Membrane Oxygenation, ECMO)는 호흡기 장애를 가진 신생아의 사망률과 질병에 대한 연구로서 신치료인 ECMO와 일반치료를 비교했다. 일반치료는 사망 가능성이 80%인 것으로 알려져 있다. 결과변수는 사망(실패) 혹은 폐기능 회복(성공)이며, 치료결과는 보통 치료 완료 후 며칠 만에 관찰될 수 있다(Bartlett, 1985).

연구설계는 무작위 게임승자규칙 $RPW(1, 1)$에 따라 치료집단을 배정한다. 임상시험 시작에서 항아리 상태는 다음과 같다.

$$\begin{array}{|cc}
A & B
\end{array}$$
 ← 임상시험 시작의 항아리(첫 번째 신생아에게 사용됨)
$A = $ ECMO
$B = $ 일반치료

첫 번째 신생아가 A(ECMO)를 추첨하여 치료받고 폐기능이 회복하였다고 하자. 그렇다면 A 공 하나를 항아리에 추가하여 두 번째 피험자의 추첨에 앞선 항아리 상태는 다음과 같다.

$$\begin{array}{|cc}
& A \\
A & B
\end{array}$$
 ← 두 번째 신생아에게 사용됨

두 번째 신생아가 B(일반치료)를 추첨하였고 치료결과 사망했다. 그래서 항아리에는 A 공이 추가되었으며, 세 번째 신생아가 치료배정되기 전의 항아리 상태는 다음과 같다.

```
    A
    A
A       B
```
← 세 번째 신생아에게 사용됨

세 번째 신생아는 A(ECMO)를 추첨하였고, 회복하였다. 그 다음의 신생아 10명은 연속적으로 A를 추첨하여, ECMO 치료를 받았으며 생존했다. 이 임상시험에서는 ECMO 치료가 일반치료보다 우월하다는 결론을 내리고 연구가 종결되었다. ■

사례 **연조직육종 임상시험(Meki, 2007)**

메키(Meki)는 젬시타빈(gemcitabine)에 도세탁셀(docetaxel)을 추가하면 전이 연조직육종(soft tissue sarcoma)을 가진 환자들의 임상적 결과가 개선하는지를 결정하기 위하여 젬시타빈 단일약과 젬시타빈/도세탁셀 복합제 효과를 비교하는 제2상 임상시험을 했다. 이 임상시험에서는 치료와 하위집단(subgroup)의 교호작용을 설명하면서 피험자를 더 많이 우월한 치료에 배정하는 무작위에서 치료집단의 불균형을 만들기 위하여 결과-적응적 무작위 절차를 사용하였다. 피험자들은 연조직과 이전의 골반 방사선치료에 따라 연구 등록 시 층화되었다. ■

4) 결과-적응적 무작위화의 장단점

무작위 게임승자규칙은 비효율적인 중재치료에 피험자를 적게 배정하는 장점이 있다. 그럼에도 불구하고 이 설계는 치료결과가 '성공' 혹은 '실패'로 빠르게 결정되어야 하고, 단일 결과가 지정되지 않고 여러 반응변수에 관심이 있을 때는 적용할 수 없다. 또한 층화를 응용할 방법이 명확하지 않고, 배정 방법을 고려한 데이터 분석방법도 없다. 미국 FDA의 최근의 가이드라인에서 확실하게 서술했듯이 보안성 관련 이슈도 적응적 설계의 위험으로 남아 있다(Korn, 2010). 임상시험 진행 동안에 일어나는 치료배정 변경은 DSMB의 범위 밖에 정보가 전달될 수 있고, 따라서 그 임상시험에 모집된 피험자 유형에 영향을 끼칠 수 있다. DSMB에 중간분석(Interim Analysis)의 모든 보고는 임상시험에서 치료집단의 상대적 효능에 관한 정보를 전달하지만, 보통 이 정보는 제한된다. 또한 피험자를 치료집단에 배정할 확률이 알려지게 되는 단점이 있다. 정보 이탈의 가능성은 비눈가림 임상시험에서 더욱 심각하며, 이 정보이탈은 제3상 임상시험의 신뢰성을 제한하지만 제2상 임상시험에서는 별로 큰 걱정이 되지 않을 수 있다. 연구 모집단의 이동은 다른 형태의 임상시험 설계에도 영향을 끼치지만, 적응적 설계는 더욱 민감하기 때문에 피험자 모집단이 연구 시간 동안 극적으로 변한다면, 이 적응적 설계는 적합하지 않다. 결론적으로 적응적 설계는 치료약 개발에서 연구기간을 짧게 하고, 많은 연구질문을 다룰 수 있는 다기관 임상시험에 큰 잠재성을 가진다. 하지만 고정된 표본수와 바이오마커가 없다는 맥락에서 유용성이 제한된다. 또한, 적응적 임상시험은 다른 전형적인 임상시험 설계와 비교해서 설계하는 과정이나 실행에 있어서 복잡하다.

참고문헌

1. Altman DG, Bland JM. How to randomise. BMJ, 1999, 319:703−704.

2. Altman DG, Bland JM. Statistics notes: treatment allocation in controlled trials. Why randomise? BMJ, 1999, 318:1209.

3. Altman DG, Bland JM. Treatment allocation by minimisation. Statistics Notes BMJ, 2005, 330:843.

4. Amberson JB, McMahon BT, Pinner MA. Clinical trial of sanocrysin in pulmonary tuberculosis. Am Rev Tuberc, 1931, 24:401−435.

5. Bartlett RH, Roloff DW, Cornell RG, Andrews AF, Dillon PW, Zwischenberger JB. Extracorporeal circulation in neonatal respiratory failure: a prospective randomized study. Pediatrics. 1985, 76:479−487.

6. Begg CB, Iglewicz B. A treatment allocation procedure for sequential clinical trials. Biometrics. 1980, 36:81−90.

7. Berry DA. Adaptive clinical trials: the promise and the caution. J Clin Oncol, 2010, 21:606−609.

8. Bwakura-Dangarembizi M, Kendall L, Bakeera-Kitaka S, et al. A Randomized Trial of Prolonged Co-trimoxazole in HIV-Infected Children in Africa. N Engl J Med, 2014, 370:41−53.

9. Committee for Proprietary Medicinal Products(CPMP). 2003. http://www.ema.europa.eu/docs/en_GB/document_library/Scientific_guideline/2009/09/WC500003466.pdf(Accessed: June 30, 2014).

10. Chow PKH, Tai BC, Tan CK et al. High dose tamoxifen in the treatment of inoperable hepatocellular carcinoma: a multicenter randomized controlled trial. Hepatology, 2002, 36: 1221−1226.

11. Chow SC, Chang M. *Adaptive Design Methods in Clinical Trials*. Chapman and Hall/CRC Press, Taylor and Francis, New York, 2006.

12. Chow SC, Liu JP. *Design and Analysis of Clinical Trials: Concepts and Methodologies*. Wiley, 2004.

13. Concato J, Shah N, Horwitz RI. Randomized, controlled trials, observational studies, and the hierarchy of research designs. N Engl J Med. 2000, 342:1887–1892.

14. Csendes A, Burdiles P, Korn O, et al. Late results of a randomized clinical trial comparing total fundoplication versus calibration of the cardia with posterior gastropexy. British Journal of Surgery, 2000, 87:289–297.

15. Day S. Commentarytreatment allocation by the method of minimization. BMJ, 1999, 319:947–948.

16. Efron B. Forcing a sequential experiment to be balanced. Biometrika, 1971, 58:403–417.

17. Fisher RA. The arrangement of field experiments. J Ministry Ag, 1926, 33:503–513.

18. Fleiss JL, Levin B, Paik MC. *Statistical Methods for Rates and Proportions*. John Wiley & Sons, 2003, pp. 86–94.

19. Frane JW. A method of biased coin randomization, its implementation and its validation. Drug Information Journal, 1998, 32:423–432.

20. Greenland S. Randomization, statistics, and causal inference. Epidemiology. 1990, 1:421–429.

21. Hallstrom A, Davis K. Imbalance in treatment assignments in stratified blocked randomization. Control Clin Trials, 1988, 9:375–382.

22. Hedden SL, Woolson RF, Malcolm RJ. Randomization in substance abuse clinical trials. Subst Abuse Treat Prev Policy, 2006, 1:6.

23. ISIS-3 Collaborative group. A randomised comparison of streptokinase vs. tissue plasinogen activator vs. anistraplase and of aspirin plus heparin vs. aspirin alone among 41299 cases of suspected acute myocardial infarction. Lancet, 1992, 339:753–770.

24. ISIS-4 Collaborative Group. ISIS-4: A randomized factorial trial assessing early oral captopril, oral mononitrate, and intravenous magnesium sulphate in 58050 subjects with suspected myocardial infarction. Lancet, 1995, 349:1413–1421.

25. Kalish LA, Begg CB. Treatment allocation methods in clinical trials: a review. Stat Med, 1985, 4:129–144.

26. Kang M, Ragan BG, Park JH. Issues in Outcomes Research: An Overview of Randomization Techniques for Clinical Trials. J Athl Train, 2008, 43:215–221

27. Kernan WN, Viscoli CM, Makuch RW, Brass LM, Horwitz RI. Stratified Randomization for clinical trials. J Clin Epi, 1999, 52:19–26.

28. Korn EL, Freidlin B. Outcome-adaptive randomization: is it useful? J Clin Oncol, 2010,

21:100-120.

29. Lachin JM, Matts JP, Wei LJ. Randomization in clinical trials: conclusions and recommendations. Control Clin Trials, 1998, 9:365-374.

30. Lee JJ, Chen N, Yin G. Worth adapting? Revisiting the Usefulness of Outcome-Adaptive Randomization. Clin Cancer Res, 2012, 18:4498-4507.

31. Lim HJ, Hoffmann RG. Study Design. *Topics in Biostatistics*, Walter T. Ambrosius(Editor), Humana Press Inc. New Jersey, 2007. pp. 1-18.

32. Maki R, Wathen J, Patel S, Priebat D, Okuno S, et al. Randomized Phase II Study of Gemcitabine and Docetaxel Compared With Gemcitabine Alone in Patients With Metastatic Soft Tissue Sarcomas: Results of Sarcoma Alliance for Research Through Collaboration Study 002. J clinical Oncology, 2007, 25:2755-2763.

33. McEntegart D. The pursuit of balance using stratified and dynamic randomization techniques: an overview. Drug Information Journal, 2003, 37:293-308.

34. Ning J, Huang X. Response-adaptive randomization for clinical trials with adjustment for covariate imbalance. Stat Med. 2010, 29:1761-1768.

35. Peace KE, Chen DG. Clinical Trial Methodology. Chapman & Hall/CRC, 2010.

36. Peto R, Pike MC, Armitage P, Breslow NE, Cox DR, et al. Design and analysis of randomized clinical trials requiring prolonged observation of each patient. I. Introduction and design. Br J Cancer, 1976, 34:585-612.

37. Piantadosi S. *Clinical Trials: A Methodologic Perspective*. Wiley, 2005.

38. Pocock SJ, Simon R. Sequential treatment assignment with balancing for prognostic factors in the controlled clinical trial. Biometrics, 1975, 31:103-115.

39. Pond GR. Statistical issues in the use of dynamic allocation methods for balancing baseline covariates. Br J Cancer, 2011, 104:1711-1715.

40. Pond GR, Tang PA, Welch SA, Chen EX. Trends in the application of dynamic allocation methods in multi-arm cancer clinical trials. Clinical Trials, 2010, 7:227-234.

41. Schulz KF, Grimes DA. Allocation concealment in randomised trials: defending against deciphering. Lancet, 2002, 359:614-618.

42. Schulz KF, Grimes DA. Generation of allocation sequences in randomised trials: chance, not choice. Lancet, 2002, 359:515-519.

43. Schulz KF, Grimes DA. Unequal group sizes in randomised trials: guarding against

guessing. Lancet, 2002, 359:966-970.

44. Scott NW, McPherson GC, Ramsay CR, Campbell MK. The method of minimization for allocation to clinical trials: a review. Controlled Clinical Trials, 2002, 23:662-674.

45. Senn S. Controversies concerning randomization and additivity in clinical trials. Statistics in Medicine, 2004, 23:3729-3753.

46. Simon SD. Is the randomized clinical trial the gold standard of research? J Androl, 2001, 22:938-943.

47. Smith I, Procter M, Gelber RD, et al. 2-year follow-up of trastuzumab after adjuvant chemotherapy in HER2-positive breast cancer: a randomised controlled trial. Lancet, 2007, 369:29.

48. Taves DR. Minimization: a new method of assigning subjects to treatment and control groups. Clin Pharmacol Therapeut, 1974, 15:443-453.

49. Therneau TM. How many stratification factors are "too many" to use in a randomization plan? Control Clin Trial, 1993, 14:98-108.

50. Thompson WR. On the likelihood that one unknown probability exceeds another in view of the evidence of the two samples. Biometrika, 1933, 25:285-294.

51. Treasure T. Minimisation: the platinum standard for trials? BMJ, 1998, 317:362-363.

52. Tu D, Shalay K, Pater J. Adjustments of treatment effect for covariates in clinical trialsstatistical and regulatory issues. Drug Inf J, 2000, 34:511-523.

53. Watson HR, Pearce AC. Treatment allocation in clinical trialsrandomisation and minimisation compared in three test cases. Pharmaceutical Medicine, 1990, 4:207-212.

54. Wei LJ. A Class of Designs for Sequential Clinical Trials. Journal of the American Statistical Association, 1977, 72:382-386.

55. Wei LJ. The Adaptive Biased Coin Design for Sequential Experiments. The Annals of Statistics, 1978, 6:92-100.

56. Xiao L, Lavori PW, Wilson SR, Ma J. Comparison of dynamic block randomization and minimization in randomized trials: a simulation study. Clin Trials, 2011, 8:59-69.

57. Zelen M. The randomization and stratification of patients to clinical trials. J Chronic Dis, 1974, 27:365-375.

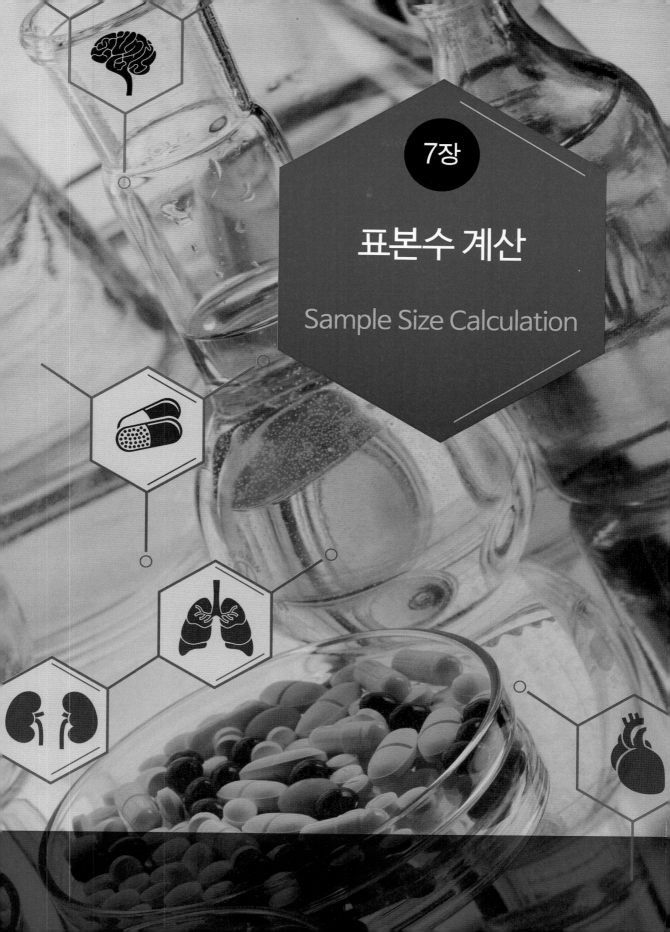

7장

표본수 계산

Sample Size Calculation

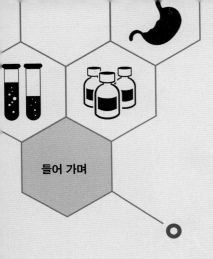

임상시험에서 연구목적을 토대로 표본수를 결정하는 것은 연구설계에서 중요한 단계 중의 하나이다. 임상시험에 필요한 적절한 표본수는 제1연구질문을 대답하기에 바람직한 검정력을 가질만큼 충분하게 커야 한다. 그러므로 임상연구에서 표본수 계산은 타당성, 정확성, 신뢰성, 그리고 임상연구의 진정성을 보장하는 데 중요한 역할을 한다. 임상시험을 위한 표본수 계산과 그 타당성은 연구 프로토콜에 필수적으로 서술해야 한다. 제7장에서는 표본수 계산의 아웃라인과 필요한 구성 요소를 설명한다.또한 결과변수의 유형이나 임상시험 설계의 종류에 따라 각각 다른 표본수 계산 방법을 제시하고 예제를 들어 설명한다. 그리고 표본수 계산을 위한 컴퓨터 프로그램을 제시한다.

임상시험과 연관된 연구질문에 대답하기 위하여 필요한 피험자의 수를 결정하는 것은 임상시험 설계에 있어서 가장 먼저 수행해야 할 단계 중의 하나이다. 예비연구(Pilot Study)의 결과 혹은 이미 발표된 관련 연구결과를 근거로 계산된 표본수와 더불어 합리적인 표본수의 결정은 임상시험 연구결과의 적합성에 영향을 미치게 된다. 일반적으로 필요한 피험자의 수는 윤리적 문제, 비용, 시간적 여건과 경제적 여건을 고려하여 결정하게 된다. 표본수가 너무 작거나 혹은 너무 큰 연구는 비윤리적이고, 비합리적이다. 표본수가 너무 작으면 유의한 치료효과를 발견할 가능성이 적어지게 되고, 임상시험에 참여한 피험자는 가시적 혜택 없이 치료에 의한 잠재적 트라우마만 겪게 될 가능성도 있다. 반면, 표본수가 너무 큰 경우에는 실질적으로 임상시험이 끝나기 전에 연구목적이 발견될 수 있어 피험자의 일부가 등록할 필요가 없음에도 불구하고 계속해서 등록하는 것은 비윤리적이고 또한 비경제적이다. 그러므로 표본수를 최대한 적합하게 하는 것이 중요하다. 연구 프로젝트의 윤리위원회 승인을 얻고자 할 때, 적절한 표본수 계산과 그 타당성을 기술하는 것이 필수적이다. 이에 관련하여 ICH E9 가이드라인에서는 다음과 같이 서술하고 있다.

> 임상시험에서 피험자의 수는 연구에서 다루어질 문제에 신빙성 있는 대답을 제공하기 위해 충분히 커야 한다. 이 표본수는 보통 임상연구의 주요 연구목적에 의해서 결정된다. … 표본수 계산 방법과 계산에 사용된 모든 수량(평균, 편차, 반응비율, 사건발생률, 발견될 차이 등)이 함께 연구계획서에 포함되어야 한다.

일반적으로 표본수 계산의 어려움은 계산에 필요한 매개변수의 측정값이 거의 존재하지 않는 데에서 나온다. 임상연구는 주로 중재치료집단과 대조집단에서 사건비율과 같은 매개변수를 결정하여 연구질문에 대답하고자 한다. 연구 시작 전에 이러한 매개변수에 대한 측정을 요구하는 것은 다소 이상하게 느껴지겠지만, 연구에 필요한 표본수 계산을 위한 매개변수 추측은 생물학적으로 혹은 임상적으로 관련된 치료효과라는 점을 인지하는 것이 중요하다. 치료집단 간 치료효과의 차이와 표준편차 같은 매개변수는 예비연구에서 나온 결과, 출판된 데이터, 혹은 임상시험 전문가 자신들의 지식과 견해를 기초로 추정하여 사용하게 된다. 이것은 곧 적당한 표본수가 일부 연구자에게는 주관적 선택이며, 또 다른 연구자에게는 특정 요인의 임의적 측정에 의존하고 있음을 의미한다. 예비연구의 표본수가 그리 크지 않다면, 예비연구에서 얻은 정보는 변량값 및 최소 임상적 치료효과 차이값의 측정으로 사용하기에 신빙성이 약하다. 대부분의 표본수 계산에서는 0.05의 알파와 80%의 검정력이 일반적 선택으로 적합하다. 다른 유의수준과 검정력의 가정은 표본수에 직접적으로 영향을 주는데, 가령 낮은 알파와 높은 검정력은 더 큰 표본수로 이어져 이것은 곧 더 많은 비용으로 이어진다. 이런 매개변수에서의 변화의 영향을 조사하기 위해서 조금씩 다른 매개변수값을 추정하여 표본수를 계산하는 민감도 분석(sensitivity analysis)을 하는 것이 도움이 된다. 만일 모든 질문들이 동일하게 관심이 있는 것이라면, 적절한 피험자 수를 가진 임상시험 연구가 되도록 각 연구질문(결과변수)에 필요한 표본수를 계산하고 나서, 그 중에서 가장 큰 표본수를 선택하는 것도 하나의 방법이다.

표본수 결정에 관한 전반적 견해는 다음과 같다.

- 인구 표준편차(σ), 혹은 임의적인 치료효과 등 미지의 모수(매개변수, parameter)를 포함한 추측이다.

- 인구 표준편차(σ)의 추정값을 보다 정확하게 하기 위하여 외적 혹은 내적 예비연구를 고려하는 것이 좋다.

- 데이터 분석에 사용된 계획된 것과 동일한 테스트 통계량을 사용하는 것이 이상적이지만 실제로는 표본수 계산에서는 더 간단한 방법을 사용하기도 한다.

- 표본수 계산에서는 피험자의 적격성 기준, 추적기간, 비용, 그리고 피험자 모집 등의 조건도 연관해서 고려해야 한다.

- 가끔 연구 비용이나 피험자 가용성과 같은 실질적 이슈에 의해 지배되기도 한다.

- 표본수와 검정력을 약간씩 변경해서 계산할 수도 있다.

- 임상시험 연구 도중에 표본수 조정은 가능하지만, 표본수는 미리 약간 크게 견적하는 것이 좋다.

- 필요한 표본수나 검정력은 연구설계 혹은 분석계획에 의해서도 영향을 받는다. 예를 들면 페어드 데이터, 반복측정, 클러스터 무작위화, 중간분석, 다중비교, 다중 결과 등은 표본수 계산에 영향을 미친다.

7.2 표본수 계산의 아웃라인
Outlines for Sample Size Calculation

7.2.1 연구목적과 표본수

임상시험 설계에서 가장 중요한 단계는 연구질문을 명확하게 구체화하는 것이다. 실행하고자 하는 임상시험에서 가장 중요한 결과는 무엇인가? 즉, 연구의 초점을 효율성 또는 독성 중 어느 것에 맞출 것인가? 연구결과는 어떻게 측정될 것인가? 대조집단은 무엇인가? 연구목적들은 효율성, 안전성, 혹은 삶의 질 등에 따라서 분류될 수 있다. 더 나아가 연구질문들은 통계적 가설(귀무가설과 대립가설) 테스트의 근거로 만들어질 수 있어야 한다. 연구목적을 토대로 표본수를 결정하는 것은 연구설계에서 중요하며, 표본수는 제1연구질문을 대답하기에 충분하게 커야 한다. 임상적으로 의미 있는 차이를 발견하면서 바람직한 검정력를 가지기 위해서 몇 명의 피험자가 필요한가? 만일 제한된 예산과 다른 의학적인 이유 때문에 적은 표본수로 연구해야 한다면, 비용 대비 효율성과 검정력 사이에서 선택할 수 있는 것은 무엇인가에 대해서도 생각해야 한다. 그러므로 임상연구에서 표본수 계산은 타당성, 정확성, 신뢰성 그리고 임상연구의 진정성을 보장하는 데 중요한 역할을 한다. 집단 간 치료효과의 차이를 테스트하기 위하여 충분한 데이터가 필요하며, 이것은 곧 치료효과 측정의 정확성과도 연결되어 있다. 이 정확성은 추정값의 표준오차, 신뢰구간의 넓이, 가설 테스트에서 1종과 2종 오류수준을 이용하는 방법으로 표현될 수 있다.

7.2.2 제1결과(결과변수)

표본수 계산에 있어서 가장 먼저 이루어져야 하는 것이 제1결과를 나타내는 결과변수를 구체적으로 명시하는 것이다. 예를 들면 연속형, 이항 데이터와 카운터 데이터로 나타내는지, 혹은 특정 사건까지의 시간인지를 명확히 해야 한다. 이러한 제1결과변수는 표본수 계산에 사용된다. 또한 제1결과변수의 비교가 가장 관심을 두는 임상시험 기간 동안의 시간적 시점(예를 들면 투약완료 후 6개월)을 명시해야 한다. 만일 제1결과변수가 베이스라인의 특정한 시간까지의 변화라면 그 결과변수의 절대적 변화를 보는 것과 퍼센트 변화를 보는 것

중에 어느 것이 더 적합한지를 생각해야 한다. 만일 제2결과에도 특별히 관심 있다면, 계산된 표본수는 이러한 제2결과에 대해서 제안된 치료집단 간의 차이가 발견될 수 있는지 보여줄 검정력 계산이 수행되어야 한다.

7.2.3 표본수 계산에 필요한 구성 요소

일반적으로 신약물의 우월성을 테스트하는 임상시험에서 나타나는 두 가지의 오류는 [표 7.1]에서 보는 바와 같다.

(i) 실제로 H_0 사실일 때 H_0를 기각하는 것(1종 오류)

(ii) 실제로 H_0 틀렸을 때 H_0를 기각하지 않는 것(2종 오류)

[표 7.1] 가설 결정과 오류

		가설 결정	
		H_0 기각	H_0 비기각
참	H_0	α(1종 오류)	$1-\alpha$
	H_1	$1-\beta$	β(2종 오류)

1종 오류와 2종 오류의 위험은 그 영향력을 고려할 때 종종 규제기관의 위험(1종)과 연구자(2종)의 위험으로 언급되기도 한다. 제1종 오류 α와 제2종 오류 β는 보통 0.05와 0.20(혹은 0.10)으로 각각 고정된다. 표본수를 계산하기 위하여서는 다음 몇 가지를 고려해야 한다.

- 표본크기 측정을 위한 매개변수들
    - 1종 오류 α(혹은 유의수준)
    - 2종 오류 β($1-\beta$ 혹은 검정력으로 표현)
    - 치료효과(effect of interest)
    - 발견될 치료효과의 차이(δ) 결정
    - 가변성

- 결과변수 형태에 따른 표본수 계산
    - 연속 결과(예: 삶의 질 결과)
    - 이항 결과(예: 반응비율)
    - 사건까지의 시간(예: 생존시간)

- 표본수 공식의 형태
    - 두 집단 간의 평균 비교
    - 두 집단 간의 치료 성공 비율 비교
    - 사건까지의 시간 비교
    - 포아송(Poisson)율 비교
    - 종단적 결과변수
    - 변화율
    - 평균값
    - 이항 결과
    - 크로스-오버 임상시험
    - 동등성 임상시험

- 가설 테스트
    (i) 양방향 테스트

    $$H_0 : \mu_T = \mu_S \quad \text{vs} \quad H_1 : \mu_T \neq \mu_S$$

    μ_T은 중재치료의 반응평균

    μ_S은 위약의 반응평균

    (ii) 우월성 테스트

    $$H_0 : \mu_S - \mu_T \leq \delta \quad \text{vs} \quad H_1 : \mu_S - \mu_T > \delta$$

    귀무가설 기각은 중재치료약과 대조약 사이의 차이는 임상적으로 의미 있는 차이 δ보다 크다는 것을 제안한다.

(iii) 비열등성 테스트

$$H_0 : \mu_S - \mu_T \geq \delta \quad vs \quad H_1 : \mu_S - \mu_T < \delta$$

(iv) 동등성 테스트

$$H_0 : |\mu_S - \mu_T| \geq \delta \quad vs \quad H_1 : |\mu_S - \mu_T| < \delta$$

 7.3 연속적 반응

Continuous Response Variable

7.3.1 두 독립집단의 연속적 결과변수 비교

우월성 임상시험에서의 연구목적은 집단 간의 치료효과가 동일하다는 것을 귀무가설로 한다. 집단 간 치료효과의 비교에서 통계적 유의한 차이가 있는지를 결정하는 우월성 임상 시험에서 귀무가설(H_0)과 대립가설(H_1)은 다음과 같은 형식으로 나타낸다.

H_0 : 두 치료의 반응평균은 다르지 않다. ($\mu_T = \mu_S$)
H_1 : 두 치료의 반응평균은 다르다. ($\mu_T \neq \mu_S$)

정규분포를 따르는 결과변수의 경우, 가설 테스트에서 각 집단당 표본수 n을 계산하기 위하여 아래의 항목이 필요하다.

- 1종 오류 크기 α

- σ : 대상인구의 표준편차. 보통 이미 발표된 논문 혹은 예비조사에서 얻는다.

- δ : 임상적으로 중요한 치료효과 차이. 실현될 것 같은 차이로 효과크기라고 한다.

- 2종 오류 β 혹은 검정력 $1-\beta$

가령 두 독립집단의 반응평균을 비교한다고 가정하자. $\delta = \mu_1 - \mu_2$라 하고 다음의 귀무가설과 대립가설을 생각해 보자.

$$H_0: \delta = 0 \quad vs \quad H_1: \delta \neq 0$$

이 가설에서 양방향(two-sided) 결정법칙은 다음의 형식을 가진다.

만일 테스트 통계량 $Z = \dfrac{|\bar{X}_1 - \bar{X}_2|}{\sigma\sqrt{\dfrac{2}{n}}} > C$이면, H_0를 기각한다.

여기서 C는 Z-분포 테이블에서 얻을 수 있는 임계값 혹은 기각값(critical value)이다.

원하는 1종 오류 α를 유지하기 위하여 기각값 C를 선택한다. 그러고 나서 명시된 대안 δ에 채택 가능한 2종 오류 β를 얻기 위하여 표본수가 계산된다. 일반적으로 1종 오류 $\alpha = 0.05$와 검정력 $1 - \beta = 80\%$ 혹은 90 %를 선택한다.

$\delta = (\mu_1 - \mu_2)$가 주어졌을 때, 각 집단의 표본수 n은 다음과 같다.

$$n = \frac{2(Z_{1-\alpha/2} + Z_{1-\beta})^2 \sigma^2}{\delta^2}$$

이 공식으로부터 δ와 β값 각각은 간단히 계산될 수 있다.

σ, α, n, β가 주어졌을 때, δ는 다음과 같다.

$$\delta = \frac{\sqrt{2}(Z_{1-\alpha/2} + Z_{1-\beta})\sigma}{\sqrt{n}}$$

$\sigma, \alpha, \delta, n$가 주어졌을 때, β는 다음과 같다.

$$Z_{1-\beta} = \sqrt{\frac{n}{2}} * \frac{\delta}{\sigma} - Z_{1-\alpha/2}$$

◯◯◯ 예제

대조집단과 비교하여 식이요법 중재집단의 콜레스테롤이 10mg/dl 차이가 있을 것이라는 가정하에서 표본수를 측정하려 한다. 이미 발표된 논문에 의하면 표준편차값이 50으로 측정되었다. 이 임상시험에서 양방향의 제1종 오류 5%와 90%의 검정력을 원한다면, 몇 명의 피험자가 필요한가?

주어진 정보 $\delta = 10$; $\sigma = 50$; $Z_{1-\alpha/2} = 1.96$; $Z_{1-\beta} = 1.28$을 이용하면, 필요한 표본수는

$$n = 2(1.96+1.28)^2 * (50)^2/10^2 = 525$$

이 임상시험에는 총 1050명(각 집단에서 525명씩)의 피험자가 필요하다. ■

◯◯◯ 예제

위의 예제에서 표본수 크기를 각 집단에 600명씩으로 제한하기를 원한다고 가정하자. 이 표본수로 발견할 수 있는 효과크기(effect size) δ는 얼마인가?

$$\delta = \frac{\sqrt{2}(1.96 + 1.28) * 50}{\sqrt{600}} = 13.2 \quad ■$$

◯◯◯ 예제

위의 예제에서 표본수 크기를 각 집단에 600명씩으로 제한하기를 원한다고 가정하자. 콜레스테롤의 차이가 10mg/dl으로 밝혀졌다면 이 임상연구의 검정력은 얼마인가?

$$Z_{1-\beta} = \sqrt{\frac{600}{2} * \frac{50}{10}} - 1.96 = 1.50\text{이고}$$

정규분포표로부터 얻은 $1-\beta = 0.93$이며, 즉 93%의 검정력을 가진다. ■

7.3.2 페어드(paired) 연속적 결과변수 비교

결과변수에서 사전치료와 사후치료(pre-and post-treatment) 차이의 평균은 페어드 t-테스트(paired t-test, 짝지은 t 테스트)를 사용한다. 짝지어진 결과변수의 테스트 통계량 Z는 다음의 형식을 가진다.

$$\text{테스트 통계량 } Z = \frac{\overline{d}}{S_d / \sqrt{N}}$$

여기서 $\overline{d}$ = 각 피험자의 전후로부터 얻어진 결과치의 차이(pre-post)를 계산한 후의 집단 간 평균, 즉 차이의 평균이며, S_d는 차이의 표준편차이다.

연구에 필요한 페어의 수 N_d는 다음의 형식을 가진다.

$$N_d = \frac{(Z_{1-\alpha/2} + Z_{1-\beta})^2 S_d^{\,2}}{d^2}$$

○○○ 예제

운동 프로그램 전후의 혈청콜레스테롤 수치를 비교하는 임상시험을 위한 표본수를 계산하기 위하여, 전후의 콜레스테롤 결과변수의 차이는 −0.17이고, 차이의 표준편차는 0.56으로 발표된 논문을 이용한다. 5%의 제1종 오류와 80%의 검정력을 가지기 위해서는 필요한 페어 수는 얼마인가?

$$N_d = \frac{(1.96 + 0.84)^2 \, 0.56^2}{(-0.17)^2} = 85.1$$

5%의 1종 오류와 80%의 검정력을 가지기 위해서는 이 임상시험에는 총 86페어가 필요하다. ■

7.4 이항 결과변수

Dichotomous Response Variable

7.4.1 두 독립집단의 이항 결과변수 비교

독립적 두 치료집단의 임상시험에서 사망 및 질병 회복 여부와 같은 이항 결과변수를 비교한다고 가정하자. 우월성 임상시험 연구의 목적은 두 집단의 치료효과가 동일하다는 귀무가설에 대하여 통계적으로 유의한 차이가 있는지를 결정하는 것이다. 귀무가설(H_0)과 대립가설(H_1)은 다음과 같다.

H_0 : 두 치료의 결과비율은 다르지 않다
H_1 : 두 치료의 결과비율은 다르다.

[표 7.2] 이항 결과를 가진 연구결과 요약표

치료집단	결과		표본수
	1	0	
C(대조집단)	p_C	$1-p_C$	n_C
I(치료중재집단)	p_I	$1-p_I$	n_I
비율	$\bar{p}$	$1-\bar{p}$	n

각 치료집단의 표본수가 동일하다고 가정할 경우에, 임상시험에 필요한 각 집단의 표본수는 다음의 형식을 가진다.

$$n = \frac{(Z_{1-\alpha/2} + Z_{1-\beta})^2 \, [\, p_C(1-p_C) + p_I(1-p_I) \,]}{(p_C - p_I)^2}$$

여기서 p_I = 중재집단에서의 치료 성공률, p_C = 대조집단에서의 치료 성공률이다.

7.3절에서 보여준 연속성 결과변수의 경우와 유사하게 이항 결과변수에서 표본수 공식은 다음과 같다.

$$n = \frac{2(Z_{1-\alpha/2}+Z_{1-\beta})^2 \, \overline{p}(1-\overline{p})}{(p_C-p_I)^2}$$

여기서 $\overline{p} = (p_C + p_I)/2$이고, 이 공식의 분모에 있는 $\overline{p}(1-\overline{p})$는 연속형 결과변수에서의 표준편차와 같이 이항결과 데이터에서의 가변성 측정이다.

◐◐◐ 예제

미국의 암 연구기관인 ECOG(Eastern Cooperative Oncology Group)에서 연구팀은 악성림프종 치료를 위하여 화학약물치료의 무작위 임상시험을 실행했다. 이 임상시험에서 사용한 4가지의 다중약물 치료로 BCVP, COPA, COPB, 그리고 CPOB를 사용했으며, 연구목적은 연구팀이 이전에 사용해 왔던 표준치료인 BCVP보다 3가지의 다른 치료(COPA, COPB, CPOB)들이 더 좋은 반응(즉, 림프종 완전 제거)을 보여주는 것이다. 과거에 발표된 연구에 의하면, BCVP로는 30% 증가된 반응을 보였고 다른 3가지 치료로는 50% 증가된 반응을 기대하는 것이 현실적이라 생각된다. 5%의 1종 오류와 90%의 검정력을 가지기 위하여 얼마의 표본수가 필요한가?

$$p_C = 0.3, \; p_I = 0.5, \; \overline{p} = (0.3 + 0.5)/2 = 0.4$$

$$n = \frac{2(1.96+1.28)^2 \, 0.4(1-0.4)}{(0.3-0.5)^2} = 126$$

이 임상연구는 각 치료집단 당 126명, 즉 총 피험자 $4n = 4 \times 126 = 504$명이 필요하다. ■

7.4.2 페어드 이항 결과변수 비교

페어드 데이터의 이항 결과변수의 비교는 두 집단의 성공 빈도차이를 사용한다. 즉 각 페어 내에서 중재치료 집단과 대조집단 간의 페어의 불일치(discordance) 결과의 차이는 맥네

마 테스트(McNemar's test)를 사용하여 비교될 수 있다. 페어드 데이터의 이항 결과변수의 비교 임상시험에서 필요한 페어드 수는 다음의 형식을 가진다.

$$N_p = \frac{(Z_{1-\alpha/2}+Z_{1-\beta})^2 f}{d^2}$$

P_C = 대조집단에서의 성공 비율
P_I = 중재집단에서의 성공 비율
f = 불일치한 페어의 비율
d = 집단 간 치료 성공 비율 차이
N_p = 페어드 수

 예제

시력치료 임상시험에서 각 피험자 눈의 한쪽은 레이저로, 다른 한쪽은 표준치료로 무작위 배정하려 한다. P_I는 레이저 치료 눈에서 시력을 되찾는 비율로 성공률은 0.4이고, P_C는 표준치료의 눈에서 시력을 되찾는 비율로 성공률은 0.2이라고 하자. 불일치 비율 f = 0.8이라면, 5%의 1종 오류와 90%의 검정력을 가지기 위하여 임상시험은 얼마의 페어드 수가 이 임상시험에 필요한가?

$$N_p = \frac{(1.96+1.28)^2 0.8}{(0.4 - 0.2)^2} = 210 \text{ 페어가 필요하다. } \blacksquare$$

(7.5) 동등성과 비우월성 임상시험
Sample Size for Equivalence & Non-inferiority

7.5.1 동등성 임상시험을 위한 표본수

현재 사용 중인 기존치료만큼 효과 있는 반면에 투약하기에 더욱 용이하고, 경제적이며 부작용이 적은 새로운 치료법을 기존의 치료법과 비교하는 경우에는 동등성과 비우월성 임상시험이 실행된다. 동등성 임상시험의 목적은 중재치료가 대조치료보다 우월함을 설명하기보다는 두 치료가 임상적으로 의미 있는 차이를 가지지 않음을 보여주는 것이다. 다시 말해서, 임상적으로 동등함을 주장하려는 경우에 사용된다. 이때 미리 정해진 임상적으로 중요한 치료효과의 차이, Δ가 명시된다. 치료효과의 차이가 허용한계치($\Delta > 0$)보다 적든지 혹은 같다면 동등성이 함축한다. 이때 동등성 임상시험에서 귀무가설과 대립가설은 다음과 같다.

H_0: 두 집단의 치료효과는 다르다.
H_1: 두 집단의 치료효과는 다르지 않다.

μ_N와 μ_S를 신치료집단과 기존치료집단 각각의 모집단 평균이라 표시하자. 위의 귀무가설과 대립가설을 다시 표현하면,

H_o: $|\mu_N - \mu_S| > \Delta$ vs H_1: $|\mu_N - \mu_S| \leq \Delta$
즉,
H_o: $\mu_N - \mu_S < -\Delta$ 혹은 $\mu_N - \mu_S > \Delta$ vs H_1: $-\Delta \leq \mu_N - \mu_S \leq \Delta$

여기서 σ은 표준편차이고, Δ는 가상의 치료효과 차이이며, n은 각 집단별 표본수이다.

정규적 결과변수의 동등성 임상시험에 필요한 표본수의 일반적 공식은 표준편차에 대한 가정에 따라 두 가지 경우로 나누어 생각할 수 있다(Julious, 2004 & 2012; Chow, 2007).

Case i) 두 집단이 공통의 표준편차 σ를 가질 때

$$n = \frac{2(Z_{1-\alpha} + Z_{1-\beta/2})^2 \sigma^2}{(\Delta)^2}$$

Case ii) 두 집단이 각각 다른 표준편차 σ를 가질 때

$$n = \frac{(Z_{1-\alpha} + Z_{1-\beta/2})^2 (\sigma_S^2 + \sigma_N^2)}{(\Delta)^2}$$

이항 결과변수로 p_N과 p_S를 각각 신치료와 기존치료의 반응율이며, Δ는 가상의 효과차

이라고 할때, 동등성 임상시험에 필요한 표본수는 다음의 형식을 가진다.

$$n = \frac{(Z_{1-\alpha}+Z_{1-\beta/2})[P_S(1-P_S)+P_N(1-P_N)]}{(\varDelta)^2}$$

◯◯◯ 예제

천식 해소에 사용되는 두 개의 흡입기(R, T)는 그 기능에서 차이가 거의 없다고 알려져 있어, 두 기기의 동등성을 평가하려 한다. 만일 그 흡입기들의 치료차이가 아침 시간의 최대호기 속도가 15(l/min) 이내라면 동등하다고 간주된다. 과거 실험으로부터 변량값은 1600(l/min)^{2}로 발표되었다. 0.05%의 제1형 오류와 80%의 검정력을 가지려면, 얼마의 표본수가 임상시험에 필요한가?

$$n = \frac{2(Z_{1-\alpha}+Z_{1-\beta/2})^2\sigma^2}{(\varDelta)^2} = \frac{2(1.65+1.28)^2 40^2}{(15)^2} = 122.09$$

이 임상시험은 총 224명의 피험자(각 집단 당 112명씩)가 필요하다. ∎

◯◯◯ 예제

HIV 연구팀은 동등성 임상시험 설계에서 신치료와 표준치료의 성공률은 두 치료 모두 80%로 기대하고 있어 두 치료 사이의 치료효과 차이는 없을 것이라고 예상한다. 만일 동등성 한계를 10%로 정하고, 5%의 제1종 오류와 80%의 검정력을 가지려면 얼마의 표본수가 필요한가?

$$n = \frac{(1.65+1.28)^2[0.8(1-0.8)+0.8(1-0.8)]}{(0.1)^2} = 274$$

이 임상시험은 총 548명(각 집단274명씩)의 피험자가 필요하다. ∎

사례 콩팥산통 치료제 임상시험(Wood, 2000)

Wood는 콩팥산통(renal colic) 치료연구에서 케토록락(ketorolac)과 메페리딘(meperidine)의 치료효과를 비교하기 위해 동등성 임상시험을 실행했다. 연구자는 효과크기가 20%라면 임상적으로 중요하다고 정의하며, 5%의 1종 오류와 80%의 검정력을 가지고 동등성을 테스트하기 위해서 126명의 피험자를 모집하였다. 그는 연구 데이터 분석결과 p-값 = 0.02를 얻어 귀무가설을 기각하고, 케토록락과 메페리딘의 치료효과는 동등하다고 결론지었다. ∎

7.5.2 비열등성 임상시험을 위한 표본수

특정 질병에 의한 중재치료의 무작위 임상시험은 위약군 혹은 '기존 치료' 대조군과의 치료효과를 비교한다. 하지만 기존치료가 효율적인 것으로 알려진 경우에, 위약을 대조치료로 하는 무작위 임상시험은 비윤리적이다. 대신에 중재치료는 확인된 기존치료에 열등하지 않음을 보여주기 위하여, 중재치료를 기존치료에 비교하는 활성제어(active-controlled) 임상시험이 실행된다. 비열등성 임상시험의 목적은 새로운 치료가 기존의 치료와 비교해서 미리 명시한 허용한계치(Δ) 이상으로 열등하지 않다는 것을 보여주기 위한 연구이다. 이런 연구에서 비열등성 임상시험의 귀무가설과 대립가설은 다음과 같다.

H_0: 신치료는 기존치료보다 열등하다.
H_1: 신치료는 기존치료보다 열등하지 않다.

즉,

$$H_0: \mu_N - \mu_S \le -\Delta \quad \text{vs} \quad H_1: \mu_N - \mu_S > -\Delta$$

정규적 결과변수의 비열등성 임상시험에 필요한 표본수의 일반적 공식은 표준편차에 대한 가정에 따라 두 가지로 생각할 수 있다(Julious, 2004 & 2012; Chow, 2007).

Case i) 집단들이 공통 σ를 가질 때

$$n = \frac{2(Z_{1-\alpha} + Z_{1-\beta})^2 \sigma^2}{(\mu_S - \mu_N - \Delta)^2}$$

Case ii) 집단들이 각각 다른 σ를 가질 때

$$n = \frac{(Z_{1-\alpha} + Z_{1-\beta})^2 (\sigma_S^2 + \sigma_N^2)}{(\mu_S - \mu_N - \Delta)^2}$$

이항 결과변수로 p_N과 p_S를 각각 신치료와 기존치료의 반응율이며, Δ는 가상의 라고할때, 비열등성 임상시험에 필요한 표본수의 일반적 공식은 다음과 같다.

$$n = \frac{(Z_{1-\alpha} + Z_{1-\beta})[P_S(1-P_S) + P_N(1-P_N)]}{(P_S - P_N - \Delta)^2}$$

비열등성과 동등성 임상시험에서 표본수 계산에서의 차이는 비열등성 표본수 공식 속의 $Z_{1-\beta}$ 위치에 $Z_{1-\beta/2}$를 대체하면 동등성 임상시험의 표본수 계산이 된다는 점이다.

비열등성 임상시험 맥락에서 $-\Delta$는 비열등성 한계이다(5.10.3의 그림 5.6 참조). 비열등성을 결론짓기 위해서는 동등성 귀무가설이 일방향 가설 테스트로 바뀐다. 실제로 이것은 $(1-\alpha)100\%$ 신뢰구간을 계산하여 이 신뢰구간의 하한이 $-\Delta$보다 크다면 비열등성으로 결론 내린다. 한계치인 Δ를 정하는 것은 간단하지 않으며, Δ는 주로 임상진료에서 더 큰 차이라면 문제가 야기되는 임상적 허용차이라고 정의할 수 있는 임상적 판단이다. 그 차이는 과거 임상시험에서 측정된 것으로, 위약에 비해 활성 대조치료 효과의 일부분으로 정의된다. Δ를 임상적 차이로서 활성 대조와 위약 사이의 임상적으로 의미 있는 차이의 1/2로 두는 것이 좋다(Jones, 1996). 이항 결과변수에 대해서는, 활성 대조치료 효과는 사건 발생률에서 차이, 로그(logarithms)의 차이, 혹은 사건율의 로그 오즈(log-odds)의 차이로 표현될 수 있다. [표 7.3]은 비열등성과 동등성 임상시험에서의 Δ 크기와 검정력에 따른 표본수를 비교한 것이다.

[표 7.3] 비열등성과 동등성 임상시험의 표본수 및 검정력 비교

검정력	Δ	비열등성 연구 표본수	동등성 연구 표본수
80%	0.01	30,876	42,778
	0.025	4,940	6,844
	0.050	1,235	1,711
	0.075	549	761
	0.10	309	428
	0.15	137	190
90%	0.01	42,778	54,120
	0.025	6,844	8,659
	0.050	1,711	2,165
	0.075	761	962
	0.10	428	541
	0.15	190	241

○○○ 예제

무열호중구감소증(afebrile neutropenia) 치료를 위한 신항생제의 효능이 기존 항생제의 효능에 열등하지 않다는 무작위 임상시험을 설계하려 한다. 결과변수는 4일 내에 열이 제거되는 것(성공)으로 기존 항생제의 성공률은 50%이다. 신항생제는 기존 항생제의 효능보다 열등하지 않고 그 성공률은 적어도 40%라는 것을 보이려 한다. 0.05%의 제1종 오류와 80%의 검정력을 가지려면, 얼마의 표본수가 임상시험에 필요한가?

$$n = \frac{(1.65+0.84)^2[0.5(1-0.5)+0.4(1-0.4)]}{(0.1)^2} = 158.8$$

이 임상시험은 총 318명의 피험자(각 집단당 159명씩)가 필요하다. ■

○○○ 예제

천식 해소에 사용되는 두 개의 흡입기(R, T)의 효과를 평가하려 한다. 그 흡입기들의 치료차이가 아침 시간의 최대호기 속도가 15(l/min)보다 월등하지 않다고 간주된다. 과거 실험으로부터 변량값은 1600(l/min)^{2}로 발표되었다. 5%의 1종 오류와 80%의 검정력을 가지려면, 얼마의 표본수가 임상시험에 필요한가?

$$n = \frac{2(1.65+0.84)^2 40^2}{(15)^2} = 88.2$$

이 임상시험은 총 178명의 피험자(각 집단 당 89명씩)가 필요하다. ■

독립적 두 치료집단을 비교하는 임상시험에서 결과변수가 사망과 같은 특정 사건까지의 시간일 경우, 결과변수로는 각 피험자에 대해서 사건발생 여부의 표시[사건 혹은 센서링(censoring)]와 임상시험 시작 시간에서부터 특정 사건까지의 시간 혹은 관측 중단까지의 시간이 기록된다.

각 치료집단의 생존시간 함수 $S(t)=P(T>t)$를 고려하자. 생존분석에서 사용되는 가장 단순한 모수모형은 지수모형(exponential model)으로 다음과 같다.

$$S(t) = e^{-\lambda t}, \ \ t>0, \ \lambda>0$$

여기서 λ는 위험상수로서, 전체 생존기간 동안의 위험수준은 고정된다. 그러므로 지수모형은 시간이 흐르면서 상수 위험함수(constant hazard function)를 상정한다. 치료집단 1 대 치료집단 2의 생존시간에 대한 치료효과를 테스트하는 귀무가설과 대립가설은

$$H_0 : S_1(t) = S_2(t) \quad \text{vs} \quad H_1 : S_1(t) \neq S_2(t)$$

이 가설은 다음과 같이 위험비율로도 표현될 수 있다.

$$H_0 : \lambda_1 = \lambda_2 \quad \text{vs} \quad H_1 : \lambda_1 \neq \lambda_2$$

생존시간 임상시험에서의 표본수 계산에서 이용한 기본 가정은 맞지 않을 수도 있으며, 일반적으로 측정된 표본수는 대략 산출된 것이다. 생존기간 분석의 검정력은 사건수의 함수이며, 보통 모집기간(T_0)이 짧고, 총 추적기간(T)이 길수록 검정력은 증가한다. 생존시간을 결과로 하는 임상시험의 표본수 계산에는 1종 오류(α-레벨), 원하는 검정력, 그리고 각 집단의 사건율이 필요하다.

생존기간 임상시험에 필요한 표본수 계산 공식(Lachin 1981)은 다음과 같다.

$$n = \frac{(Z_{1-\alpha/2}+Z_{1-\beta})^2[\phi(\lambda_1)+\phi(\lambda_2)]}{(\lambda_1-\lambda_2)^2}$$

여기서 $\phi(\lambda) = \dfrac{\lambda^2}{1-e^{-\lambda T}}$ 혹은 $\phi(\lambda) = \dfrac{\lambda^2}{1-[e^{-\lambda(T-T_0)}-e^{-\lambda T}]/\lambda T_0}$ 이며, T는 피험자

의 추적 기간이며 T_0는 피험자 모집 기간이다. T_0 동안 피험자 모집은 균일하다고 가정한다.

⬤⬤⬤ 예제

심장질환 환자의 사망률을 감소시키기 위해 신약(치료집단 2)을 기존약물(치료집단 1)과 비교하려 한다. 기존약물의 사망 위험함수는 30%인 것으로 생각되며, 신약은 사망 위험을 20%로 감소시킬 것이라고 기대하고 있다. 피험자는 1년 동안 모집되고 총 5년 추적기간을 가진다고 가정한다. 5%의 1종 오류와 90%의 검정력을 가지려면, 이 임상시험에는 얼마의 표본수가 필요한가?

$$\phi(\lambda_1) = \phi(0.3) = 0.122$$

$$\phi(\lambda_2) = \phi(0.2) = 0.067$$

$$n = \frac{(1.96+1.28)^2(0.122+0.067)}{(0.1)^2} = 198.8$$

이 임상시험은 총 398명의 피험자가(각 집단당 199명) 필요하다. ■

사건율이 상대적으로 적고, 높은 센서링(censoring, 중도절단)이 있을 임상시험을 계획할 때에는 대부분의 정보는 총 사건수에 있으므로, 사건비율(proportion)에 근거한 표본수 계산도 적절할 것이다. 또한 임상시험에서 센서링이 없을 경우에 생존시간 임상시험에 필요한 표본수 계산 공식은 다음과 같다.

$$n = \frac{2(Z_{1-\alpha/2}+Z_{1-\beta})^2}{ln\left(\dfrac{\lambda_c}{\lambda_I}\right)}$$

클러스터 무작위 임상시험에서 각 치료집단은 K 클러스터(cluster)를 가지고, 각 클러스터는 동일하게 m명의 피험자를 가진다고 가정하자.

'클러스터-내에서(within-Cluster)'의 피험자의 차이와 '클러스터들-사이(between-Clusters)' 피험자들의 차이는 결과변수의 전체 가변성에 기여하며, 그 가변성은 클러스터들-사이 $(\sigma_b^2 ; S_b^2)$와 클러스터-내에서 $(\sigma_w^2 ; S_w^2)$으로 나타낼 수 있다.

클러스터-내에서의 상관계수(Intra-cluster correlation coefficient) ρ는

$$\rho = \frac{\sigma_b^2}{\sigma_w^2 + \sigma_b^2} , 0 \leq \rho \leq 1$$이며,

$$\rho의 \ 추정값은 \ \hat{\rho} = \frac{S_b^2}{S_w^2 + S_b^2}$$

이때 만일 $\rho = 0$이면, 모든 클러스터가 동일하게 반응한다는 것을 함축한다. 만일 $\rho = 1$이면, 동일한 클러스터 속에 모든 피험자는 비슷하게 반응하여서 클러스터 내에서는 변동성이 없다. 전형적인 임상시험에서 ρ의 추정값은 $0.1 \leq \hat{\rho} \leq 0.4$이다. 만일 클러스터를 가정하지 않는다면, 각 치료군에 n 피험자가 필요하다고 가정하자. K 클러스터가 있고, 각 클러스터는 m 피험자를 가진다면, 총 피험자의 수 $n^* = K \times m$를 무작위 배정하기를 원한다 (Donnere, 1981). 클러스터 무작위 임상시험에 필요한 표본수 계산 공식은 다음과 같다.

$$n^* = K \times m = n[1+(m-1)\rho]$$

여기서 $[1+(m-1)\rho]$는 팽창요인(inflation factor)이라고 한다.

7.8 반복측정 임상시험의 표본수
Sample Size for Repeated Measures

결과변수를 반복측정하는 임상시험에서는 연구에 필요한 피험자 수뿐만 아니라 각 피험자로부터 결과변수가 반복측정되는 횟수 또한 고려해야 한다. 반복측정의 경우에 치료효과는 선형모형의 기울기 평균을 비교함으로써 검토할 수 있다. 각 개인의 기울기는 특정 치료집단 속의 피험자에 따라 서로 다르지만, 그 기울기들은 중재치료 혹은 대조치료의 효율성을 반영하는 평균 기울기 부근에서 약간씩 다르다. 반복측정에서 y를 반복관찰 측정값으로 선형모형 $y = \beta_0 + \beta_1 t + error$로 표현된다고 가정하자. 여기서 t는 결과변수를 측정한 시간이며, 'error'는 측정 가변성에 기인하며, 그 변량을 $\sigma_{(error)}^2$로 표기한다. 치료집단에서 각 피험자는 서로 다른 기울기를 가지고 있으며, 기울기의 가변성을 σ_β^2로 표기한다.

D는 피험자의 총 연구 참여기간을 나타내고, R은 임상시험 기간 동안 각 피험자의 측정 횟수를 나타낸다고 하자. 그러면 기울기 가변성은 다음과 같다.

$$\sigma_\beta^2 = \sigma_B^2 + \frac{12(R-1)\sigma_{(error)}^2}{D^2 R(R+1)}$$

σ_B^2는 측정 오류와 선분 적합성 결여(lack of linear fit)에서 나오는 것이 아니라, 기울기에서 피험자 변량에서 나온다. 반복측정 임상시험에서 두 집단 간 변화의 평균비율 차이 Δ를 발견하기 위하여, 각 집단의 필요한 표본수는(Nam, 1987; Rochon, 1991) 다음과 같다.

$$n = \frac{2(Z_{1-\alpha/2} + Z_{1-\beta})^2}{\Delta^2} \left\{ \sigma_B^2 + \frac{12(R-1)\sigma_{(error)}^2}{D^2 R(R+1)} \right\}$$

7.9 표본수 조정

Sample Size Adjustments

검정력 혹은 필요한 표본수 n은 임상시험의 집행 과정 중에 일어나는 피험자의 중도탈퇴 혹은 치료순응 등의 집행 측면에 의해서 영향을 받기 때문에 표본수의 조정이 필요하다.

(i) 추적불가(Loss to follow-up) 혹은 임상시험 탈퇴(dropout)

단순한 표본수 조정으로 $n* = \dfrac{n}{(1-d)}$을 사용할 수 있다. d는 탈퇴비율이며, 여기서 '탈퇴'란 결과변수를 평가할 수 없다는 것을 의미한다.

○○○ 예제

임상시험의 필요한 표본수 계산에서 $n = 100$으로 산출되었다. 피험자의 중도탈퇴 비율이 10%일 것이라고 기대된다고 가정하자. 이 경우에 중도탈퇴를 고려하여 임상시험에 필요한 조정된 표본수 $n*$는 다음과 같다.

$$n* = \frac{100}{(1-0.1)} = 112$$

(ii) 치료 비순응

피험자의 치료 비순응을 고려한 표본수 조정 방법으로 라친(Lachin 1981) 방법이 있다. '드롭아웃(dropouts)'은 치료집단에 배정된 피험자들 이사 등으로 더이상 연구에 참여할 수 없다든지 혹은 약물의 심각한 부작용으로 치료를 견딜 수 없어 연구에서 중도탈퇴를 하는 것이다. 이때 드롭아웃한 피험자를 마치 대조집단에 배정된 것처럼 치료반응을 가지는 것으로 추정한다. '드롭인(dropins)'은 대조집단에 있는 피험자들이 피험자 스스로의 판단에서 중재치료를 받고 중재치료 집단에 배정된 것처럼 반응을 가지는 것으로 추정한다. 임상시험에 필요한 표본수가 n일 때, 치료 비순응 피험자를 예상하여 조정된 표본수 $n*$는 다음과 같다.

$$n* = \frac{n}{(1-R_0+R_1)^2}$$

여기서 R_0 = dropout 비율이고, R_1 = dropin 비율이다.

 예제

임상시험에 필요한 표본수가 $n = 100$이다. 탈퇴비율은 20%이고, dropin 비율은 5%일 것으로 가정하자. 이 경우에서 치료 비순응을 고려하여 조정된 표본수 n^*는

$$n^* = \frac{100}{(1-0.2+0.05)^2} = 138.4$$

즉, 조정된 표본수는 139명이다. ∎

7.10 검정력 분석

Power Analysis

검정력(power, $1-\beta$)은 통계적 테스트에서 귀무가설이 틀렸을 때 귀무가설을 기각하는 확률로, 대부분의 연구에서 80%를 기준으로 사용하고 있다. 검정력 분석을 사용하여 표본수를 계산하기 위하여 임상시험 연구자들은 다음 사항을 분명히 서술해야 한다.

- 유의수준 α: 전형적으로 5% 레벨은 95% 신뢰구간에 상응한다.
- 원하는 검정력: 주로 80% 또는 90%를 사용한다.
- 임상적으로 의미 있는 치료효과 차이 Δ(중재치료를 대조치료에 비교해서): 차이를 크게 둘수록 더 적은 표본수가 필요하다.
- 표준편차 σ에 대한 지식

검정력에 영향을 주는 요인들로 효과크기, 표준편차, 유의수준, 표본수가 있는데 이들 사이의 상관관계는 다음과 같다.

- 효과크기가 증가하면 검정력은 증가한다.

- 결과변수의 표준편차(σ)가 증가하면 검정력은 감소한다.

- 원하는 유의수준이 증가하면 검정력은 증가한다.

- 표본수가 증가하면 검정력은 증가한다.

검정력의 변화를 보기 위해 다음의 예를 들어보자.

양방향 테스트, two-sample test, 표준편차 $\sigma=2$, $\delta=2$, 임상시험의 표본수 $n=16$은 81% 검정력을 가진다. 만일 표준편차가 $\sigma=2$에서 $\sigma=1$로 낮아진다면, 표본수 $n=16$의 임상시험의 검정력은 81%에서 99.9%로 증가한다. 반대로 표준편차가 $\sigma=2$에서 $\sigma=3$으로 증가한다면 표본수 $n=16$을 가진 임상시험의 검정력은 81%에서 47%로 감소한다. 만일 유의수준 $\alpha=0.05$가 $\alpha=0.01$로 된다면 표본수 $n=16$의 임상시험의 검정력은 81%에서 69%로 감소한다. 만일 유의수준 $\alpha=0.05$가 $\alpha=0.10$로 된다면 표본수 $n=16$의 임상시험의 검정력은 81%에서 94%로 증가한다.

아래의 표는 (일방향의 대립가설 H_1 & 여러 검정력을 가진 실험) vs (80%의 검정력 & 양방향 대립가설 H_1를 가진 실험)의 표본수의 상대적 크기를 비교한 것이다.

[표 7.4] 일방향과 양방향의 비율에 따른 상대적 표본수 크기

방향성 비	상대적 크기
일방향 80% / 양방향 80%	79%
일방향 88% / 양방향 80%	100%
일방향 95% / 양방향 80%	139%

양방향 테스트에서 일방향 테스트로 전환할 때, 표본수는 약 21% 감소한다. 임상시험을 설계할 때 비교집단들 사이의 차이가 오직 한쪽 방향으로만이 가능하다는 강력한 임상적 주장이 없다면, 일반적으로 양방향 테스트 사용이 추천된다.

7.11 표본수 계산을 위한 프로그램
Program for Sample Size Calculation

표본수 계산을 위한 상용 컴퓨터 프로그램은 많다. 대표적으로 사용되는 소프트웨어는 SAS, R, N-Query Advisor, NPASS 등이다. 아래는 7장에서의 예제를 사용한 SAS 프로그램이다(표본수 공식에서 hand calcualtion의 소수점 차이로 SAS Output과 약간 다를 수 있음).

●●● 7.3.1의 예제
대조집단과 비교하여 식이요법 중재집단의 콜레스테롤이 10 mg/dl 차이가 있을 것이라는 가정하에서 표본수를 측정하려 한다. 이미 발표된 논문에 의하면 표준편차값이 50으로 측정되었다. 이 임상시험에서 양방향의 1종 오류 5%와 90%의 검정력을 원한다면 몇 명의 피험자가 필요한가?

```
proc power;
    twosamplemeans
    groupmeans = 0 | 10
    stddev = 50
    npergroup = .
    power = 0.9;
run;
```

SAS Output:

The POWER Procedure
Two-Sample t Test for Mean Difference

Fixed Scenario Elements

Distribution	Normal
Method	Exact
Number of Sides	2
Group 1 Mean	0
Group 2 Mean	10
Standard Deviation	50
Nominal Power	0.9
Null Difference	0
Alpha	0.05

Computed N Per Group

Actual Power	N Per Group
0.900	527

●●●○ 7.3.2의 예제 (연속적 결과변수 비교 임상시험)

운동 프로그램 전후의 혈청콜레스테롤 수치를 비교하는 임상시험을 위한 표본수를 계산하기 위하여, 전후의 콜레스테롤 결과변수의 차이는 −0.17이고, 차이의 표준편차는 0.56으로 발표된 논문을 이용한다. 5%의 제1종 오류와 80%의 검정력을 가지기 위해서는 필요한 페어 수는 얼마인가?

```
proc power;
    pairedmeans  test=diff
    meandiff  = 0.17
    std  = 0.56
    corr  = 0.5
    npairs =.
    power = 0.8;
run;
```

SAS Output:

The POWER Procedure
Paired t Test for Mean Difference

Fixed Scenario Elements

Distribution	Normal
Method	Exact
Mean Difference	0.17
Standard Deviation	0.56
Correlation	0.5
Nominal Power	0.8
Number of Sides	2
Null Difference	0
Alpha	0.05

Computed N Pairs

Actual Power	N Pairs
0.804	88

◉◉◉ 7.4.1의 예제 (반응비율 대조 임상시험)

미국의 암 연구기관인 ECOG(Eastern Cooperative Oncology Group)에서 연구팀은 악성림프종 치료를 위하여 화학약물치료의 무작위 임상시험을 실행했다. 이 임상시험에서 사용한 4가지의 다중약물 치료로 BCVP, COPA, COPB 그리고 CPOB를 사용했으며, 연구목적은 연구팀이 이전에 사용해 왔던 표준치료인 BCVP보다 3가지의 다른 치료(COPA, COPB and CPOB)들이 더 좋은 반응(즉, 림프종 완전 제거)을 생산하는지를 보여주는지이다. 과거 연구에 의하면, BCVP로는 30% 증가된 반응을 보였고 다른 3가지 치료로는 50% 증가된 반응을 기대하는 것이 현실적이라 생각된다. 5%의 1종 오류와 90%의 검정력을 가지기 위하여 얼마의 표본수가 필요한가?

```
proc power;
    twosamplefreq test=pchi
    groupproportions = (.3  .5)
    alpha=0.05
    power = .9
    npergroup = .;
run;
```

SAS Output:

The POWER Procedure
Pearson Chi-square Test for Two Proportions

Fixed Scenario Elements

Distribution	Asymptotic normal
Method	Normal approximation
Alpha	0.05
Group 1 Proportion	0.3
Group 2 Proportion	0.5
Nominal Power	0.9
Number of Sides	2
Null Proportion Difference	0

Computed N per Group

Actual Power	N per Group
0.900	124

◐◐◐ 7.5.3의 예제 (동등성 임상시험)

천식 해소에 사용되는 두 개의 흡입기(R, T)의 동등성을 평가하려 한다. 만일 그 흡입기들의 치료차이가 아침 시간의 최대호기 속도가 15(l/min)보다 작다면 동등하다고 간주된다. 과거 실험으로부터 변량값은 $1600(l/min)^2$로 발표되었다. 5%의 1종 오류와 80%의 검정력을 가지려면 얼마의 표본수가 임상시험에 필요한가?

```
proc power;
    twosamplemeans test=equiv_diff
        lower = −15
        upper = 15
        meandiff = 0
        stddev = 40
        npergroup = .
        power = 0.8
        alpha=0.05;
run;
```

SAS Output:

The POWER Procedure
Equivalence Test for Mean Difference

Fixed Scenario Elements

Distribution	Normal
Method	Exact
Lower Equivalence Bound	−15
Upper Equivalence Bound	15
Alpha	0.05
Mean Difference	0
Standard Deviation	40
Nominal Power	0.8

Computed N per Group

Actual Power	N per Group
0.802	123

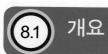

8.1 개요

현대의학 연구의 과학적 접근인 임상시험에서 특정한 치료의 효율성을 측정하기 위해서는 장애 증상이나 사망 등 임상적으로 중요한 결과를 결과변수로 사용한다. 하지만 치료효과를 평가하는 임상시험(특히 3상 임상시험)은 피험자로부터 치료 관련 사망, 시력상실, 삶의 질과 같은 임상적 결과 수집에 장기간의 추적이 필요하다. 이러한 문제로 주 관심인 임상적 결과변수 그 자체를 수집하는 대신에 대리결과변수(surrogate endpoint)를 사용할 수 있다. 비임상 결과인 대리결과변수 바이오마커(biomarker)의 측정은 연구 비용과 기간을 줄이기 때문에 주요 임상 결과변수의 대체 수단으로 관심이 높아지고 있다. 예를 들면 암세포 축소, 콜레스테롤 수치, 혈압, CD4 세포 수 등의 실험실 측정과 같은 대리결과변수는 이러한 변수에 대한 치료효과로 임상적 결과변수에 대한 치료효과를 예견할 수 있다. 그러므로 임상시험에서 대리결과변수의 사용은 생명을 위협하는 질병치료와 관련된 신약승인을 더 빨리 진행할 수 있다. 미국 보건 바이오마커 실무단(The National Institutes of Health Biomarkers Definitions Working Group)은 대리결과변수를 임상적 득실을 예측해야 하는 임상적 결과변수를 대신하려는 바이오마커(biomarker)로 정의하고 있다. 임상적 결과변수는 환자가 실제로 어떻게 기능하고 생존하는가를 반영하는 반면에, 대리결과변수는 치료중재에 대한 질병활동과 치료의 결과를 반영하는 것으로 추정되는 바이오마커를 사용한다. 이런 추정은 대리결과변수와 중요한 임상적 결과 사이에 인과관계를 바탕으로 하고 있다. 또 이 추정은 특정 대리결과변수를 선택할 때 연구되고 있는 질병에 대한 탁월한 병리생리학의 이해가 필요하다. 그것은 질병의 병리생리학과 중재치료의 활동 메커니즘이 완전하게 이해될 때 대리결과변수는 유용하게 되기 때문이다. 예를 들면 흡연은 폐암을 일으키므로 폐암 예방 교육의 혜택에 관한 임상시험에서 암 발생 자체보다 흡연을 대리결과변수로 사용할 수 있다. 하지만 폐암치료 임상시험에서 화학치료요법의 효과 측정에는 흡연은 대리결과변수로 사용될 수 없다. 또 다른 예로, 심실부정맥은 급작스런 사망을 일으키고 항부정맥 약물은 심실부정맥을 방지하므로, 이 항부정맥 약물은 급작스런 사망을 방지할 것으로 기대할 수 있다. 하지만 실제로는 심장부정맥 억제 임상연구(Cardiac Arrhythmia Suppression Trial)에서 1급 항부정맥 약물은 심근경색 후의 무증상 심실부정맥을 가진 환자들에게 급작스런 사망을 큰 폭으로 증가시켜서, 임상시험은 예정보다 일찍 중단되었다. 이것은 메커니즘이 이해되지 못한 채로,

비슷하지만 분명하지 않은 잘못된 가설이 설정될 수 있음을 말해주고 있다.

그러므로 적합한 대리결과변수는 다음 3가지 조건을 만족해야 한다(Boissel, 1992).

- 편리성과 빈도
- 상관관계
- 임상적 혜택의 측정값

편리성과 빈도 측면에서 대리결과변수는 상응하는 임상적 결과변수보다 훨씬 더 자주 일어나야 한다. 이것은 높은 통계적 검정력을 보장하고, 필요한 연구기간과 비용을 줄여주는 효과를 가진다. 또한 이러한 대리결과변수는 임상적 결과변수보다 측정하기 더 쉬워야 한다. 예를 들면 표준화된 실험실에서 바이오마커의 통상적 측정은 심부전 악화 혹은 뇌졸중과 같은 임상적 사건보다 데이터 수집이나 측정에 있어서 훨씬 용이하다. 상관관계 측면에서 대리결과변수와 임상적 결과(사건) 사이의 상관관계는 질적으로, 그리고 양적으로 잘 설정되어 있어야 한다. 임상적 혜택의 측정값 측면에서, 대리결과변수 발생 정도에서의 변화는 임상적 결과변수 발생에서 비슷한 정도의 변화와 연관되어야 한다. 상관관계와 임상적 혜택의 측정값의 조건은 특히 대리결과변수와 임상적 중요한 결과(사건) 사이의 인과 관계를 설명하는 데에 중요하다. 대부분의 질병상태는 생리병리학적으로 복잡하기 때문에 모든 임상시험에서 보편적으로 적용될 수 있는 유일한 대리결과변수는 존재하지 않고, 그런 대리결과변수는 기대될 수 없다(Boissel, 1992). 심장질환의 마커로서 LDL콜레스테롤과 같이, 많은 신약은 이미 용인된 대리결과변수 측정에 유의한 치료효능을 보여줌으로써 정부 규제기관으로부터 신약승인을 얻고 있다. 몇몇 대리결과변수는 제3상 임상시험의 결과를 근거로 질병의 마커로서 임상실무에서 용인되는 반면, 다른 대리결과변수들은 질병진행과 별로 상관관계가 없을지라도 채택되기도 한다.

대리결과변수의 일반적 특성은 다음과 같다.

- 간단하고 침습적 절차 없이 측정될 수 있다.
- 확정적 결과와 강하게 상관되고 진정한 임상적 결과에 인과과정의 한 부분이다.
- 확정적 결과와 똑같은 추론을 낼 것으로 기대된다.
- 질병의 자연사 관점에서 짧은 잠재기를 가진다.
- 치료효과에 결정적이다.

대리결과변수가 항상 임상적으로 중요한 결과를 예견하지 않는다는 것은 많은 임상시험에서 드러났다. 만일 대리결과변수가 임상시험이나 의학적 판단을 위해 사용된다면, 그 대리결과변수는 주의 깊게 입증되고 이행되어야 하기 때문이다. 대리결과변수 선택에 앞서 고려되어야 할 이슈는 다음과 같다.

- 대리결과변수는 진정으로 임상적 결과를 반영하는가?
- 대리결과변수는 정확하고 믿을 만하게 측정될 수 있는가?
- 대리결과변수의 측정과 평가는 피험자에게 용납되지 않아서 연구가 실행 불가능하게 될 가능성은 없는가?
- 대리결과변수 측정이 임상적 결과가 모니터될 때보다 고비용 장비와 고도로 훈련된 직원을 요구하는가?
- 대리결과변수를 이용한 임상시험의 결론이 과학계와 의학계에 받아질 것인가?

 ## 8.2 대리결과변수의 입증
Validation of Surrogate Endpoints

대리결과변수의 입증을 위한 경험적 기준은 대리결과변수에서 도출한 치료효과로 임상적 결과에서 도출한 치료효과를 예측할 가능성에 있다. 대부분의 경우에 대리결과변수는 바이오마커이지만 역학적, 치료요법적, 병리생리학적 혹은 다른 과학적 증거를 기초로 임상적 득과 해를 예측한다. 예를 들면 혈압치와 혈청지질은 실험실 탐구가 생물적 뒷받침을 설명하고, 많은 관찰연구와 임상시험에서 심장질환과의 높은 상관성 때문에 심장질환의 대리결과변수로 받아들여지고 있다. 대리결과변수가 제2상 임상시험에서 사용될 수는 있으나 대리결과변수를 근거로 임상적 의사결정을 하는 것은 바람직하지 않다. 질병진행을 보여주어 신뢰 있게 사용되는 대리결과변수들도 있으나, 반면 임상적 유용성에 대한 입증이 제대로 이루어지지 않은 대리결과변수도 있다. 대리결과변수의 입증은 임상적 결과를 사용하는 실험의 맥락에서 일어나야 한다(Tardif, 2006). 예를 들면 신장질환 진행의 입증된 대리결과변수로서 단백뇨(proteinuria) 변화를 입증할 데이터가 있을 때까지 신치료중재 임상시험을 위한 여러 전략이 고려될 수 있다. 신장질환에서 3~4기 만성신장병 환자들에게 있어 GFR(glomerular filtration rate, 사구체 여과 속도)의 변화를, 그리고 1~2기 만성신장병 환자들에 있어 단백뇨의 변화를 기초로 하는 결과변수를 사용하면서 동시진행적 중재치료의 임상시험을 실행한다. GFR의 변화 결과변수는 폭넓은 참여기준을 가진 대규모 임상시험에 사용되는 반면에, 단백뇨의 변화 결과변수는 하위집단 내에서 효과변경을 테스트하는 대리결과변수로 사용될 수 있다. 다음의 항목들은 대리결과변수를 입증하기 위하여 필요하다.

- 대리결과변수의 측정과 임상적 결과의 기록 모두가 필요하다.
- 통계적 입증은 일반화의 보장을 제공한다.
- 통계적 입증은 임상시험에서 통상적으로 행해지지 않고, 별도의 탐색적 분석이나 메타분석에서 실행되는 경향이 있다.

현재 임상실무나 임상연구에서 승인되어 사용하고 있는 질병의 임상적 결과변수와 대리결과변수의 예는 [표 8.1]과 같다.

[표 8.1] 임상실무에 사용되는 대리결과변수와 상응되는 질병 예측결과

용인된 대리결과변수	질병 예측결과
Viral load, CD4+ counts	AIDS, AIDS로 인한 사망
암 크기	암 진행, 암으로 인한 사망
혈청콜레스테롤	심근경색, 심장병 사망
FEV1	만성 폐쇄성 폐질환 사망
HbA1c	당뇨병 미세혈관 합병증
혈압	일차적, 이차적 심장 혈관성 현상
안압	녹내장 시력 상실
골밀도	골절 손상
PSA	전립선 암 진행
경동맥내막매질두께	관상동맥 질병
GFR 감소	신장병 진행

HbA1c = glycated haemoglobin, 당화 헤모글로빈; FEV_1 = forced expiratory volume in one second, 1초 강제 호기 폐활량; GFR = glomerular filtration rate, 사구체 여과 속도

사례 심장질환에서의 LDL 대리결과변수

동맥경화증(atherosclerosis)에 가장 잘 입증된 대리결과변수 중 하나는 저밀도 콜레스테롤 (LDL-cholesterol)이다. 프라밍햄 심장병연구(Framingham Heart Study)에서 나온 많은 데이터와 다른 연구에서 동맥경화성 심장질환과 LDL 사이에 강경한 역학적 상관성을 확립하여 왔고, 스타틴(statin) 약은 LDL콜레스테롤을 안전하게 낮춘다고 알려져 있다(Heart Protection Study Collaborative Group, 2002). LDL콜레스테롤에 대한 여러 스타틴 약효능은 수십 년에 걸쳐 수천 명의 환자를 가지고 무작위 임상시험에서 연구되었다(Ford , 2007; Heart Protection Study Collaborative Group, 2002). 이런 많은 연구들을 포함한 메타분석에서 매 1mmol/L LDL 감소는 부정적 심장 사건비율을 첫해에는 11% 그리고 5년 후에는 36% 까지 감소시킨다고 하였다(Law, 2003). 스타틴 약물은 LDL을 낮추고, 임상적 심장질환 비율을 감소시키는 효과를 보여준 데이터로 미국 식품의약국(Food and Drug Administration, FDA)은 LDL을 타당한 대리결과변수로 인정했다. 스타틴과는 다른 활동 메커니즘을 가지고 LDL을 낮추는 신약 에제티밉(ezetimibe)은 임상적 결과의 연구를 필요로 하지 않고서도 LDL콜레스테롤을 안전하게 감소시킨다는 근거로 FDA의 신약승인을 받았다. ■

8.3 대리결과변수와 임상적 결과의 불일치
Inconsistency between Surrogate Endpoint and Clinical Endpoints

보편적으로 사용되는 대리결과변수의 입증 원칙이 엄격하게 적용됨에도 불구하고, 대리결과변수와 임상적 결과가 일치하지 않는 예도 많다. 또한 바이오마커는 신뢰할 만한 대리결과변수라고 여겨졌지만 대리결과변수로서 실패하는 경우도 있다. 이런 경우는 주로 바이오마커가 질병을 일으키지 않거나, 질병의 다중 경로 중에 하나의 경로만을 포함하거나, 중재치료의 효능에 영향받지 않고 질병과정과 독립된 효능을 측정하기 때문이다(Tardif 2006). 예를 들면 급작스런 사망에 대한 대리결과변수로 심근경색 이후의 심실의 위치 이상(ventricular ectopy post-MI), 동맥경화 심장병의 병진행, 혹은 급성합병증의 대리결과변수로서 LDL & HDL, 혹은 충혈성 심장분전에서 사망의 대리결과변수로서 박출률(ejection fraction) 등은 실패하였다(Kastelein, 2008; Packer, 1991; Patel, 2008).

혈관확장제의 대리결과변수(Cohen, 1991)

에날라프릴(enalapril)과 혈관확장제의 임상시험(Cohen, 1991)에서 히드랄라진(hydralazine) 혹은 이소소르바이드(isosorbide)와 같은 혈관확장제는 혈류역학 효과와 심장부전에 관련된 사망과는 관계없다. 이들 혈관확장제는 운동력을 개선하고 좌심실 기능을 에날라프릴보다 더 개선시킨다. 하지만 에날라프릴은 혈관확장제보다 사망률을 현저히 감소시켰다. 이 경우에는 혈관확장에는 개선하였으나 임상적 결과에는 개선을 보여주지 못하여 대리결과변수가 될 수 없다. ■

에제티밉 임상시험(Rossebo, 2008)

동맥경화성 판막부담(atherosclerotic plaque burden)의 측정으로서 경동맥내막매질두께(carotid intima media thickness, CIMT)를 사용한 임상시험에서 에제티밉에 스타틴 치료를 부가했을 때와 스타틴 단독치료를 비교했다. 이 연구에서 에제티밉 사용과 관련해 LDL은 상당히 감소되었지만 판막 진행에서는 주목할 만한 개선은 없다고 밝혀졌다. 이것은 곧 LDL은 스타틴 효과를 비교하지 않는 임상시험에서는 LDL은 타당한 대리결과변수가 될 수 없을 수 없다는 사실을 보여주는 예이다. 에제티밉으로 LDL을 감소시킴으로써 임상적 결과에 대한 치료효과를 검토한 임상시험도 있다(Rossebø, 2008). 로세보(2008)는 '에제티밉+스타틴 결합치료'와 '스타틴 단독 치료'의 효과를 비교하는 연구에서, 결합치료집단은 LDL 감소에도 월등하지만 사망과 비사망 심장병 사건이 포함된 주요 복합 결과변수에서는 유의한 변화가 없었다. 유사한 역설적인 효능이 에스트로겐 치료에서도 나타났는데, 그 치료는 LDL, HDL과 내피기능(endothelial function)에 효능을 가지는 것으로 추정되었지만, 대규모 임상시험에서 심각한 심장질환 사건비율과 관련되었다.

LDL 성분채집(LDL-apheresis)과 같은 LDL을 낮추는 다른 비약리성 치료는 임상적 결과 연구에서 증명되지 않았다. 에제티밉 승인 이후 FDA는 LDL콜레스테롤을 낮추기 위한 신약을 승인하기 전에 임상적 결과 데이터를 요구하고 있다. 실제로 심지어 겉보기에는 만족스럽게 입증된 대리결과변수를 사용할지라도 다른 형태의 중재치료들과의 상호작용으로 인하여 실제적으로 위험스러운 경우가 있기 때문이다. ■

8.4 대리결과변수의 통계적 입증
Statistical Validation of Surrogate Endpoints

임상시험에서 대리결과변수는 가끔 적격한 기준으로 인정되어 사용되고, 이것은 곧 데이터 분석에서 통계응용으로 이어지기도 한다. 그러나 특정한 대리결과변수를 임상시험에 사용하기 전에 과연 그것이 타당한가에 대해 생각해야 한다. 프렌티스(Prentice, 1989)는 특정한 바이오마커가 임상적 결과의 대리결과변수로 그 역할을 할 수 있는지를 결정하는 기준을 제안했다. 프렌티스에 의하면 타당한 대리결과변수란, 대리결과변수에 치료효과 테스트는 곧 타당한 임상적 결과에 치료효과 테스트를 산출하는 것으로 정의했다.

가령 치료 1과 치료 2를 비교한다고 가정해 보자. 기호 표기는

C는 임상적 결과 테스트

S는 대리결과변수 테스트

P^i는 치료집단 i의 임상적 사건발생 확률

μ_i = 치료집단 i의 대리결과변수(S)의 기대치

X = 치료지표

$$T = \begin{cases} 1, \text{만일 임상적 사건이 발생한다면} \\ 0, \text{만일 임상적 사건이 발생하지 않는다면} \end{cases}$$

임상적 결과를 테스트하기 위한 귀무가설과 대립가설은

$$H_0^C : P^1 = P^2 \quad \text{vs} \quad H_1^C : P^1 \neq P^2$$

혹은

$$H_0^C : P(T=1 \mid X) = P(T=1) \quad \text{vs} \quad H_1^C : P(T=1 \mid X) \neq P(T=1)$$

대리결과변수를 테스트하기 위한 귀무가설과 대립가설은 다음과 같다.

$$H_0^S : \mu_1 = \mu_2 \quad \text{vs} \quad H_1^S : \mu_1 \neq \mu_2$$

이것은 임상적 결과에 대한 타당한 대리결과변수이기 위해서는 H_0^S는 H_0^C를 함축하고, H_1^S는 H_1^C를 함축해야 함을 의미한다. 프렌티스의 기준을 다음과 같이 표현할 수도 있다.

    (i)   임상적 결과(T)는 대리결과(S)가 주어졌을 때, 치료(X) 여부에 의존하지 않는다.

    (ii) 임상적 결과(T)에 대해 치료(X)의 전체효능은 대리결과(S)를 통해서 일어난다.

    (iii) 이항 결과에서 임상적 결과의 확률(PT ≡ prob (T = 1))은 대리결과(S)의 특정값에 대해 두 치료집단에서 똑같다.

후보 대리결과변수가 프렌티스의 기준을 과연 만족할 것인지를 알아보기 위해서는, 대리결과변수를 제어하면서 임상적 결과에 치료효능을 테스트할 필요가 있다. 또 이항 결과와 범주형 대리결과변수에는 카이제곱 테스트(Chi-square test)를 사용하여 결과변수의 정해진 수준(level)에서 치료효과를 테스트할 수 있다. 프리드맨(Freedman, 1992)은 후보 대리결과변수가 대리결과변수로서 타당한가를 입증하기 위하여 다음의 두 단계 절차를 거치도록 제안했다.

    (i)   첫 단계로, 교호작용(interaction)을 위한 브래스로-데이 테스트(Breslow-Day test)를 사용하여 가산성(additivity)의 가정을 테스트하면서 시작한다. 만일 교호작용이 유의하다면 이것은 자동적으로 치료효과를 함축하여 입증에 실패한 것이다.

    (ii) 두 번째 단계로, 만일 교호작용을 발견하지 못하면, 대리결과변수의 여러 레벨(level)들에 불변하는 치료효과를 가정할 수 있고, 멘틀-헨젤 테스트를 사용하면서 포괄적 치료효과 테스트를 할 수 있다.

⬤⬤⬤ 예제: 관상동맥성 심장질환(CHD)에서 대리결과변수의 입증

심장질환을 감소시키기 위한 콜레스티라민(cholestyramine)과 위약을 비교하는 임상시험이 있다. 임상적 결과는 관상동맥성 심장질환(CHD) 혹은 사망이다. 대리결과변수는 임상시험 참여 1년 후의 혈청콜레스테롤 측정치이다. 콜레스테롤의 5레벨 집단의 콜레스티라민 치료와 위약 치료의 사건비율은 [표 8.2]처럼 주어진다.

[표 8.2] 콜레스티라민과 위약의 비교 임상시험에서 콜레스테롤 측정

사건율(관상동맥성 심장질환 혹은 사망)		
콜레스테롤 수준	위약	콜레스티라민
<180	0.0	8.5
180–230	8.8	5.0
230–280	7.3	7.3
280–330	10.1	7.6
> 330	15.7	16.4
합계	8.8	6.9

[표 8.2]에서 콜레스테롤은 예후요인이라는 게 확실해 보이고, 콜레스티라민 치료는 CHD 에 상당한 효과를 가지는 것으로 보여진다. ■

콜레스테롤이 관상동맥성 심장질환/사망의 임상적 결과변수(y=1, if 심장질환 혹은 사망)에 대리변수임을 입증하려고, 프렌티스 기준을 체크하기 위한 로지스틱 회귀모형을 다음과 같이 세운다.

$$\text{logit}\,(p) = \mu + \sigma_{\text{chole}} + \tau_{\text{treatment}} + (\sigma\tau)_{\text{chole*treatment}}$$

먼저 콜레스테롤과 치료 간의 교호작용을 테스트하였다. 교호작용이 통계적으로 유의하지 않은 것으로 밝혀지면 모형에서 제외시킨다. 그 다음은 모형에서 콜레스테롤에 치료효능을 체크한다. 다음과 같이 대리결과변수 콜레스테롤에 의해 설명된 치료효능의 비율(η)을 측정한다.

$$\text{logit}\,(p) = \mu + \sigma_{\text{chole}} + \tau_{\text{treatment}}$$

이 모형에서 $\eta(\eta = 1 - \dfrac{\hat{\beta}_{1a}}{\hat{\beta}_{1u}})$을 측정한다. 여기서 $\hat{\beta}_{1a}$은 치료집단의 조정된 콜레스테롤 계수측정치이고, $\hat{\beta}_{1u}$은 조정되지 않은 콜레스테롤 계수측정치이다.

만일 대리결과변수가 입증된다면 η의 측정치는 1에 가까운 값을 가지게 된다(Freedma, 1992).

8.5 대리결과변수의 분석
Analysis of Surrogate Endpoints

일반적으로 대리결과변수는 시간의 흐름에 따라 반복적으로 측정되는 연속적 변수이다. 이런 반복측정 데이터의 분석에는 요약측정분석(Summary Measure Analysis)과 모형화(Modeling)의 접근방법이 있다.

☐ 요약측정분석(Summary Measure Analysis)

요약측정 접근방법은 반복된 측정들을 하나의 함수 혹은 소수의 함수로 선택하는 것이다. 예를 들면 피험자 각각의 반복측정으로부터 나온 반복측정의 평균값, 중간값, 혹은 선형모형의 기울기가 요약측정 등으로 사용된다. 선택된 요약측정은 각 피험자 개개인에 대해 계산되어, 그 요약측정을 결과변수로 간주하여 일변량 결과변수로 취급해서 통계적 분석에 사용할 수 있다.

☐ 모형화(Modeling)

반복측정에서 y_0를 베이스라인 측정이라 하고, y_1을 최종측정이라 하자. 데이터 분석에서 다음과 같은 모형을 세운다.

$$y_1 = \beta_0 + \beta_1(\text{treatment}) + \varepsilon$$

여기서 $\beta_0 = y_1$의 평균

$\beta_1 = $ 치료집단 간 y_1의 평균차이

$\varepsilon = $ 랜덤 오류

treatment = 치료집단 표시함수; 중재치료 = 1, 대조치료 = 0

대리바이오마커의 또 다른 이슈는 베이스라인 측정을 어떻게 다루느냐이다. 관심 있는 결과변수의 측정(들)은 보통 무작위하기 전에 정해진다. 하나의 접근방법으로, 반복측정과 베이스라인에서 측정값의 차이를 결과변수로 사용하거나 혹은 대안적으로 퍼센트 변화(percentage change)를 사용하여 다음과 같은 모형을 세운다.

$$y_1 - y_0 = \beta_0 + \beta_2(\text{treatment}) + \varepsilon$$

여기서 β_2는 두 치료 간의 베이스라인에서부터 증가의 평균차이이다.

위의 방법보다 더 나은 접근방법으로 베이스라인 변수를 조정하면서 공분산분석(analysis of covariance, ANCOVA)을 하는 모형을 세운다.

$$y_1 = \beta_0 + \beta_1 y_0 + \beta_2(\text{treatment}) + \varepsilon$$

여기서 β_1는 베이스라인 측정의 효과이다.

(8.6) 대리결과변수 사용의 위험과 논란
Risk and Debate of Using Surrogate Endpoints

1상과 2상 임상시험에서 바이오마커 결과변수를 사용하는 것은 그 논란이 별로 심각하지 않다. 임상적 결과변수를 가진 3상 임상시험에서도 추가 안전성과 효율성 정보를 제공하기 위하여 바이오마커는 자주 이용된다. 하지만 주요 결과변수로서 바이오마커를 사용하여 임상적 진료결정을 한다든지 혹은 신약승인을 위해 바이오마커 결과에 의존하는 것이 과연 적합한지에 대해서는 논란의 여지가 많다. 그 이유는 비록 중재치료가 대리바이오마커에 효과가 있고, 그 바이오마커는 임상적 결과의 인과경로에 확실하게 존재할지라도, 중재치료약물의 임상적 결과를 변경하기엔 충분하게 긴 시간 동안 바이오마커의 효과가 지속적이지 않을 수 있기 때문이다. 즉, 치료약물은 바이오마커에 단기적 효과를 보여주기에 치료가 효율적인 것으로 보여질지도 모르지만, 임상적 결과에는 그 치료효과가 미미할 수 있다는 것이다.

저밀도 콜레스테롤(LDL cholesterol)과 총콜레스테롤(total serum cholesterol)은 장기간 연구를 기초로 한 심혈관 결과에 타당하게 사용할 수 있는 바이오마커 혹은 '위험요인'이라는 증거가 여러 논문에서 잘 입증되어 있다. 하지만 단기간에 저밀도 콜레스테롤 혹은 총콜레스테롤의 감소에 대한 장기효과를 예측하여, 그것으로 곧 임상적 결과를 예측할 수 있을 것인가에 대한 의문은 여전히 남아 있다. 예를 들어 신약이 16주 동안에 저밀도 콜레스테롤을 낮추는 데 다른 약보다 더 효과적임을 보여주는 결과를 가지고 심혈관 유병의 장기적 위험의 큰 감소로 이어질 것으로 추론하는 것이다. ENHANCE 임상시험(Ezetimibe and Simvastatin in Hypercholesterolemia Enhances Atherosclerosis Regression trial)에서, 에제티밉 (ezetimibe)과 심바스틴(simvastatin)의 결합치료는 2년에 걸쳐 저밀도 콜레스테롤을 낮추었지만 경동맥내막매질두께를 증가시켰다(Kastelein, 2008). 이 연구에서 제기된 연구질문 중의 하나는 내막매질두께의 감소는 심혈관 유병에서 감소로 이어지게 되는가 하는 문제이다. 이것은 대규모 표본수를 가지고 3상 임상시험을 실행하여 조사되고 해결되어야 할 문제로 남아 있다. 또 다른 예로, 골절 위험을 예측하는 데에 골밀도의 활용성에 대한 의문이다. 연령, 성별, 흡연의 역사, 음주량과 같은 다중 위험요인들을 지니는 경우 허용될 위험요인의 한계수준을 설정하는 것도 쉽지 않다. 특정한 개인에 대해서 골밀도의 변화만을 근거로 비스포스포네이트(bisphosphonates)의 혜택이 얼마나 큰지를 결정하는 것은 어렵다. 대리결과변수의 논란은 대리결과변수 사용의 선호와 비선호로 비추어 볼 수 있다.

대리결과변수에의 의존을 선호하는 이유로는 다음과 같다.

- 대리결과는 단기간 연구를 허용한다. 이것은 연구에 참여하든 하지 않든 환자들이 효율적인 치료를 가능한 한 빨리 시작하게 하고, 비용도 감소시킨다.
- 대리결과는 좀 짧은 추적시간이 필요하기 때문에 피험자의 연구 중도탈퇴, 치료중단, 비연구치료로 바꾸는 것에서 일어나는 잠재적 편향이 덜하다.
- 피험자들이 장기간 완전하게 연구에 몰두할 필요가 없어, 연구 참여 등록이 더 용이하다.
- 임상적 결과에 의존한다면, 예방 임상시험과 질병 초기 단계의 연구들은 지나치게 긴 시간이 필요하고 고비용이 필요하다.
- 임상적 사건 그 자체는 임의적이거나 혹은 불완전할 수도 있고, 오분류되기도 한다.
- 대리결과를 위한 생물학적이고 경험적인 근거가 존재한다.
- 대리결과변수는 통계학적으로 입증될 수 있다.

반면에 대리결과변수에 의존하는 것을 비선호하는 이유는 다음과 같다.

- 대리결과변수는 임상적 결과를 호도할 수 있다.

- 임상적 사건은 질병과 환자를 치료하는 방법에 중요한 정보를 제공한다.

- 단기간의 임상시험을 사용하는 것은 치료의 장기 부작용과 효율성에 대한 학습을 방해한다.

- 대리결과변수는 높은 측정오류와 높은 가변성을 가지고 있으며, 외부요인들에 민감하다.

- 대리결과변수가 특정 질병치료에 통계학적으로 승인되었다 할지라도, 이것은 대리결과변수가 미래의 치료나 미래의 모집단에 임상적 효과의 예측을 보장하지 않는다.

요약하면, 대리결과변수는 병리생리학을 정하고, 여러 질병상태에서 치료법 시도를 위한 중요한 타깃(목표물)을 감별하는 데 중요한 역할을 한다. 프렌티스의 기준을 완벽하게 만족할 대리결과변수를 보여주기란 쉽지 않다. 하지만 대리결과변수의 '타당성 입증'의 측정은 가변성을 가지는 경향이 있어서 대리결과변수를 입증하기 위한 높은 검정력을 가질 아주 큰 표본수의 임상시험이 필요하다. 그러므로 대리결과변수 사용의 타당성은 대규모 무작위 임상시험에서 임상적 결과와 나란하게 대리바이오마커를 동시에 사용하여 치료요법을 평가할 때만이 가능하다.

참고문헌

1. Berger VW. Does the Prentice criterion validate surrogate endpoints? Stat Med, 2004, 23:1571–1578.

2. Biomarkers Definitions Working Group. Biomarkers and surrogate endpoints: preferred definitions and conceptual framework. Clin Pharmacol Ther, 2001, 69:89–95.

3. Bogiatzi C, Spence JD. Ezetimibe and regression of carotid atherosclerosis: importance of measuring plaque burden. Stroke, 2012, 43:1153–1155.

4. Boissel JP, Collet JP, Moleur P, Haugh M. Surrogate endpoints: a basis for a rational approach. Eur J Clin Pharmacol, 1992, 43:235–244.

5. Camm AJ. Cardiac electrophysiology of four new antiarrhythmic drugs—encainide, flecainide, lorcainide and tocainide. Eur Heart J, 1984, 5:75–79.

6. Cohn JN, Johnson G, Ziesche S, et al. A comparison of enalapril with hydralazine-isosorbide dinitrate in the treatment of chronic congestive heart failure. N Engl J Med, 1991, 325:303–310.

7. Collette L, Burzykowski T, Carroll KJ, Newling D, et al. Intermediate end point for prostate cancer-specific mortality following salvage hormonal therapy for prostate-specific antigen failure. J Natl Cancer Inst, 2004, 96:509–515.

8. Collette L, Burzykowski T, Carroll KJ, Newling D, et al. Is prostate-specific antigen a valid surrogate end point for survival in hormonally treated patients with metastatic prostate cancer? J Clin Oncol, 2005, 23:6139–6148.

9. Dolan S, Varkey B. Prognostic factors in chronic obstructive pulmonary disease. Curr Opin Pulm Med, 2005, 11:149–52.

10. Feign A. Evidence from Biomarkers and Surrogate Endpoints. NeuroRx, 2004, 1: 323–330.

11. Fleming TR, DeMets DL. Surrogate End Points in Clinical Trials: Are We Being Misled? Ann Intern Med, 1996, 125:605–613.

12. Fleming TR, Powers JH. Biomarkers and surrogate endpoints in clinical trials. Stat Med, 2012, 31:2973–2984.

13. Ford I, Murray H, Packard CJ, et al. Long-term follow-up of the West of Scotland

Coronary Prevention Study. N Engl J Med, 2007, 357:1477-1486.

14. Freedman LS, Graubard BI, Schatzkin A. Statistical validation of intermediate endpoints for chronic diseases. Stat Med, 1992, 11:167-178.

15. Furgerson JL, Hannah WN Jr, Thompson JC. Challenge of surrogate endpoints. 2012, 105:156-160.

16. Grimes DA, Schulz KF. Surrogate end points in clinical research: hazardous to your health. Obstet Gynecol, 2005, 105:1114-1118.

17. Heart Protection Study Collaborative Group. MRC/BHF Heart Protection Study of cholesterol lowering with simvastatin in 20,536 high-risk individuals: a randomised placebo-controlled trial. Lancet, 2002, 360:7-22.

18. Kanis JA, Borgstrom F, De Laet C, Johansson H, Johnell O, Jonsson B, et al. Assessment of fracture risk. Osteoporos Int, 2005, 16:581-589.

19. Kannel WB, Castelli WP, Gordon T. Cholesterol in the prediction of atherosclerotic disease. New perspectives based on the Framingham study. Ann Intern Med, 1979, 90:85-91

20. Kastelein JJ, Akdim F, Stroes ES, Zwinderman AH, Bots ML, Stalenhoef AF, et al. Simvastatin with or without ezetimibe in familial hypercholesterolemia. N Eng J Med, 2008, 358:1431-1443.

21. Krumholz HM, Lee TH. Redefining quality - implications of recent clinical trials. N Eng J Med, 2008, 358:2537-2539.

22. Law MR, Wald NJ, Rudnicka AR. Quantifying effect of statins on low density lipoprotein cholesterol, ischaemic heart disease, and stroke: systematic review and meta-analysis. BMJ, 2003, 326:1423.

23. Lown B, Wolf M. Approaches to sudden death from coronary heart disease. Circulation, 1971, 44:130-142.

24. Marshall D, Johnell O, Wedel H. Meta-analysis of how well measures of bone mineral density predict occurrence of osteoporotic fractures. BMJ, 1996, 312:1254-1259.

25. Packer M, Carver JR, Rodeheffer RJ, et al. Effect of oral milrinone on mortality in severe chronic heart failure. N Engl J Med, 1991, 325:1468-1475.

26. Patel A, MacMahon S, Chalmers J, et al. Intensive blood glucose control and vascular outcomes in patients with type 2 diabetes. N Engl J Med, 2008, 358: 2560-2572.

27. Prentice RL. Surrogate endpoints in clinical trials: definition and operational criteria. Statistics in Medicine, 1989, 8:431-440.

28. Randomised trial of cholesterol lowering in 4444 patients with coronary heart disease: the Scandinavian Simvastatin Survival Study (4S). Lancet, 1994, 344:1383-1389.

29. Rossebø AB, Pedersen TR, Boman K, et al. Intensive lipid lowering with simvastatin and ezetimibe in aortic stenosis. N Engl J Med, 2008, 359:1343-1356.

30. Stamler J, Wentworth D, Neaton JD. Is relationship between serum cholesterol and risk of premature death from coronary heart disease continuous and graded? Findings in 356,222 primary screenees of the Multiple Risk Factor Intervention Trial(MRFIT). JAMA, 1986, 256: 2823-2828.

31. Stevens LA, Greene T, Levey AS. Surrogate End Points for Clinical Trials of Kidney Disease Progression. CJASN, 2006, 1:874-884.

32. Tardif JC, Heinonen T, Orloff D, Libby P. Vascular Biomarkers and Surrogates in Cardiovascular Disease. Circulation, 2006, 113: 2936-2942.

33. Traver GA, Cline MG, Burrows B. Predictors of mortality in chronic obstructive pulmonary disease. Am Rev Respir Dis, 1979, 119:895-902.

34. Twaddell S. Surrogate outcome markers in research and clinical practice. Aust Prescr, 2009, 32:47-50.

35. Vergeer M, Bots ML, van Leuven SI, et al. Cholesteryl ester transfer protein inhibitor torcetrapib and off-target toxicity: a pooled analysis of the rating atherosclerotic disease change by imaging with a new CETP inhibitor (RADIANCE) trials. Circulation, 2008, 118:2515-2522.

36. Vogel R, Crick RP, Newson RB, Shipley M, Blackmore H, Bulpitt CJ. Association between intraocular pressure and loss of visual field in chronic simple glaucoma. Br J Ophthalmol, 1990, 74:3-6.

37. Wallace AA, Stupienski RF 3rd, Kothstein T, et al. Demonstration of proarrhythmic activity with the class IC antiarrhythmic agent encainide in a canine model of previous myocardial infarction. J Cardiovasc Pharmacol, 1993, 21:397-404.

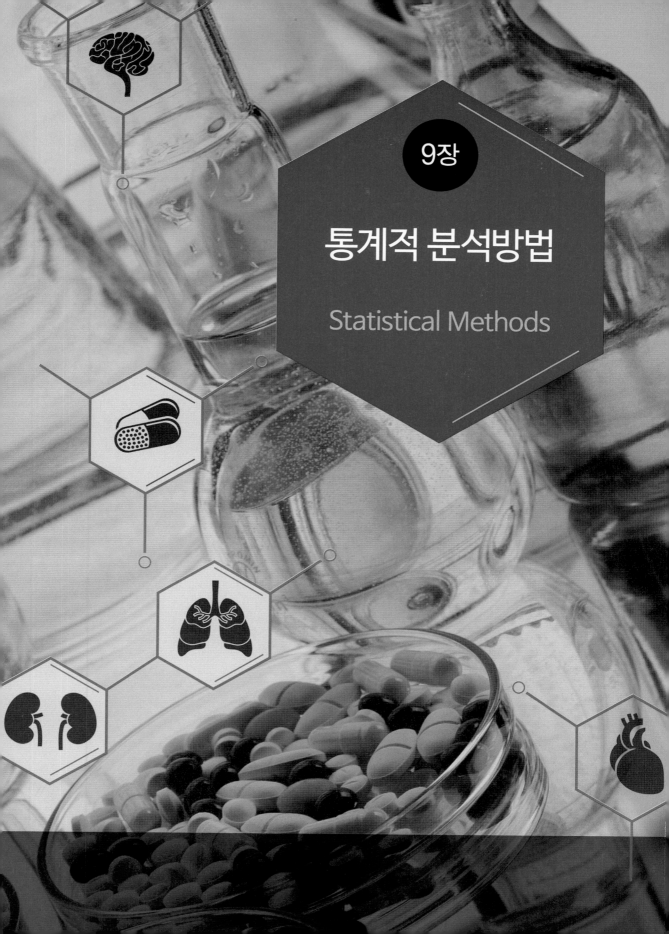

9장

통계적 분석방법

Statistical Methods

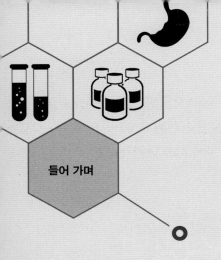

임상시험 프로토콜에는 연구목적, 이행 방법, 그리고 데이터 수집과 데이터 분석방법에 대해 자세하게 기록해야 하고, 분석방법 중에 통계 섹션에는 데이터가 어떤 통계적 방법으로 분석될 것인가에 대한 기술도 포함시켜야 한다. 연구 중인 중재치료의 효율성과 안전성의 정확하고 신빙성 있는 평가를 제공하는 것 또한 표준임상시험실시기준(GCP)을 준수하는 것이다. 그러므로 수집된 데이터에 적절하고 타당한 통계적 분석이 적용되어야 한다. 부적절한 통계적 분석은 편향을 초래하고 호도된 결론을 도출하기 때문에 임상시험의 신뢰성에 손상을 입힌다. 많은 통계학 저서들은 기초 분석방법을 잘 기술하고 있다. 9장에서는 임상시험 데이터 분석에 자주 사용되는 기본적이고 공통적인 통계방법 외에 공분산분석, 층화분석, 동등성 테스트 등을 중심으로 간략하게 설명한다.

9.1.1 연속적 결과변수를 위한 t-테스트

두 독립집단 간에 연속적 결과변수의 평균의 차이를 테스트하는 표준 접근방법은 t-테스트이다. 예를 들면 HIV 환자에게 신치료와 대조치료로 무작위 배정하고 1년 후의 CD4 세포 수와 같은 연속적 결과변수를 비교하는 것이다.

y_{ij}를 치료집단 i에서 피험자 j의 결과변수값으로 하고, 치료집단 i의 표본수를 n_i로 표시하자. 여기서 $j = 1, 2, \cdots, n_i$이며 $i = 1, 2$로서 두 치료집단의 표시이다. 또한 y_{ij}는 미지의 모집단 평균 μ_i과 변량 σ^2을 가지며 독립적이며 정규적으로 분포된다고 가정한다.

집단 간에 결과변수 평균의 차이를 테스트하는 귀무가설과 대립가설은 다음과 같이 표현할 수 있다.

$$H_0 : \mu_1 = \mu_2 \quad \text{vs} \quad H_1 : \mu_1 \neq \mu_2$$

여기서 사용되는 테스트 통계량 T는 다음과 같이 정의된다.

$$T = \frac{\overline{y_1} - \overline{y_2}}{s\sqrt{\dfrac{1}{n_1} + \dfrac{1}{n_2}}}$$

$\overline{y_1}$와 $\overline{y_2}$는 두 집단의 표본평균이고, 전체 표준편차 s와 각 집단별 표준편차 s_1과 s_2는 아래와 같다.

$$s = \sqrt{\frac{(n_1-1){s_1}^2 + (n_2-1){s_2}^2}{n_1 + n_2 - 2}}$$

$$s_1 = \frac{\sum_{j=1}^{n_1}(y_{1j} - \overline{y_1})^2}{n_1 - 1} \qquad s_2 = \frac{\sum_{j=1}^{n_2}(y_{2j} - \overline{y_2})^2}{n_2 - 1}$$

귀무가설하에서 위의 테스트 통계량 T는 t-분포를 가지며, 자유도(degree of freedom, df)는 $n_1 + n_2 - 2$이다. 데이터 분석결과는 다음 항목으로 나타낼 수 있다.

(i) 치료효과 차이의 측정치, 즉 두 집단 간의 평균에서 차이: $\overline{y_1} - \overline{y_2}$

(ii) 두 집단 간 평균의 참 차이(true difference)에 대한 신뢰구간

$$(\mu_1 - \mu_2)\text{의 95\% 신뢰구간: } (\overline{y_1} - \overline{y_2}) \pm Z_{\alpha/2} S \sqrt{\frac{1}{n_1} + \frac{1}{n_2}}$$

(iii) $P(t \geq t_{obs} \mid H_0)$으로 정의된 유의수준 혹은 p-값. 여기서 t_{obs}는 데이터에서 관측된 통계량 T이다.

t-테스트는 원래 연속적 변수의 정규성, 공통의 집단변량, 동질성과 독립성의 가정하에서 적용된다. 실제 임상 데이터가 이런 가정을 위반할 경우, 혹은 이러한 가정이 의심스러울 경우에 해결책으로 다음과 같은 방법을 이용하여 데이터 분석을 진행할 수 있다.

정규성(Normality)

큰 표본수에서 t-통계량은 개별 반응이 정규적이 아닐지라도 정규분포가 되려는 경향이 있다.

(i) 결과변수를 log, 제곱, 제곱근 등으로 변형한다.
(ii) 관측치의 자리에 순위서열(rank order)과 같이 비모수적 방법(nonparametric method)을 고려한다.
(iii) 특별한 상황 아래에서 극단값(이상치)을 제거한다.

공통 집단변량(common σ^2)

만-위트니(Mann-Whitney) 혹은 웰치 테스트(Welch test)와 같이 수정된 t-테스트가 사용될 수 있다. 하지만 큰 표본수에서는 반드시 공통 집단변량을 가질 필요는 없다.

동질성(Homogeneity): 동질성은 각 집단에의 치료반응은 똑같은 분포에서 나온다는 가정이다. 가중최소제곱법(Weighted Least Squares, WLS)을 사용한다.

독립성(Independence): 피험자 각각의 치료반응은 독립적이다는 가정이다. 가중최소제곱법 (WLS)을 사용한다.

9.1.2 이항 결과변수에 대한 카이제곱 테스트(혹은 Z-테스트)

카이제곱 테스트는 두 독립적인 집단 사이에 이항 결과변수의 비율의 차이를 테스트하는 데 사용되는 표준 접근방법이다. 예를 들면 특정 질병치료에서 질병의 차도를 성공, 그리고 질병의 진행을 실패로 간주하는 이항 결과를 가지고, 중재치료와 대조치료의 성공확률을 비교한다고 하자.

두 집단 간에 비율(p_1, p_2)의 차이를 테스트하는 귀무가설과 대립가설은 다음과 같이 표현된다.

$$H_0: p_1 = p_2 \quad \text{vs} \quad H_1: p_1 \neq p_2$$

여기서 사용되는 테스트 통계량 Z는 아래와 같이 정의된다.

$$Z = \frac{\hat{p}_1 - \hat{p}_2}{\sqrt{\bar{p}(1-\bar{p})\left(\dfrac{1}{n_1} + \dfrac{1}{n_2}\right)}}$$

$\hat{p}_1 = \dfrac{r_1}{n_1}$, $\hat{p}_2 = \dfrac{r_2}{n_2}$, $\bar{p} = \dfrac{r_1 + r_2}{n_1 + n_2}$ 이며, r_1과 r_2는 치료 1과 치료 2 각각에서의 치료 성공의 수이며 $S = \sqrt{\bar{p}(1-\bar{p})\left(\dfrac{1}{n_1} + \dfrac{1}{n_2}\right)}$ 이다.

중심극한정리(Central Limit Theorem)에 의하여, 큰 표본수 n_1과 n_2에서는 테스트 통계량 Z는 귀무가설하에서 대략적으로 정규분포 $N(0,1)$에 가까워지고, Z^2는 카이제곱통계량이다.

이항변수 데이터의 분석결과는 다음 항목을 이용하여 나타낸다.

    (i)   치료효과 차이의 측정치, 즉 두 집단 간의 비율에서 차이: $\hat{p}_1 - \hat{p}_2$

    (ii) 비율의 참 차이(true difference)에 대한 신뢰구간

$$(p_1 - p_2)\text{의 95\% 신뢰구간: } (\hat{p}_1 - \hat{p}_2) \pm Z_{\alpha/2}\, S$$

    (iii) $P(Z \geq Z_{\text{obs}} \mid H_0)$으로 정의된 유의수준 혹은 p-값. 여기서 Z_{obs}는 데이터에서 관측된 통계량 Z이다.

 ## 9.2 무작위화 테스트

Randomization Test

무작위화 테스트(randomization test)는 데이터 세트 레벨의 재정렬을 기초로 치료집단들을 비교하여, 통계적 유의성을 결정하는 비모수적 정확테스트(nonparametric exact test)이다(Edgington, 1980). 즉, 통계적 추론을 위하여 무작위로 만들어진 수를 사용하는 테스트이며, 순열 테스트(permutation test) 혹은 몬테카로 순열절차(Monte Carlo Permutation Procedure)라고도 한다. 무작위화 테스트는 데이터가 특정한 분포에서 나왔다는 가정을 하지 않는다. 이 테스트는 무작위화 과정을 사용하기 때문에 표준통계 테스트보다 계산적으로 훨씬 복잡하다. 하지만 특정한 분포 모형을 가정하기에는 확고한 증거가 없는 바이오 정보과학 분야에서 이 비모수적 테스트의 유용성과 합리성이 인정되어 유전학, 유전체학, 바이오 정보과학에서 넓게 사용되고 있다. 특히 유전체학에서의 후보 유전자와 전장유전(체게놈 와이드) 관련 연구 데이터의 불충분한 정보로 데이터 분포에 관한 가정을 할 수 없고, 테스트 통계량이 쉽게 계산되지 않기 때문에 이 무작위화 테스트가 유용하다.

무작위화 테스트의 단계를 포괄적으로 표현하면 다음과 같다.

    (i)   테스트 통계량을 결정하고, 치료집단 각각에 그 통계량을 계산한다.

    (ii) 각 집단이 가진 원래의 크기를 지키면서, 표본의 모든 재편성(순열)을 열거한다.

(iii) p-값은 관측된 것과 같거나 더 적은 테스트 통계량을 창출한 재편성(순열)들의 비율이다.

구체적으로 집단 간 치료효과를 비교하는 귀무가설은 다음과 같이 나타낼 수 있다.

H_0^* : 중재치료는 대조치료와 비교하여 치료반응에 있어서 효과차이가 없다.

두 치료집단에서 반응의 차이를 측정하는 통계량을 명시할 필요가 있는데, 예를 들면 다음과 같다.

$$d = \overline{y}_1 - \overline{y}_2$$

관측된 $d(d_0$라 하자)의 유의성은 피험자를 재(다시)무작위화함으로써 만들어진 d의 분포에 d_0를 비교해서 얻어진다. p-값은(H_0^*의 가정에서) 데이터에서 관측된 것의 정도로서 큰 차이를 주는 무작위의 비율과 같다. 즉

$$p\text{-값} = \frac{(\text{관측된 통계치와 같거나 적은 순열 수})}{(\text{총 순열 수})}$$

●●●○ 예제 9.1: 연속적 데이터

A 집단과 B 집단의 블록 사이즈 6을 가진 블록 무작위화 설계를 사용한 연구에서 다음의 결과를 가진다.

A 집단: 12　　8　　10
B 집단: 7　　9　　5

$$d_0 = \overline{y}_A - \overline{y}_B = 10 - 7 = 3$$

이 데이터는 $\binom{6}{3} = 20$의 가능한 무작위화 방법이 있다. 무작위화 테스트 실행을 위하여, (H_0^*의 가정에서) 다른 배정에서 얻었을 평균의 차이를 고려해 보자.

20가지의 가능한 무작위화 방법 중에 아래의 두 가지 다른 배정을 예로 든다면

A 집단: 12   10   9

B 집단: 8   7   5

$d = \overline{y}_A - \overline{y}_B = 10.3 - 6.7 = 3.6$

A 집단: 12   7   9

B 집단: 8   10   5

$d = \overline{y}_A - \overline{y}_B = 9.33 - 7.67 = 1.67$

다른 17가지의 가능한 배정을 열거할 수 있지만, 얻어진 통계치($d_0 = 3$)와 같거나 적은 무작위 방법은 2개의 배정뿐이므로, p-값은 아래와 같이 구할 수 있다.

$$p\text{-값} = \frac{(\text{관측된 } d_0\text{와 같거나 적은 순열 수})}{(\text{총 순열 수})} = \frac{2}{20} = 0.1$$

그러므로 일방향 테스트(one-sided test)의 p-값은 0.1이며, 양방향 테스트(two-sided test)일 경우 2를 곱하여 p-값은 0.2가 된다. 양방향 테스트에서 유의수준 0.05를 취했을 때, H_0* 기각에 실패한다. 즉 치료 A와 치료 B의 반응평균값은 차이가 없다고 결론 내린다. ∎

●●● 예제 9.2: 이항 데이터
A 집단과 B 집단 블록 무작위화 설계를 사용한 연구에서 다음의 이항 결과를 가진다고 하자.

A 집단: 0   1   0   1   1

B 집단: 0   1   0   0   0

$d = r_1 - r_2 =$ 두 집단에서 사건수의 차이

관측된 통계치만큼의 극단적인 무작위화의 확률은 아래와 같이 구할 수 있다.

$$p_A(d=3) = \frac{\binom{6}{4}\binom{4}{1}}{\binom{10}{5}} = 0.238095$$

관측된 것보다 더 극단적인 무작위화의 확률은 아래와 같이 구할 수 있다.

$$p_B(d{=}4) = \frac{\binom{6}{5}\binom{4}{0}}{\binom{10}{5}} = 0.023809$$

$$p\text{-값} = p(3) + p(4) = 0.261904$$

그러므로 일방향 테스트(one-sided test)의 p-값은 0.2619이며, 양방향 테스트(two-sided test)일 경우 2를 곱하여 p-값은 0.5238이 된다. 양방향 테스트에서 유의수준 0.05를 취했을 때, H_0^* 기각에 실패한다. 즉 치료 A와 치료 B의 반응비율은 차이가 없다고 결론 내린다. ■

요약하면 무작위화 테스트(순열 테스트)는 그 어떤 가정도 요구하지 않는 비모수적 테스트로, 기존 여러 테스트의 가정이 지켜지지 않을 경우 혹은 적용 가능성에 관한 정보가 불충분할 경우에 사용될 수 있다. 순열 테스트는 3가지 구성 요소, 즉 귀무가설, 테스트 통계량, 순열의 수를 가진다. 또한 이 테스트는 데이터의 분포적 특성에 상관없이 사용될 수 있지만 계산적 복잡성이라는 대가를 치러야 한다.

SAS Macro 프로그램(Neuhäuser, 2009)

여러 가지 비모수적 정확테스트인 무작위화 테스트는 SAS 절차로 만들어졌다. 예를 들면 PROC FREQ and PROC NPAR1WAY에서 보여진 EXACT 테스트는 순열을 기초로 한 테스트이다. 다음은 무작위화 테스트를 위한 SAS Macro이다.

```
%MACRO Permtest(indata);
proc iml;
/* Reading the data */
USE &indata;
READ ALL INTO currdata;

/* Computation of ranks */
ranks=RANKTIE(currdata[ ,2]);

/* Calculation of the sample sizes per group */
N_total=Nrow(currdata[ ,2]);
```

```
n2=currdata[+,1];
n1=N_total−n2;
print N_total n1 n2;

/* Creation of all possible permutations */
start perm(n,n_1);

matrix = shape(0,(gamma(n+1)/(gamma(n_1+1)*gamma(n−n_1+1))),n);
index = 1;
vektor=shape(−1,1,n);
pos = 1;
ok = 1;
do while(ok=1);
if pos 〉 n then do;
if vektor[,+] = n_1 then do;
matrix[index,]= vektor;
index = index + 1;
end;

pos = pos−1;
end;

else do;
if vektor[,pos] 〈 1 then do;
vektor[,pos] = vektor[,pos]+1;
pos = pos+1;
end;

else do;
vektor[,pos]=−1;
pos = pos−1;
end;

end;

if pos 〈 1 then ok = 0;
end;

return (matrix);
finish;

permutations = perm(N_total,n1);
P=Nrow(permutations);
```

```
/* Calculation of test statistic */
start test_sta(R1, R2, N_total, n1, n2);
b=R1;
R1[,rank(R1)]=b;
b=R2;
R2[,rank(R2)]=b;

i=1:n1;
j=1:n2;
Bx=sum( (R1-(N_total/n1)#i)##2/( (i/(n1+1))#(1-(i/(n1+1)))#n2 ) );
By=sum( (R2-(N_total/n2)#j)##2/( (j/(n2+1))#(1-(j/(n2+1)))#n1 ) );
B=Bx+By;

return (B);
finish;

/* Carrying out the test */

Tab=REPEAT(T(ranks),P,1);

R1=choose(permutations=0,.,Tab);
R2=choose(permutations=1,.,Tab);

R1g=R1[loc(R1·=.)];
R2g=R2[loc(R2·=.)];

R1z=shape(R1g,P, n1);
R2z=shape(R2g,P, n2);

test_st0=

test_sta(T(ranks[1:n1]),T(ranks[(n1+1):N_total]), N_total, n1, n2);

Pval=0;

do i=1 to P by 1;
B = test_sta(R1z[ i , ], R2z[ i , ], N_total, n1, n2);
if B >= test_st0 then Pval=Pval+1;
end;
Pval=Pval/P;

/* Definition of output */
x=(Pval || test_st0 || P);
```

```
cols={P_value test_statistic total_Perms};
print x[colname=cols];

/* optional: Creation of an output dataset called results */
CREATE results FROM x[colname=cols];
APPEND FROM x;
CLOSE results;
/*******************************************************/

quit;
%MEND Permtest;
```

⬤⬤⬤ 예제

9.1의 예제, A 집단과 B 집단의 평균을 비교하는 비모수적 테스트인 무작위화 테스트를 SAS Macro로 분석해 보자.

> A 집단: 12   8   10
>
> B 집단: 7   9   5

```
DATA example1;
INPUT group value @@;
CARDS;
0 12 0 8 0 10
1 7 1 9 1 5
;
RUN;
%Permtest(example1);
```

주: 이 프로그램에서는 A 집단을 '0'으로, B집단을 '1'로 코딩하였다. 여기 macro 프로그램은 양방향 p-값을 산출한다.

SAS Output:

The SAS System

N_total	n1	n2
6	3	3

P_VALUE	TEST_STATISTIC	TOTAL_PERMS
0.2	17.333333	20

층화된 범주형 데이터의 분석을 위한 테스트 통계방법은 오즈비(odds ratio, OR) 계산이다. 오즈비는 A의 존재 여부가 B의 존재 여부와 어느 정도의 강도로 상관되는가를 양적으로 표현하는 방법으로, 가장 일반적인 사용 방법은 코커란-멘텔-헨젤(Cochran-Mantel-Haenszel) 통계량이다.

9.3.1 비층화 이항 데이터의 분석(Analysis of Unstratified Dichotomous Data)

다음의 용어에 대한 정확한 정의와 예제로 이 방법을 설명해보겠다. 오즈와 오즈비의 정의는 다음과 같다.

$$오즈(Odds) = \frac{(질병\ 케이스의\ 수)}{(질병\ 케이스가\ 아닌\ 수)}$$

$$오즈비(Odds\ Ratio,\ OR)\ \hat{\psi} : \hat{\psi} = \frac{(위험요인에\ 노출된\ 오즈)}{(위험요인에\ 노출되지\ 않은\ 오즈)}$$

만일 두 집단(노출과 제어)이 존재하고, 그 집단에서의 특정 질병의 존재 여부 빈도를 나타내는 [표 9.1]의 2×2가 있다고 하자.

[표 9.1] 집단조건과 질병의 존재 여부 빈도를 나타내는 2×2

구분		집단조건		
		노출	제어	합계
질병	Yes	a	b	a+b
	No	c	d	c+d
	합계	a+d	b+d	a+b+c+d

이 2×2 표에서 다음과 같은 계산을 얻을 수 있다(Armitage, 2001).

$$\text{오즈비} \quad \hat{\psi} = \frac{a/c}{b/d} = \frac{ad}{bc}$$

$$s.e\,(ln\,\hat{\psi}) = \sqrt{\frac{1}{a} + \frac{1}{b} + \frac{1}{c} + \frac{1}{d}}$$

$ln\,\psi$의 95% 신뢰구간: $(L_{ln\,\psi},\ U_{ln\,\psi})$

$$L_{ln\,\psi} = ln\,\hat{\psi} - 1.96 * s.e\,(ln\,\hat{\psi})$$
$$U_{ln\,\psi} = ln\,\hat{\psi} + 1.96 * s.e\,(ln\,\hat{\psi})$$

오즈비 ψ의 95% 신뢰구간: $\left(e^{L_{ln\,\psi}},\ e^{U_{ln\,\psi}}\right)$

◐◐◑ **예제**

흡연 여부와 관상동맥성 심장질환(CHD)의 상관성을 알아보는 연구에서, 아래의 가상 데이터를 얻었다고 하자.

		흡연자	비흡연자	합계
	Yes	166	50	216
CHD	No	1176	513	1689
	합계	1342	563	1905

$$\hat{\psi} = \frac{\dfrac{166}{1176}}{\dfrac{50}{513}} = 1.448$$

$$s.e\,(ln\,\hat{\psi}) = \sqrt{\frac{1}{166} + \frac{1}{50} + \frac{1}{1176} + \frac{1}{513}} = 0.1698$$

ln ψ의 95% 신뢰구간: (0.0374, 0.703)

$$L_{ln\,\psi} = ln\,1.448 - 1.96 * 0.1698 = 0.0374$$
$$U_{ln\,\psi} = ln\,1.448 + 1.96 * 0.1698 = 0.703$$

오즈지 ψ의 95% 신뢰구간: $\left(e^{0.0374}, e^{0.703}\right) = (1.038, 2.02)$

이 데이터의 분석결과를 해석하면, 흡연자가 비흡연자에 비해서 심장질환에 걸릴 위험은 1.448배, 즉 44.8% 높고, 95% 신뢰구간은 최소 3.8%에서 최고 102%의 위험률 증가를 보여주고 있다. ■

9.3.2 층화 범주형 데이터의 분석(Analysis of Stratified Categorical Data)

이항 결과변수에 대한 층화분석의 경우로 다음과 같은 2개의 층화를 가진다고 가정하자.

층화 = 1

		노출	제어	합계
질병	Yes	a_1	b_1	$a_1 + b_1$
	No	c_1	d_1	$c_1 + d_1$
	합계	$a_1 + c_1$	$b_1 + d_1$	n_1

층화 = 2

		노출	제어	합계
질병	Yes	a_2	b_2	$a_2 + b_2$
	No	c_2	d_2	$c_2 + d_2$
	합계	$a_2 + c_2$	$b_2 + d_2$	n_2

멘텔-헨젤 오즈비(OR): $\hat{\psi} = \dfrac{\sum \dfrac{a_i d_i}{n_i}}{\sum \dfrac{b_i c_i}{n_i}}$

$$s.e(ln\ \hat{\psi}) = \sqrt{\frac{\sum P_i R_i}{2\left(\sum R_i\right)^2} + \frac{\sum P_i S_i + \sum Q_i R_i}{2\sum R_i \sum S_i} + \frac{\sum Q_i S_i}{2\left(\sum S_i\right)^2}}$$

$$P_i = \frac{a_i + d_i}{n_i}\ ; \quad Q_i = \frac{b_i + c_i}{n_i}\ ; \quad R_i = \frac{a_i d_i}{n_i}\ ; \quad S_i = \frac{b_i c_i}{n_i}$$

$ln\ \psi$의 95% 신뢰구간: $(L_{\,ln\,\psi},\ U_{\,ln\,\psi})$

$$L_{\,ln\,\psi} = ln\ \hat{\psi} - 1.96 * s.e(ln\ \hat{\psi})$$

$$U_{\,ln\,\psi} = ln\ \hat{\psi} + 1.96 * s.e(ln\ \hat{\psi})$$

오즈비(ψ)의 95% 신뢰구간: $\left(e^{L_{ln\psi}},\ e^{U_{ln\psi}}\right)$

◐◐◐ **예제**

소화제로 개발된 신약과 위약의 효과를 비교하는 가상의 임상시험에서 여성과 남성이 층화 무작위
로 배정되었다. 피험자의 반응은 소화가 나아졌다(성공)와 변함없다(실패)로 결과변수를 수집하여
다음의 데이터를 얻었다고 하자.

층화= 남성(M)

구분		치료		
		노출	제어	합계
반응	성공	9	6	15
	실패	11	14	25
	합계	20	20	40

층화= 여성(F)

구분		치료		
		노출	제어	합계
반응	성공	11	7	18
	실패	4	8	12
	합계	15	15	30

a) 비층화 분석(9.3.1에서의 공식)

조(크루드) 오즈비의 측정치(crude OR) = 2.26

p-값 = 0.10

오즈비의 95% 신뢰구간 = (0.866, 5.87)

b) 성별 층화를 고려한 멘텔-헨젤 오즈비(9.3.2에서의 공식)

공통 오즈비의 측정치 = 2.36

p-값 = 0.09

오즈비의 95% 신뢰구간 = (0.88, 6.32) ■

[SAS 프로그램] 비층화와 층화의 멘텔-헨젤 오즈비 계산

```
/* 여성=F; 남성=M; 신약=A; 위약=B; 성공=yes; 실패=no */
data Digest;
    input Gender $ Treatment $ Response $ Count @@;
    datalines;
    F A  yes 11   F A  no 4
    F B  yes 7    F B  no 8
    M A  yes 9    M A  no 11
    M B  yes 6    M B  no 14
    ;

/*  a) 비층화 분석  */
proc freq data=Digest order=data;
    tables Response*Treatment / cmh;
    weight Count;
run;
```

The FREQ Procedure
Table of Response by Treatment

Response Frequency, Percent, Row Pct, Col Pct,	A,	B,	Total
Yes,	20, 28.57, 60.61, 57.1,	13, 18.57, 39.39, 37.14,	33 47.14
no,	15, 21.43, 40.54, 42.86,	22, 31.4, 59.46, 62.86,	37 52.86
Total	35 50.00	35 50.00	70 100.00

The FREQ Procedure
Summary Statistics for Response by Treatment

Cochran–Mantel–Haenszel Statistics (Based on Table Scores)

Statistic	Alternative Hypothesis	DF	Value	Prob
1	Nonzero Correlation	1	2.7690	0.0961
2	Row Mean Scores Differ	1	2.7690	0.0961
3	General Association	1	2.7690	0.0961

Estimates of the Common Relative Risk (Row1/Row2)

Type of Study	Method	Value	95% Confidence Limits	
Case–Control (Odds Ratio)	Mantel–Haenszel Logit	2.2564 2.2564	0.8655 0.8655	5.8829 5.8829
Cohort (Col1 Risk)	Mantel–Haenszel Logit	1.4949 1.4949	0.9274 0.9274	2.4097 2.4097

Cohort	Mantel-Haenszel	0.6625	0.4019	1.0922
(Col2 Risk)	Logit	0.6625	0.4019	1.0922

Total Sample Size = 70

/* b)   성별 층화를 고려한 멘텔-헨젤 오즈비 /
proc freq data=Digest order=data;
    tables Gender*Response*Treatment / cmh;
    weight Count;
run;

The FREQ Procedure

Table 1 of Response by Treatment
Controlling for Gender=F

Response   Treatment

Frequency,
Percent,
Row Pct,

Col Pct,	A,	B,	Total
yes,	11,	7,	18
	36.67,	23.33,	60.00
	61.11,	38.89,	
	73.33,	46.67,	
no,	4,	8,	12
	13.33,	26.67,	40.00
	33.33,	66.67,	
	26.67,	53.33,	
Total	15	15	30
	50.00	50.00	100.00

Table 2 of Response by Treatment
Controlling for Gender=M

Response   Treatment

```
Frequency,
Percent,
Row Pct,
   Col Pct,        A,        B,       Total
------------------+---------+---------+
   yes,            9,        6,         15
                 22.50,    15.00,     37.50
                 60.00,    40.00,
                 45.00,    30.00,
------------------+---------+---------+
   no,            11,       14,         25
                 27.50,    35.00,     62.50
                 44.00,    56.00,
                 55.00,    70.00,
------------------+---------+---------+
   Total          20        20          40
                 50.00     50.00      100.00
```

The FREQ Procedure

Summary Statistics for Response by Treatment
Controlling for Gender

Cochran−Mantel−Haenszel Statistics (Based on Table Scores) [주1]

Statistic	Alternative Hypothesis	DF	Value	Prob
1	Nonzero Correlation	1	2.8716	0.0902
2	Row Mean Scores Differ	1	2.8716	0.0902
3	General Association	1	2.8716	0.0902

Estimates of the Common Relative Risk (Row1/Row2)

Type of Study	Method	Value	95% Confidence Limits	
Case−Control[주2]	Mantel−Haenszel	2.3548	0.8777	6.3180
(Odds Ratio)	Logit	2.3533	0.8739	6.3369
Cohort[주3]	Mantel−Haenszel	1.5364	0.9271	2.5463
(Col1 Risk)	Logit	1.4994	0.9105	2.4692
Cohort	Mantel−Haenszel	0.6517	0.3945	1.0768
(Col2 Risk)	Logit	0.6449	0.3911	1.0633

```
                Breslow-Day Test for
        Homogeneity of the Odds Ratios[주4]
        ------------------------------
        Chi-Square          0.2373
        DF                  1
        Pr > ChiSq          0.6261

            Total Sample Size = 70
```

주 1: 코크란-멘텔-헨젤(CMH) 통계치에서 3가지(Nonzero Correlation, Row Mean Scores Differ, General Association)는 치료와 반응결과 간의 상관성을 테스트한다. p-값이 0.0902로 치료와 반응결과의 전반적 상관성은 통계적으로 유의하지 않다.

주 2: 성별 층화를 고려한 CMH 오즈비는 2.3548으로 오즈비의 95% 신뢰구간은 0.8777~6.3180이다.

주 3: CMH 결과에는 상대위험도(RR)도 산출한다. 'column 1 위험'은 상대위험도 측정값으로 비층화에서는 RR = 1.4949이고, 성별 층화를 고려했을 때에는 RR = 1.5364이다.

주 4: 브레스로우-데이 테스트(Breslow-Day Test)는 층화 간 오즈비(OR)의 동질성을 테스트한다. 이 예제의 p-값 = 0.6261은 오즈비에서 성별 차이가 통계적으로 유의하지 않다는 것을 보여준다. 만일 브레스로우-데이 테스트가 유의하다면, 각 층화별로 따로 OR을 해석하여야 한다.

9.3.3 교호작용 테스트(Test for Interaction)

임상시험에서 중재치료의 결과가 특정 베이스라인 요인과의 교호작용이 존재할지도 모른다는 추측에서 교호작용의 유의성을 테스트한다(보다 상세한 것은 Armitage, 2001; Altman, 1990 참조). 특정 레벨 $i(i = 1, 2, \dots K$ 레벨) 각각에서 치료중재 여부와 상응한 결과가 다음의 표와 같다고 하자.

구분		결과		
		Yes	No	합계
치료중재	Yes	a_i	b_i	a_i+b_i
	No	c_i	d_i	c_i+d_i
	합계	a_i+c_i	b_i+d_i	n_i

$$E(a_i) = \frac{p_i \pm \sqrt{p_i^2 - 4\hat{\psi}(\hat{\psi}-1)E_iD_i}}{2(\hat{\psi}-1)} \quad \text{where } p_i = (\hat{\psi}-1)(E_i + D_i) + n_i;$$

$$\hat{\psi} = \text{멘텔–헨젤 오즈비}; \; D_i = a_i + c_i; \; E_i = a_i + b_i$$

$$E(b_i) = E_i - E(a_i)$$

$$E(c_i) = D_i - E(a_i); \quad E(d_i) = n_i - E(a_i) - E(b_i) - E(c_i)$$

$$V(a_i) = \left(\frac{1}{E(a_i)} + \frac{1}{E(b_i)} + \frac{1}{E(c_i)} + \frac{1}{E(d_i)} \right)^{-1}$$

교호작용 테스트의 카이제곱통계량 $= \sum \dfrac{(a_i - E(a_i))^2}{V(a_i)}$ 이며, 자유도는 $d.f. = (i-1)$이다. 여기서 $i = 1, 2, \cdots K$이며, K는 레벨수이다.

◯◯◯◯ **예제**

흡연 여부와 관상동맥성 심장질환(CHD)의 상관성을 알아보는 연구에서, 심장질환은 과거의 심근경색(MI) 경험에 영향을 받는다고 가정하고, 아래의 가상 데이터를 얻었다고 하자.

구분		MI 무경험			MI 경험		
		CHD	no-CHD	total	CHD	no-CHD	total
흡연	Yes	67	2061	2128	8	51	59
	No	46	3454	3500	11	41	52
	Total	113	5515	5618	19	92	111

9.3.2와 9.3.3의 공식으로부터 다음과 같은 계산을 한다.

$$\hat{\psi} = \frac{\dfrac{67 * 3454}{5618} + \dfrac{8 * 41}{111}}{\dfrac{2061 * 46}{5618} + \dfrac{51 * 11}{111}} = 2.013$$

$$D_i = 113; \ E_i = 2128$$

$$P_1 = (2.013-1)(2128 + 113) + 5618 = 7898.13$$

$$E(a_1) = \frac{7898.13 \pm \sqrt{7898.13^2 - 4 * 2.013 * (2.013 - 1) * 2128 * 113}}{2(2.013 - 1)}$$

$$= \frac{7898.13 \pm 7773.97}{2.026} = 7735 \text{ or } 61.3$$

만일 $E(a_1) = 7735$라면 $E(b_1) = 2128 - 7735 = -5607 < 0$ (불가능!)

그러므로 $E(a_1) = 61.3$을 선택하고, 나머지는 다음과 같이 계산된다.

$$E(b_1) = 2128 - 61.3 = 2066.7$$

$$E(c_1) = 113 - 61.3 = 51.7$$

$$E(d_1) = 5618 - 61.3 - 2066.2 - 51.2 = 3449.3$$

$$V(a_1) = \left(\frac{1}{61.3} + \frac{1}{2066.7} + \frac{1}{51.7} + \frac{1}{3449.3} \right)^{-1} = 27.4$$

유사한 방법으로, $E(a_2) = 12.7$과 $V(a_2) = 3.55$이 얻게 된다. 위의 공식을 이용하여

$$카이제곱통계량 = \frac{(67-61.3)^2}{27.4} + \frac{(8-12.7)^2}{3.55} = 7.328$$

유의수준 $\alpha = 0.05$와 $df=1$에서의 카이제곱 임계값은 3.84이므로 귀무가설은 기각되며, p-값은 <0.0068이다. 그러므로 MI 경험은 유의한 교호요인으로서 통계분석에서 이 MI 경험을 제어할 경우에만 흡연 여부와 관상동맥성 심장질환(CHD)의 상관성을 정확하게 측정을 할 수 있다. ■

9.4 공분산분석

Analysis of Covariance, ANCOVA

공분산분석(Analysis of Covariance, ANCOVA)은 결과변수 외에 각 피험자로부터 측정된 연속 공변수 데이터를 분석하기 위한 통계적 분석 전략 중의 하나이다. 공분산분석은 연속적 결과변수에 대한 연속적 독립변수의 효과를 제어하면서, 범주형 변수의 주효과(main effect)와 교호효과를 테스트하는 데 사용되며, 이 제어독립변수를 '공변수'라고 한다. 공분산분석은 공변수로 지적되는 다른 변수의 가변성을 참작하거나 혹은 제어하기 위하여 공변수의 집단 간 차이를 비교한다. 이 분석에는 일변량 분석 혹은 이원변량 분석(ANOVA)을 선형회귀와 결합하는 일반 선형모형(General Linear Model, GLM)이 있다. 임상시험의 데이터 분석에서 ANCOVA는 여러 목적으로 사용되는데, 특히 다음과 같은 연구 데이터 분석에 주로 사용된다.

- 실험설계 연구에서, 무작위화될 수는 없으나 간격 척도(interval scale)로 측정될 수 있는 요인들을 제어하기 위하여 사용된다.
- 관찰설계 연구에서, 간격 종속변수에대한 범주형 독립변수의 관계를 변경하는 변수의 효과를 제거하기 위하여 사용된다.
- 회귀모형에서, 범주형 독립변수와 간격 독립변수 둘 다 있는 회귀모형을 세우기 위해서 사용된다. 이 목적은 로지스틱 회귀모형이나 다른 방법에 의해서 대신하게 된다.

ANCOVA 분석은 둘 혹은 그 이상의 선형 회귀선들을 비교하기 위해서도 사용된다. 통계적으로 독립변수 x의 변량으로 인하여 나온 종속변수 y를 제어하면서, 치료집단 간에 y를 비교하기 위하여 다음의 모형을 사용할 수 있다.

ANCOVA 모형:

$$y_{ij} = \mu_i + \beta(x_{ij} - \bar{x}) + e_{ij}$$

x_{ij}는 집단 i에 있는 피험자 j의 알려진 베이스라인 공변수 x의 값

$\bar{x}$ 는 x값들의 전체 표본평균

μ_i는 집단 i에서 y의 전체평균, $i = 1, 2$

β는 x와 y 사이의 관계를 반영하는 기울기 모수

e_{ij} 는 독립적, 정규적 분포 $N(0, \sigma^2)$

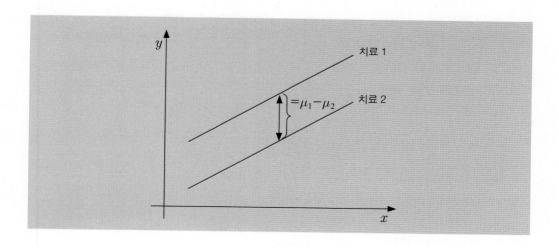

이 ANCOVA 모형은 다음의 가정을 전제로 한다.

- 결과변수와 공변수(혹은 층화변수) 사이의 선형관계

- 균등한 치료효과 = 치료변수와 공변수 간의 교호작용이 없다.

  즉, 치료 간의 평행회귀선

○○○ 예제

50세 이상의 남성을 상대로 한 콜레스테롤을 낮추는 신약 임상시험 데이터 분석에서 연령을 제어
하고자 한다. 콜레스테롤 결과변수를 예측하기 위해 적절한 ANCOVA 분석은,

$$\text{치료 지시함수로서 treatment} = \begin{cases} 0, & \text{if } A \text{ 치료라면} \\ 1, & \text{if } B \text{ 치료라면} \end{cases}$$

데이터로부터 얻은 예측 콜레스테롤 모형은 다음과 같다고 하자.

$$\hat{y}_{ij} = 190 + 20(\text{treatment}) + 1.8(age - 50)$$

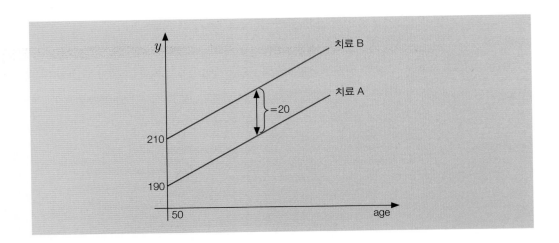

위의 모형으로부터 각 치료집단의 예측모형이 도출된다.

$$\text{치료 } A \text{ 예측모형: } \hat{y}_{Aj} = 190 + 1.8(age - 50)$$
$$\text{치료 } B \text{ 예측모형: } \hat{y}_{Bj} = 210 + 1.8(age - 50)$$

[ANCOVA 분석을 위한 SAS 프로그램]

```
ageX=age-50;
proc glm;
    class treatment;
    model cholesterol = treatment ageX/ solution;
    lsmeans treatment/ stderr pdiff cov out=adjmeans;
run;
proc print data=adjmeans;
run;
```

효과변경(effect modification) 혹은 중첩요인(confounder)에는 두 가지 혹은 여러 레벨(level)이 있다. 그 중 하나는 층화분석에서의 층(stratum)이다. 층화는 피험자들을 더 동질적인 집단(strata, 층)으로 나누는 것으로, 이때 사용되는 층화변수는 베이스라인 공변수이다. 층화는 중첩(confounding)을 제어하고 평가하는 데 사용되고, 연령, 성별, 인종 등과 같이 임상연구자가 관심 가지는 중첩요인에 따라 하위집단으로 데이터를 분리하여 평가하기도 한다. 관심의 중첩요인에 대해서 각 단층은 동질적이기 때문에 단층 내에서 치료(노출)와 질병(결과) 사이의 상관성을 평가할 수 있다. 그러므로 효과변경 혹은 중첩요인의 존재는 모집단 중에서 특정한 특징을 가진 집단(층)에 치료효과를 측정하는 데 필요하다. 데이터 분석에서 중첩을 제거하고 효과변경을 분석하기 위하여 층화분석(Stratified Analysis)을 수행하며, 층화분석의 기초 아이디어는 치료집단 간의 비교가 각 층 내에서 행해진다. 이 분석은 연령, 성별, 질병상태 등과 같이 인구적, 사회적 혹은 관련된 변수에 의해 구분된 연구결과의 도표 혹은 그래프로 표현할 수 있다. 통계값은 각 층에 대한 오즈를 모두 표현하지 않고 이 오즈비들을 결합하여 하나의 공통 오즈비를 계산할 수 있다(9.3.2절 참조). 예를 들면 여성만의 집단에 있어서 오즈비와 남성만의 집단에서의 오즈비를 사용하여 층화를 고려한 멘텔-헨젤 방법으로 전체 오즈비를 계산한다. ANCOVA에서와 같이 층화분석에서의 공변수는 베이스라인 변수여야 하며, 층화의 각 레벨들에는 상수적(constant) 치료효과를 가지는 것으로 가정하여 분석할 수 있다. 층화분석에서도 치료와 공변수의 교호작용을 테스트할 수 있으며, 만일 교호작용이 있다면 각 층에 독립적으로 치료효과의 측정값을 계산한다. 이런 분석방법은 9.3.2절에서 검토한 멘텔-헨젤 방법의 대안으로 로지스틱 모형(logistic regression model)을 사용하기도 한다.

요약하면, 층화분석을 하는 이유는 다음과 같다.

- 치료효과의 측정치의 정확성을 증가시키기 위하여
- 치료집단 간 베이스라인 변수의 분포가 불균형하여 야기될 수 있는 '편향'을 바로 잡기 위해서다.

[계층분석을 위한 SAS 프로그램]
9.3.2절의 예제에서의 소화제 임상시험을 사용하면,

```
data Digest;
        input Gender $ Treatment $ Response $ Count @@;
        datalines;
        F A  yes 11  F A  no 4
        F B  yes 7   F B  no 8
        M A  yes 9   M A  no 11
        M B  yes 6   M B  no 14
        ;
    run;
```

1) 카이제곱 테스트

```
proc freq data=Digest order=data;
    tables Gender*Response/ chisq;
    weight Count;
run;
```

SAS Output:

The FREQ Procedure

Table of Gender by Response

Gender   Response

```
Frequency|
Percent  |
Row Pct  |
Col Pct      |   yes  |   no   |  Tota
-----------+--------+--------+--------+
F            |     18 |    12 |     30
             |  25.71 |  17.14 |  42.86
             |  60.00 |  40.00 |
             |  54.55 |  32.43 |
-----------+--------+--------+--------+
M            |     15 |    25 |     40
             |  21.43 |  35.71 |  57.14
             |  37.50 |  62.50 |
             |  45.45 |  67.57 |
```

```
-----------+--------+-------+
Total             33       37      70
                47.14    52.86   100.00
```

The FREQ Procedure

Statistics for Table of Gender by Response

Statistic	DF	Value	Prob
Chi-Square	1	3.4828	0.0620
Likelihood Ratio Chi-Square	1	3.5062	0.0611
Continuity Adj. Chi-Square	1	2.6384	0.1043
Mantel-Haenszel Chi-Square	1	3.4330	0.0639
Phi Coefficient		0.2231	
Contingency Coefficient		0.2177	
Cramer's V		0.2231	

Fisher's Exact Test
```
-----------------------------------
Cell (1,1) Frequency (F)      18
Left-sided Pr <= F         0.9828
Right-sided Pr >= F        0.0519

Table Probability (P)      0.0347
Two-sided Pr <= P          0.0904
```

Sample Size = 70

2) 로지스틱 회귀분석

```
proc logistic data=Digest order=data;
    class gender;
    weight Count;
    model response=gender;
run;
```

SAS Output:

The LOGISTIC Procedure

Model Information

Data Set	WORK.DIGEST
Response Variable	Response
Number of Response Levels	2
Weight Variable	Count
Model	binary logit
Optimization Technique	Fisher's scoring

Number of Observations Read	8
Number of Observations Used	8
Sum of Weights Read	70
Sum of Weights Used	70

Response Profile

Ordered Value	Response	Total Frequency	Total Weight
1	yes	4	33.000000
2	no	4	37.000000

The LOGISTIC Procedure

Probability modeled is Response='yes'.

Class Level Information

Class	Value	Design Variables
Gender	F	1
	M	−1

Model Convergence Status

Convergence criterion (GCONV=1E-8) satisfied.

The LOGISTIC Procedure

Model Fit Statistics

Criterion	Intercept Only	Intercept and Covariates
AIC	98.812	97.306
SC	98.891	97.465
−2 Log L	96.812	93.306

Testing Global Null Hypothesis: BETA=0

Test	Chi-Square	DF	Pr 〉 ChiSq
Likelihood Ratio	3.5062	1	0.0611
Score	3.4828	1	0.0620
Wald	3.4191	1	0.0644

The LOGISTIC Procedure

Type 3 Analysis of Effects

Effect	DF	Wald Chi-Square	Pr 〉 ChiSq
Gender	1	3.4191	0.0644

Analysis of Maximum Likelihood Estimates

Parameter		DF	Estimate	Standard Error	Wald Chi-Square	Pr 〉 ChiSq
Intercept		1	−0.0527	0.2478	0.0452	0.8316
Gender	F	1	0.4581	0.2478	3.4191	0.0644

Odds Ratio Estimates

	Point	95% Wald	
Effect	Estimate	Confidence Limits	
Gender F vs M	2.500	0.947	6.603

The LOGISTIC Procedure

Association of Predicted Probabilities and Observed Responses

Percent Concordant	25.0	Somers' D	0.000
Percent Discordant	25.0	Gamma	0.000
Percent Tied	50.0	Tau-a	0.000
Pairs	16	c	0.500

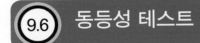

9.6 동등성 테스트
Equivalency Test

동등성 테스트(Equivalency Test)의 목적은 연구 중인 중재치료가 대조치료보다 월등하거나 혹은 더 나쁘지 않다는 것을 설명하는 것이 아니라, 두 치료는 임상적으로 의미 있는 차이가 없다는 것을 보여주는 것이다. 즉 두 치료가 임상학적으로 동등하다는 것을 테스트하는 경우이다. 전형적인 우월성 테스트와 달리, 동등성 테스트에서는 치료의 효율성 주장이 귀무가설이 되고 비효율성 주장이 대립가설이 된다. 즉 귀무가설과 대립가설은 다음과 같은 형태를 취한다.

H_0: 신치료와 표준치료는 동등하지 않다.
H_1: 신치료와 표준치료는 동등하다.

5.8절에서 이미 언급했듯이 동등성 연구설계의 주요 이슈 중의 하나는 임상적 비열등성

마진(margin, Δ>0)이며, 동등성 테스트는 이 명시된 값 Δ에 의해서 만들어진다. 이 Δ값은 만일 $|\mu_S - \mu_N| \leq \Delta$라면, 두 치료가 실질적으로 동등하다고 생각될 만큼 충분히 작은 값으로 임상적으로 용인된 치료효과 차이의 마진이며, 주로 임상연구자에 의해서 정해진다. 동등성 가설을 테스트하기 위해서는 테스트 통계량과 신뢰구간을 이용하는 두 가지 접근방법이 있다.

9.6.1 테스트 통계량 이용(Using Test Statistic)

1) 연속적 결과변수

동등성의 테스트의 귀무가설과 대립가설은 다음과 같다.

$$H_0: |\mu_S - \mu_N| \geq \Delta \quad \text{vs} \quad H_1: |\mu_S - \mu_N| < \Delta$$

즉,

$$H_0: \mu_S - \mu_N \geq +\Delta \quad \text{or} \quad H_0: \mu_S - \mu_N < -\Delta \quad \text{vs} \quad H_1: -\Delta < \mu_S - \mu_N < +\Delta$$

$$\text{테스트 통계량: } T = \left| \frac{\overline{y}_S - \overline{y}_N - \Delta}{s\sqrt{\left(\dfrac{1}{n_S}\right) + \left(\dfrac{1}{n_N}\right)}} \right|$$

μ_S와 μ_N은 표준치료집단과 신치료집단 각각의 모집단 평균이며, $\overline{y}_S$와 $\overline{y}_N$은 각각의 표본집단 평균이다. s는 종합표준편차이며, n_S와 n_N은 집단별 표본수이다. H_0하에서, T는 $(n_1 + n_2 - 2)$ 자유도의 t-분포를 가진다. 만일 H_0이 기각되면 두 치료는 동등성을 가진다고 결론짓는다. 아래 그림은 임의적 t-분포(유의수준=α, $df = n_1 + n_2 - 2$)의 기각영역을 나타낸 것이다. 즉 T통계량 아래의 어두운 부분에 속한다면 신치료와 표준치료의 치료효과는 동등하다고 결론짓는다.

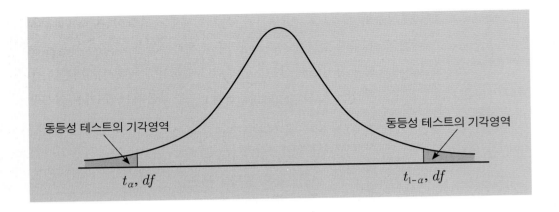

동등성 테스트의 기각영역   동등성 테스트의 기각영역

t_α, df $t_{1-\alpha}, df$

○○○ **예제**

천식 해소에 사용되는 두 개의 흡입기(R, T)의 동등성을 평가하려 한다. 만일 그 흡입기들의 치료 차이가 아침 시간의 최대호기 속도가 15(l/min)보다 적다면 동등하다고 간주된다. 각 집단에 150명의 표본수의 임상시험에서 다음의 결과를 얻었다. 아침 시간의 최대호기 속도는 R = 420(l/min)와 T = 417(l/min)로 R과 T 사이의 평균차이는 3이며, 표준오차는 4로 측정되었다. 이 두 흡입기는 5%의 유의수준에서 동등한가?

$$T = \left| \frac{420 - 417 - 15}{4\sqrt{\left(\frac{1}{150}\right) + \left(\frac{1}{150}\right)}} \right| = 25.98, \quad d.f = 298$$

자유도 298의 t 임계값은 $t(0.05, 298) = 1.6448$이며, T 통계량=25.98과 비교해서 H_0을 기각한다. 즉 데이터는 두 흡입기의 최대호기 속도에서 동등하다는 것을 보여준다. ■

2) 이항 결과변수

동등성의 테스트는

$$H_0: |P_S - P_N| \geq \varDelta \quad vs \quad H_1: |P_S - P_N| < \varDelta$$

즉,

$$H_0: P_S - P_N \geq +\varDelta \;\; or \;\; H_0: P_S - P_N < -\varDelta \quad vs \quad H_1: -\varDelta < P_S - P_N < \varDelta$$

테스트 통계량: $Z = \dfrac{\left| \hat{P}_S - \hat{P}_N \right| - \Delta}{\hat{S}}$

여기서

$$\hat{S} = \sqrt{\dfrac{\hat{P}_s(1 - \hat{P}_s)}{n_s} + \dfrac{\hat{P}_N(1 - \hat{P}_N)}{n_N}} \text{ 이며,}$$

$\hat{P}_S$ 와 $\hat{P}_N$은 표준치료와 신치료 각각의 관측된 성공률이고, n_S 와 n_N 은 각각의 표본수이다.

○○○ 예제

표준치료와 신치료의 관측된 성공률이 $\hat{P}_S$ =0.3과 $\hat{P}_N$ =0.25이며, 각각 동일한 표본수 = 50을 가진다고 가정하자. 또 두 치료 간의 차이가 0.2 이하이면 동등하다고 가정하자. 이 두 치료는 일방향의 0.05 유의수준에서 테스트하고자 한다.

$$\hat{P}_S = 0.3; \ \hat{P}_N = 0.25; \ n_s = n_N = 50; \ \Delta = 0.2; \ \hat{S} = 0.089$$

$$Z \text{ 통계량} = \frac{|0.3 - 0.25| - 0.2}{0.089} = -1.69$$

$-1.69 < Z_{0.05} = -1.64$으로 H_0을 기각한다

즉, 두 치료효과는 동등하다고 결론 내릴 수 있다. ■

9.6.2 신뢰구간 이용(Using Confidence Intervals)

동등성 가설을 테스트하는 신뢰구간 이용 방법의 절차는 먼저 α 유의수준에서 두 치료들 간의 비율의 차이에 대한 100(1−2α)% 신뢰구간을 구축하고, 구축된 신뢰구간을 한계치($-\Delta$, Δ)와 비교한다. 만일 신뢰구간 전체가 한계치($-\Delta$, Δ) 안에 놓인다면 귀무가설이 기각되고, 두 치료는 동등하다고 결론짓는다. 아래의 그림은 신뢰구간과 한계치를 이용한 치료효과의 동등성, 비열등성 여부의 결정을 돕는다.

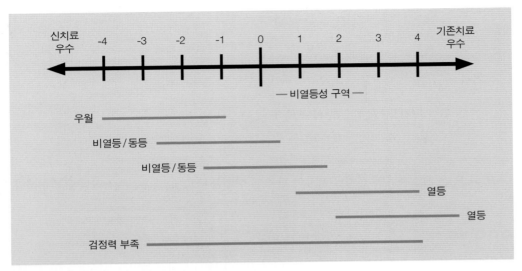

[그림 9.1] 신뢰구간과 한계치에 따른 효능의 동등성과 비열등성 여부

1) 연속적 결과변수

천식 해소의 예제(9.6.1절)를 이용하면 5%의 유의수준에서 평균차이의 90%의 신뢰구간을 구축하여, 구축된 신뢰구간을 한계치와 비교해야 한다. 이 예제에서 90% 신뢰구간은 3±1.28*4 = (−2.12 , 8.12)이다. 이 예제에서는 평균차이가 15보다 작으면 임상적 동등성을 가지는 것으로 간주되기 때문에, 90% 신뢰구간과 한계치(−15, +15)의 비교에서 두 흡입기는 동등하다고 결론짓는다.

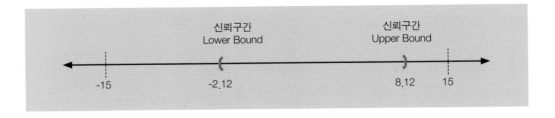

2) 이항 결과변수

이항 결과변수의 임상시험에서 동등성 테스트의 귀무가설과 대립가설은

$$H_0: P_S - P_N \geq +\Delta \ \text{ or } \ H_0: P_S - P_N < -\Delta \quad \text{vs} \quad H_1: -\Delta < P_S - P_N < \Delta$$

$(P_S - P_N)$의 100$(1 - \alpha)$% 일방향 신뢰구간은 다음과 같이 구한다.

$$(-1, \ \hat{P}_S - \hat{P}_N + Z_{1-\alpha} * \hat{S})$$

9.6.1절의 이항 결과변수 예제를 사용하면 $\hat{P}_S$ =0.3; $\hat{P}_N$ =0.25; $n_S = n_N = 50$; $\Delta = 0.2$; $\hat{S}$ = 0.089이다.

$(P_S - P_N)$의 95% 일방향 신뢰구간은 $(-1, 0.196)$이다.

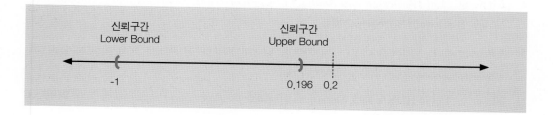

이 신뢰구간의 상한치(0.196)는 Δ값 0.2보다 작으므로 신치료는 표준치료와 동등하다고 결론짓는다.

참고문헌

1. Altman DG. *Practical Statistics for Medical Research*. Chapman & Hall/CRC, 1990.

2. Armitage P, Berry G, Matthews JNS. *Statistical Methods in Medical Research*. Wiley, 2001.

3. Buccisano F, Maurillo L, Piciocchi A, Del Principe M, et al. Age-Stratified Analysis of The Prognostic Role Of Minimal Residual Disease Detection By Flow Cytometry, In Adult Patients With Acute Myeloid Leukemia. Blood, 2013, 122:2649.

4. Chow SC, Liu JP. *Design and Analysis of Clinical Trials: Concepts and Methodologies*. Wiley-Blackwell, Hoboken, 2004.

5. Christensen E. Methodology of superiority vs. equivalence trials and non-inferiority trials. Journal of Hepatology, 2007, 46:947-954.

6. Fleiss JL, Levin B, Paik MC. *Statistical Methods for Rates and Proportions*. John Wiley & Sons, 2003.

7. Garrett AD. Therapeutic equivalence: fallacies and falsification. Statistics in Medicine, 2003, 22:741-762.

8. Greene WL, Concato J, Feinstein AR. Claims of equivalence in medical research: Are they supported by the evidence? Annals of Internal Medicine, 2000, 132:715-722.

9. Jones B, Jarvis P, Lewis JA, Ebbutt AF. Trials to assess equivalence: The importance of rigorous methods. British Medical Journal, 1996, 313:36-39.

10. Kutner M, Nachtsheim C, Neter J, Li W, Neuhäuser M, Schulz A, Czech D. A SAS/IML algorithm for an exact permutation test. GMS Med Inform Biom Epidemiol, Academic Journal, 2009, 5:1.

11. Kutner M, John Neter J, Nachtsheim C, Wasserman W. *Applied Linear Statistical Models*. McGraw-Hill, 2004.

12. Neuhauser M, Schulz A, Czech D. A SAS/IML algorithm for an exact permutation test. GMS Med Inform Biom Epidemiol 2009;5(2):Doc13

13. Ng T. Conventional null hypothesis testing in active control equivalence studies. Controlled Clinical Trials, 1995, 16:356-358.

14. Wiens BL. Choosing an equivalence limit for noninferiority and equivalence studies. Controlled Clinical Trials, 2002, 23:2-14

15. Woodward M. *Epidemiology: Study Design and Data Analysis.* Chapman & Hall/CRC, 2005.

10장

다중도

Multiplicity

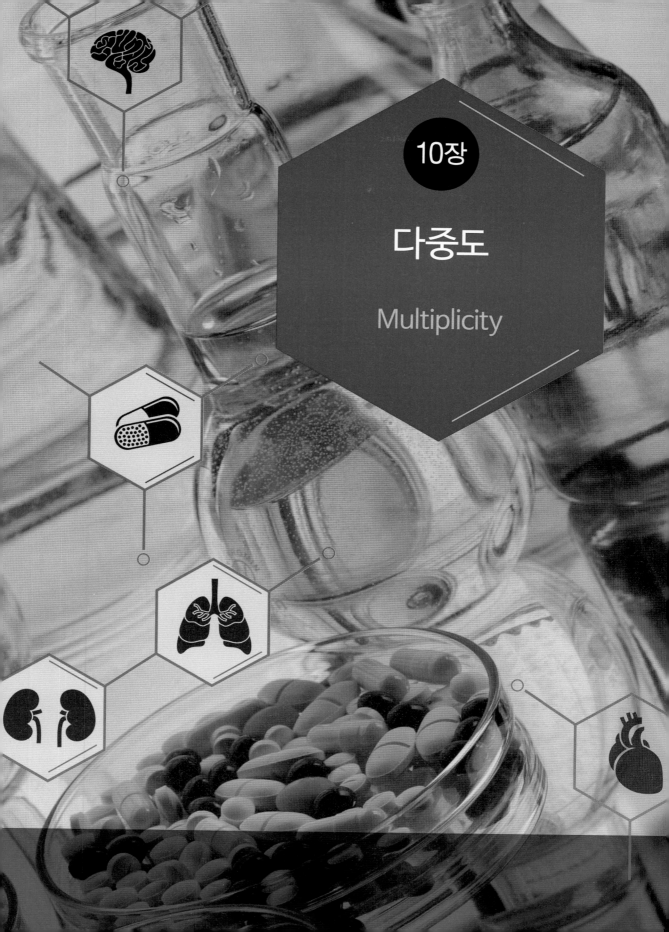

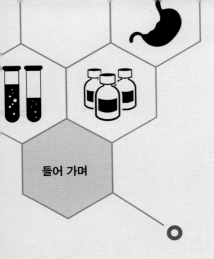

다중도(multiplicity)란 주어진 특정 연구 내에서 다수의 가설 혹은 다수의 추론을 테스트하는 문제를 언급한다. 주어진 유의수준을 가지고 많은 가설을 테스트할 경우에 귀무가설을 잘못 기각하는 1종 오류가 증가한다. 또한 테스트할 가설의 수가 증가할 때마다 개별 테스트에 대한 검정력은 낮아지므로, 유의수준을 제어하는 절차가 필요하다. 최근에는 다중도의 중요성과 통계적 이슈가 강조되고 있으며 다양한 방법들이 제시되었다. 특히 유전학 연구에서 수천 개의 후보 유전자, 뇌 영상과학에서 수십만 개의 혈류, 두 생물체의 게놈에서 유전자 서열을 비교하는 진화 유전체학 등의 발달과 함께 다중도 문제는 중요한 관심사가 되고 있다. 다중도의 형태로는 다중비교, 다중하위집단, 다중결과변수, 순차적 테스트 등이 있다. 10장에서는 다중도의 형태, 다중 테스트에서의 오류율, 그리고 다양한 다중 테스트 조정 방법에 대해서 살펴보기로 한다.

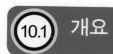 **개요**

대부분의 의학 및 보건 임상시험은 많은 변수를 측정하고 그 중 일부는 반복측정되어 결과변수로 구성되기도 한다. 예를 들면 신경심리 분야에서 환자의 행동기능은 관련된 여러 신체기능들로 구성되어 있으며, 연구자가 관심을 가지는 소수의 신체기능은 결과변수로서 가설 테스트의 대상이 된다. 다중도는 임상시험의 다양한 레벨에서 일어날 수 있다. 그 예로 다중표본의 비교, 중간분석, 부분집단분석, 특히 다중결과변수들이 있고, 이런 이슈들을 통틀어 다중도(multiplicity) 문제라고 정의한다(Pocock, 1997). 일반적으로 '다중도'는 주어진 특정 연구 안에서 다수의 가설 혹은 다수의 추론을 테스트하는 문제를 언급한다. 다중 테스트는 대조집단에 여러 치료집단을 비교하거나, 혹은 중재치료 효과를 여러 결과변수를 가지고 평가하는 것과 같이, 다수의 연구질문에 대한 대답을 얻으려는 임상시험 분석에서 자주 나타난다. '다중도'의 형태는 다음과 같다.

- 다중비교(Multiple comparisons)

- 다중하위집단(Multiple subgroups)

- 다중결과변수(Multiple endpoints)

- 순차적 테스트(Sequential tests)

이런 다양한 형태의 다중도는 그 중요성뿐만 아니라 통계적 이슈도 강조되고 있다. 최근에는 적절하게 잘 짜여진 다중 테스트를 이용하여 서로 다른 연구목적들 사이의 관계의 로드맵을 그릴 수 있도록 하는 다양한 방법이 제시되고 있다. 주어진 유의수준을 가지고 많은 가설을 테스트할 때 귀무가설을 잘못 기각하는 1종 오류는 증가한다. 또한 테스트할 가설의 수가 증가할 때마다 개별 테스트에 대한 검정력은 낮아지므로, 유의수준을 제어하는 절차에서 상대적으로 강한 효과를 나타내는 것만이 유의한 것으로 결정하게 된다. 대부분의 탐색적 연구(exploratory study)는 표본수가 그리 크지 않기 때문에 이런 유의수준 제어 절차들을 순수 탐색적인 연구에 그대로 적용하기에는 너무 엄격하다. 따라서 탐색적 연구에 대해서는 다중도 조정없이 분석하기도 하는데, 그럴 경우에 테스트 결과가 탐색적인 것임을 분명하게 명시해야 한다. 나아가 탐색적 연구에서 발견된 결과를 확인하기 위해서는 반드시 충분한 검정력을 가진 확정적 연구(confirmatory study)를 통해 그 결과를 다시 테스트하여 재확인해야 한다.

 ## 10.2 다중 테스트에서의 오류율

Types of Error

10.2.1 오류율 형태(Types of Error)

허위양성(false positive)은 실제로 치료효과가 없음에도 불구하고 치료효과가 있다고 잘못 귀무가설을 기각하여 유의하다고 결론 내리는 것이다. 허위음성(false negative)은 실제로 치료효과가 존재함에도 불구하고 통계적으로 유의함을 발견하지 못하는 오류이다. 이 외에도 다중 테스트 맥락에서는 여러 종류의 오류율이 고려되어 왔다. 그 중에서 귀무가설의 세트에 많은 다른 형태의 오류를 고려할 수 있는데, 일반적으로 가설들을 둘러싼 과학적, 실질적 상황에 따라 어떤 형태의 오류를 제어할 것인지를 결정해야 한다. 다중가설 오류율 형태에는 다음과 같은 종류가 있다.

(i) 비교당-오류율(per comparison error rate, PCE)은 단순히 각각의 귀무가설에 대한 공통된 1종 오류(α)이다. 다시 말하면,

$$PCE = \frac{기대되는\ 허위양성의\ 수}{총\ 귀무가설의\ 수}$$

(ii) 패밀리-와이즈 오류율(family-wise error rate)은 테스트의 세트 중에서 적어도 하나의 무의미 효과(null effect)를 기각할 확률이다. 때로 이것은 실험별-오류율(experiment-wise error rate)이라고도 불린다. 패밀리-와이즈 오류율은 약한 의미와 강한 의미의 두 가지 버전을 가진다.

- 약한 의미의 패밀리-와이즈 오류(family-wise in weak sense, FWW)는 모든 개별적

귀무가설이 참일 때 적어도 하나의 참 귀무가설을 잘못으로 기각하는 확률이다.

- 강한 의미의 패밀리-와이즈 오류(family-wise in strong sense, FWS)는 얼마의 개별 귀무가설이 참인지, 그리고 어느 귀무가설이 참인지에 무관하게, 적어도 하나의 참 귀무가설을 잘못으로 기각하는 확률이다.

(iii) '패밀리당-오류율(per family error rate, FER)'은 R의 기대값이다.

$$R = \frac{\text{허위양성 수}}{\text{참 가설 수}}$$

(iv) '허위발견율(false discovery rate, FDR)'은 Q의 기대값이다.

$$Q = \frac{\text{허위 유의성 수}}{\text{유의성 수}}$$

일반적으로 '언제 다중 테스트 조정이 필요한가?'에 대한 질문이 제기되는데, 이는 특정한 가설의 세트나 테스트의 세트가 같은 '패밀리'에 속하는지 아닌지를 먼저 확인해야 한다. 만일 이 특정한 테스트의 세트가 같은 패밀리에 속한다면, 패밀리-와이즈 오류율을 유지하는 테스트 절차를 사용할 것이다. 그렇다면 특정한 가설의 세트 혹은 테스트의 세트가 같은 '패밀리'에 속하는지를 어떻게 알 수 있을까?

10.2.2 '패밀리' 확인 방법(Method of Confirming 'Family')

특정한 가설의 세트 혹은 테스트의 세트가 하나의 '패밀리'에 속하는지를 확인하기 위하여 여러 가지 사항이 고려되어야 한다.

(1) 다중 테스트들이 똑같은 혹은 유사한 과학적인 문제에 관련된다.

'관련된' 테스트 세트의 예제로는 다음을 들 수 있다.

  - 신약 대 대조약의 효과를 순차적(반복적) 테스트
  - 같은 클래스의 여러 중재치료집단 vs 대조집단의 비교

– 다수의 시간점에서 결과변수의 반복된 측정에 중재치료집단 대 대조집단의 비교

'무관련' 테스트 세트의 예제로는 다음을 들 수 있다.

　　– 3집단 연구에서, 다른 메커니즘을 가진 두 개의 다른 약물집단이 대조집단
　　에 비교된다.
　　– 두 개의 HIV 치료약이 CD4 세포 수와 바이러스량에 비교된다.

(2)　치료효과는 여러 테스트들 가운데서 가장 합리적으로 보이는 하나의 결과에 기초
　　하여 추천된다.

(3)　가설들에 대해 이전의 과학적 근거가 없을 수 있다.

(4)　가설들은 논란의 여지가 있든지 혹은 회의적일 수 있다.

10.2.3 패밀리 취급 방법(Method of Dealing 'Family')

테스트의 패밀리를 다루는 접근방법으로 아래의 방법을 이용할 수 있다.

(1)　소규모의 뚜렷한 가설들로 구성된 세트를 선택한다.

(2)　다중결과변수에 대해 합성결과변수(composite endpoints)를 도출한다. 이것은 요
　　약측정이라고 부르기도 한다.

(3)　종합적/포괄적 테스트를 실행한다.
　　– 방법 그 자체에 대해서는 개별가설을 평가하지 않는다.
　　– 종합적 테스트는 보통 개별 가설들의 테스트가 뒤따른다. 이런 두 단계 절
　　차는 FWW는 제어하지만 FWS는 제어하지 못한다.

(4)　FWW, FWS 혹은 다른 '패밀리' 오류율을 제어하는 방식으로 개별 테스트를 실행한다.
　　– 이런 것은 개별 테스트의 α 수준 혹은 p-값을 조정하는 본페로니 혹은 다
　　른 방법을 포함한다.
　　– 이런 방법들은 일반적으로 다중비교, 다중결과변수, 다중하위집단에 응용될

수 있다.

  - 선형모형에 기초를 둔 방법으로 Tukey, Scheff, Dunnett 등과 같은 방법들은 특별히 다중비교를 위하여 사용된다.
  - 이러한 테스트들은 낮은 검정력을 가지고 있는 경향이 있다.

(5) 보통 p-값을 제시하지만, 통계가 익숙하지 않은 연구자에게 p-값을 조심스럽게 해석하도록 주의를 주어야 한다.

  - 연구자에게는 쉽게 오도될 수 있다.
  - 만일 이 전략이 사용될 때, 제1가설과 제2가설을 명확하게 구별한다면 해석에 도움이 될 것이다.

10.3 다중 테스트에서의 유형
Types of Multiple Testing

통상적으로 관측된 통계량이 기각값(critical value)보다 크기 때문에 귀무가설을 기각할 경우, 이러한 기각이 잘못일 가능성이 있다는 점을 유의해야 한다. p-값 0.05는 만일 귀무가설이 참이라도 유의한 것으로 관측된 결과를 얻을 기회가 5% 있다는 것을 의미할 뿐이지, 귀무가설이 참일 기회가 5%가 있다는 것을 의미하지는 않는다. 예를 들면 만약 100개의 통계 테스트를 한다면, 그리고 100개의 테스트 모두에 대해서 귀무가설이 실제로 참이라면, p-값 <0.05에서 그 100개 테스트 중에서 5개는 우연하게 유의한 결과로 나타날 수 있다. 이 경우에 5개의 통계적 유의한 결과를 가지며 이 5개는 허위양성이다. 만일 이러한 허위양성들에 기초하여 중요한 임상적 결론이 내려진다면 시간, 노력, 비용 등의 손실은 상당히 높다. 통계적 다중 테스트를 할 때, 일부분이 허위양성일 것이라는 문제는 지난 수년 동안 제기되어 왔다. 특히 DNA, 마이크로어레이의 사용과 같은 유전학 연구에서 수천 개의 후보 유전자, 뇌 영상과학에서 수십만 개의 혈류, 두 생물체의 게놈에서 유전자 서열을 비교하는 진화적 유전체학 등에서 이 문제는 아주 중요한 관심사가 되고 있다. 다중비교의 문제를 다루는 데에 있어서 아직도 보편적으로 인정된 접근방법은 없다고 알려져 있고, 이 문제는 통계학에서 여전히 활발하게 진행되고 있는 연구 분야이다.

10.3.1 다중비교(Multiple Comparisons)

허위양성(false positive)은 실제로 치료효과가 없음에도 불구하고 치료효과가 있다고 잘못 귀무가설을 기각하여 유의하다고 결론 내리는 것이다. 허위음성(false negative)은 실제로 치료효과가 존재함에도 불구하고 통계적으로 유의하지 못하다고 결론 내리는 잘못이다. 다중비교 조정의 목적은 허위양성의 수를 줄이는 것이며, 허위양성을 줄이는 것은 불가피하게도 허위음성의 수 또한 증가시키는 양면성을 가진다. 만일 허위음성이 아주 큰 손실을 초래한다면 다중비교를 조정하지 않을 수도 있다. 예를 들면 종양을 발달시키는 MPI(mannose phosphate isomerase) 유전자를 제거(knock out)하는 것이 비용도 많이 들고, 제거시키기도 어려운 경우를 들 수 있다. MPI 유전자를 가진 실험쥐(MPI+)와 정상쥐(MPI-)로부터 혈압, 성장률, 골밀도, 비만 정도 등 50가지 변수를 측정하여 테스트하고, 종양 크기에서 가장 작은 p-값으로 0.013을 얻었다고 하자. 만약에 본페로니 교정 혹은 벤저민-호치버그 교정 절차(10.4절 참조)를 사용한다면, p-값 = 0.013은 유의하지 않을 것이다. 그렇다면 이 경우에 MPI+와 MPI- 유전자 사이에 유의한 차이가 없다고 결론지을 것인가? 단순히 그렇게 결론짓기보다는, 종양에 대한 MPI 영향의 가능성을 조심스럽게 제시해야 한다. 만일 향후의 실험에서 종양에 대한 MPI 영향이 없다면, 허위양성의 대가는 몇몇 추가 실험일 뿐이다. 반면에 허위음성의 대가는 아주 중요한 의학적 발견에 관한 것을 누락시키는 셈으로 의학 발달과 환자 치료에 큰 손실을 초래하게 된다.

종합(포괄) 테스트 이후에 실행하는 다중가설 테스트에서 귀무가설이 기각되지 않아야 하는 경우에 귀무가설을 기각하는 1종 오류를 야기한다. 주어진 α-기준에서 종합적 테스트에서 귀무가설이 기각되었을 때만이 다중비교들이 적용될 수 있다. 종합 테스트에서 귀무가설이 기각되지 않는다면, 자연스럽게 다중 테스트 혹은 다중비교는 실행할 필요가 없게 된다. 흔히 이 α-기준은 0.05로 정하며, 이것은 선험적 다중비교 혹은 후속적 다중비교가 실행하든 않든 종합 테스트에 응용된다. 전반적인 α-기준을 유지하는 방법을 결정할 때 임상시험 연구자는 다중비교 각각에 α-기준을 축소시킬 것인지 혹은 종합 테스트에 응용되었듯이 다중비교 각각에 똑같은 α-기준을 응용할 것인지에 대해 생각해야 한다. 그런 상황에서는 종합 테스트 외에도 실행될 추가 통계 테스트는 실제로 전반적 α-기준을 증가시킬 것이다. 예를 들면 k 집단의 연구에서 k 평균값을 비교 테스트하는 총 수는,

$$\binom{k}{2} = \frac{k(k-1)}{2}$$

만일 독립된 α-수준이 가설 테스트 각각에 적용된다면, 치료집단 간 비교의 세트에 대해 실질적 α-수준은 $\alpha \times \left[\dfrac{k(k-1)}{2} \right]$ 만큼 크게 될 것이다.

만약 4 집단(A, B, C, D) 임상시험에서 테스트 각각에 $\alpha = 0.05$이면, 치료집단 간의 테스트 세트에 대해 전반적인 α-수준은

$$0.05 \times \left[\frac{4(4-1)}{2} \right] = 0.30 \text{이다.}$$

만일 두 집단의 페어 사이 평균값 비교 외에도 (A, B) vs (C, D) 혹은 (A, B, C) vs (D)와 같이 집단을 묶어서도 비교한다면, 집단 간 비교의 수는 점점 증가할 것이다.

○○○ 예제

수술 후 통증 억제를 위한 무작위 연구는 4 치료집단으로 구성되었다. 여기서 4 집단은 A=대조집단, B=음악치료, C=명상치료, D=음악+명상치료 집단이다. 제1결과변수는 고통을 측정하는 통증의 시각 아날로그 스코어(VAS, pain visual analog scale)이다.

(i) 효율적 치료 방법을 찾기 위해 대조치료와 다른 치료집단과의 VAS 점수 차이를 비교 테스트하기를 원한다면 다음과 같은 세 가지 테스트가 있다.

$(A$와 $B)$ $H_0: \mu_B - \mu_A = 0$ vs $H_1: \mu_B - \mu_A \neq 0$

$(A$와 $C)$ $H_0: \mu_C - \mu_A = 0$ vs $H_1: \mu_C - \mu_A \neq 0$

$(A$와 $D)$ $H_0: \mu_D - \mu_A = 0$ vs $H_1: \mu_D - \mu_A \neq 0$

(ii) 대조치료와의 비교가 아닌 임의의 두 치료집단에서 VAS 점수에 따라 치료의 선호를 결정하려 한다면, 다음과 같은 여섯 가지 종류의 비교가 가능하다.

$(A$와 $B), (A$와 $C), (A$와 $D), (B$와 $C), (B$와 $D), (C$와 $D)$

(iii) 임의의 치료집단을 결합하여 대조집단과 치료효과를 비교한다고 하자(즉, A vs $B + C + D$,

혹은 A vs $C+D$). 이런 경우에서의 귀무가설은 다음과 같은 형식으로 나타낼 수 있다.

$$(A와\ B,\ C,\ D) \qquad H_0: \mu_A - \frac{1}{3}\mu_B - \frac{1}{3}\mu_C - \frac{1}{3}\mu_D = 0$$

$$(A와\ C,\ D) \qquad H_0: \mu_A - \frac{1}{2}\mu_C - \frac{1}{2}\mu_D = 0 \ ■$$

10.3.2 다중하위집단(Multiple Subgroups)

다중하위집단(Multiple Subgroups)은 아래의 메토프로롤 연구의 예제를 들어 설명할 수 있다.

●●○ 예제: 메토프로롤 연구(Metoprolol study)

관상동맥질환(CVD, Coronary Vascular Disease)의 사망률 감소를 위한 메토프로롤과 위약을 비교하는 무작위 임상연구를 하였다. 연구결과 분석에서 위약에 비교하여 메토프로롤이 전반적인 치료효과 우월성을 보였다. 더 나아가 임상시험 연구자는 연령, 이전의 MI 경험 여부 등으로 구분한 하위집단에도 이 메토프로롤의 효과가 여전히 적용되는지를 알아보려고 하였다.

[표 10.1] 메토프로롤 약물임상시험에서의 관상동맥질환 사망률(%; 연구 참여 90일 후의 사망률)

집단	위약 ($n=697$)	메토프로롤 ($n=698$)	p-값
전체 환자	8.9	5.7	0.03
이전 MI 경험	11.4	6.8	> 0.2
이전 MI 무경험	8.2	5.5	0.1
연령 40–69	8.1	5.1	0.04
70–74	15.7	11.6	> 0.2
40–64	5.7	4.5	> 0.2
65–74	14.8	8.1	0.03
MI 확실	13.7	9.0	0.05
MI 비확실	2.1	1.3	> 0.2

10.3.3 다중결과변수(Multiple Endpoints)

다중결과변수(Multiple endpoints)는 보통 2상과 3상 임상시험에서 하나 이상의 결과변수를 가지고 치료효과에 관한 추론을 만들고자 하는 경우이다. 다중비교 혹은 다중하위집단 상황과 달리 다중결과변수는 다변량 문제를 가지고 있다. 다중결과변수의 예제로는 다음과 같은 것들이 있다.

- AIDS 임상시험에서 결과변수로 바이러스 수치, CD4 세포 수, 그리고 다른 림포 수
- 종양 임상시험에서 주 결과변수로 암 진행까지의 시간과 사망까지의 시간
- 당뇨병 연구에서 근전계(electomyographic, EMC) 측도의 34가지 신경기능 변수

다중결과변수 분석의 접근 형태는 포괄(종합) 테스트와 개별 테스트의 방법이 있다.

1) 포괄 테스트

❑ 호텔링(Hotelling)의 T^2 / MANOVA

다음을 테스트한다고 가정하자(여기서 μ_1 & μ_2는 벡터이다).

$$H_0: \mu_1 = \mu_2 \quad \text{vs} \quad H_1: \mu_1 \neq \mu_2$$

$\mu_i = (\mu_{i1}, \mu_{i2}, \cdots, \mu_{iK})$은 i 치료집단의 K 결과변수들의 평균값이다. (i =1, 2)

다변량 정규분포(multivariate normal distribution)를 따르는 결과변수를 테스트할 때 귀무가설은 호텔링 T^2 통계량을 따른다. 테스트에서 특정한 치료법이 몇몇 결과변수에 우월하지만, 다른 치료법은 다른 결과변수에서 우월한 상황에서 귀무가설을 기각할 수 있으므로 호텔링(Hotelling) T^2의 사용이 임상시험 데이터를 테스트할 때에는 적절하지 못한 경우가 많다.

❑ OLS(Ordinary Least Squares)와 GLS(Generalized Least Squares) 테스트

OLS(Ordinary Least Squares)는 선형회귀분석에서 결과변수에 나타나는 에러들을 최소화시켜 계수를 측정하는 방법이다. OLS 접근에서, 개인 결과변수로서 단순히 각 개인에 대해서 표준화된 결과변수의 평균을 이용하며, 그것을 일변량 방법으로 치료집단 간의

차이를 테스트하는 데 사용된다. GLS(Generalized Least Squares)도 선형회귀분석에서 사용되지만, 변량이 평균에 의존하거나 혹은 데이터 간에 상관성이 존재할 때 적용된다. GLS 접근에서는 표준화된 결과변수의 가중된 선형함수를 사용하며, 특히 이 접근은 결과변수들 사이에 측정된 공변수 구조를 활용한다.

2) 요약측정치(Summary Measures)

다중결과변수 분석을 위한 또 다른 접근방식은 결과변수를 일차적으로 요약하여 그것을 결합하여 비교 테스트하는 것이다. 오브리엔(O'Brien)의 비모수적 접근방식은 각 결과변수에 모든 결과변수들을 분리해서 순위를 만든 후, 각 결과변수는 이에 상응하는 순위를 가진다. 그러고 나서 각 환자의 결과변수 순위의 합을 그 환자의 총 점수로 간주한다. 치료효과 차이의 테스트는 이 점수를 사용해서 독립 표본 t-테스트를 통해 실행될 수 있다.

사례 당뇨병 임상시험에서의 다중결과변수(O'Brien, 1984)

당뇨병의 치료로 실험약이 기존약보다 더 효과적인지를 테스트하기 위한 무작위 임상시험에서 결과변수들은 근전계(electomyographic, EMG) 측도에서 나온 34가지 신경기능 변수들로 구성되었다. 이 임상시험에서 각 결과변수는 베이스라인에서 8개월 후의 EMG 스코어의 변화로 정해졌다. 이 임상시험에는 6명의 참여자가 기존약에, 5명은 실험약에 무작위 배정되었다. 적은 표본수(n=11)와 비정규적 데이터가 주어졌으므로, 이 당뇨병 데이터에 비모수적 접근방식을 사용하여 두 치료집단의 차이를 테스트했다. p-값 = 0.033으로 귀무가설이 기각되어 실험약이 기존 표준약보다 더 우월하다는 것을 암시하고 있다. 개별적 결과변수를 테스트할 때 34개의 EMG 변수 중에서 6개만이 p-값이 0.05보다 적었다. 이 데이터의 세부분석으로 결과변수들의 여러 다양한 부분집합도 구성하여 두 약물치료의 효과차이를 검토했다. ■

10.3.4 순차적 테스트(Sequential Tests)

순차적 테스트(Sequential tests)의 경우는 일반적으로 임상시험에서는 시간이 흐르면서 피험자가 모집되고, 피험자의 결과변수들이 측정되어 정보가 쌓이게 되므로 치료효과의 차이를 반복적으로 측정할 수 있는 기회가 제공된다. 순차적 테스트와 관련된 설명은 12장에서 자세히 살펴볼 것이다.

10.4 다중 테스트 조정 방법
Adjustments for Multiple Testing

다중 테스트 조정 방법은 p-값을 조정(adjustment)하거나 혹은 1종 오류 α-값을 조정하는 것이다. 특정한 α-값과는 달리 조정된 p-값은 직접적인 해석을 가능하게 하고 도표를 본다든지 혹은 복합적인 가설기각 룰(rule)에 대한 지식을 요구하지 않기 때문에 다중 테스트 조정 방법으로 p-값 조정 방법 공식에 초점을 두는 것이 편리하다(Westfall, 1993; Wright, 1992). 여기 10.4절에서 제시하는 방법들은 특정한 α-기준에서 FWW 오류를 유지하면서, 개별 α-값 혹은 개별 p-값을 조정하게 된다. 또한 무작위 대조 임상시험의 사례를 사용하여 여러 다중 테스트 조정 방법을 소개 하기로 하겠다. 만일 N 환자가 두 집단에 무작위 배정되고, M 결과변수를 가지고 있을 때, t-테스트를 사용하며 두 집단 사이의 차이를 보여주는 결과변수를 결정하려 한다. 그리고 결과변수 j {$j = 1, 2,..., M$}에 대하여, 귀무가설과 테스트에서 관측된 p-값을 각각 $V(j)$, H_{0j}과 $p(j)$로 표시한다. 관측된 p-값들을 작은 값에서 큰 값으로 $P(1) \leq P(2) \leq P(3) \leq P(4) \leq \cdots \leq P(K)$와 같이 정렬할 수 있다. 각각의 결과변수에 두 집단 사이의 치료효과는 차이 없다는 귀무가설, 즉 두 집단은 동일한 모집단에서 나왔음을 테스트하려 한다. 그리고 $P(j)$에 상응하는 조정된 p-값으로서 그 순차를 계산하여 그것을 p_{aj}라고 표시한다.

◯◯◯ 예제

정맥주사 리바비린과 위약을 비교하는 임상시험으로 3가지 예후요인의 범주 레벨을 기초로 7개 부분집단의 치료효과 비교를 실행했다. 보고된 p-값은 다음과 같은 순서로 나열된다.

$$P(1) = 0.00003$$
$$P(2) = 0.00015$$
$$P(3) = 0.002$$
$$P(4) = 0.006$$
$$P(5) = 0.01$$
$$P(6) = 0.02$$
$$P(7) = 0.035 \quad \blacksquare$$

다중성 문제를 다루기 위한 여러 가지 방법이 있지만, 그 중 대표적인 방법들을 차례로 살펴보자.

10.4.1 본페로니 절차(Bonferroni Procedure)

본페로니 교정(Bonferroni Correction)은 패밀리-와이즈 오류율을 제어하는 데 있어서 다중성 문제해결을 위한 가장 기초적이며 오래된 보편적인 조정 방법이다. 이것은 유의수준 α를 0.05로 정하는 대신에 더 낮은 알파를 사용하여 다중성을 제어하는 방법이다. 실행될 테스트 수를 K라고 한다면 개별 테스트를 위한 유의수준 α^*는 패밀리-와이즈 오류율 α를 테스트 수로 나누는, 즉 $\alpha^* = \alpha/K$이다. K 테스트의 p-값들을 작은 값에서 큰 값으로 $P(1) \leq P(2) \leq P(3) \leq P(4) \leq \cdots \leq P(K)$로 정렬한다. 부분집단 비교에서 패밀리-와이즈 오류율 α에서 통계적 유의함을 선언하기 위하여 기각기준을 α로 두는 것이 아니라 조정된 α^*을 사용한다. 만일 $K=100$ 통계 테스트를 실행할 경우에, 각 개별 테스트에 대한 조정된 유의수준 $\alpha^* = 0.05/100 = 0.0005$가 되며, $p<0.0005$를 가진 개별 테스트만이 유의한 것으로 결론 내린다. 본페로니 교정은 비록 허위 기각의 수는 감소시킬지라도, 귀무가설이 사실상 기각되어야 할 때 기각되지 않을 찬스도 함께 증가시킴으로써 중요한 치료효과를 발견할 테스트의 검정력을 감소시킨다. 또한 본페로니 교정은 A와 B, C와 D, 그리고 E와 F 등의 비교 테스트들이 서로 각각 독립적이다는 것을 가정한다. 하지만 A vs B, A vs C, A vs D, C vs D, 그리고 E vs F 등을 비교한다면, 테스트들은 서로 독립적이지 않다. 그러므로 본페로니 교정은 다중적이고 독립적 대조들에 대한 패밀리-와이즈 오류율을 제어하는 데는 훌륭하지만, 허위음성률을 높이는 단점이 있다. 예를 들어 두 종류의 세포 사이에 100,000개의 유전자 표현수준을 비교한다면, 본페로니 교정은 개별 유전자 t-테스트가 $p<0.0000005$를 가져야만 유의한 것으로 고려된다는 것을 의미한다. 이것은 유전자표현 기준에서 매우 큰 차이를 가진 유전자만이 오직 유의할 것임을 의미하게 된다. 즉, 테스트 결과들 중에 단 하나의 허위음성도 포함시키지 않기 위하여, 효과가 아주 큰 것만을 유의하다고 하는 반면에 중간 정도의 효과차이를 가진 많은 잠재적 유전자를 유의하지 않은 것으로 놓쳐버릴 수 있다.

만일 K 부분집합들 각각에서 중재치료와 위약치료를 비교하기 위하여 유의성 테스트를 개별적으로 실행한다고 가정하자. 만일 각 테스트가 α-기준에서 실행된다면, 적어도 하나의 유의한 결과를 얻을 확률은 다음과 같이 표현할 수 있다.

$$1 - (1-\alpha)^K$$

만일 α-값이 0.05이고 $K = 10$이라면, 10개 중에서 하나의 유의한 결과를 얻을 확률은 다음과 같다.

$$1 - (1 - 0.05)^{10} = 0.40$$

위의 10.3.1절 통증억제 임상시험의 예에서 연속 결과변수를 3 치료(B, C, D)와 대조치료(치료 A)를 비교한다. 연구에 중요한 3 가설은 다음과 같다고 하자.

$$H_{01}: \mu_B - \mu_A = 0$$
$$H_{02}: \mu_C - \mu_A = 0$$
$$H_{03}: \mu_D - \mu_A = 0$$

이 3 가설(H_{01}, H_{02}, H_{03})을 $\alpha = 0.05$ 기준으로 각각 테스트하려고 한다. 3 가설을 '패밀리'로 구성하면 패밀리-와이즈 오류율은 아래와 같다.

$$1 - (1 - 0.05)^3 = 0.14$$

●●● 예제

정맥주사 리바비린과 위약을 비교하는 임상시험으로 3가지 예후요인의 범주 레벨을 기초로 7 부분집단의 치료비교를 실행했다. 보고된 p-값은 다음과 같은 순서로 나열된다.

$$P(1) = 0.00003$$
$$P(2) = 0.00015$$
$$P(3) = 0.002$$
$$P(4) = 0.006$$
$$P(5) = 0.01$$
$$P(6) = 0.02$$
$$P(7) = 0.035$$

본페로니 절차에 의하면, 임계 p-값은 $0.05 / 7 = 0.0071$이므로, p-값 < 0.0071인 부분집단 1~4의 귀무가설 H_0 은 기각된다. ∎

10.4.2 시덱 절차(Sidak Procedure)

시덱의 방법(Sidak, 1967)은 조정된 p-값인 $p_{aj} = 1 - (1 - p_j)^M$으로 정의되는데(M=결과변수 혹은 테스트의 수), 작은 p_j 값에 대해서 유의함을 결론 내리는 것은 본페로니 방법과 유사하다(Westfall & Young, 1993). 본페로니 방법과 마찬가지로 시덱 방법은 독립적인 결과변수를 가지고서 K 가설 테스트를 할 때 1종 오류를 감소시킨다. 시덱의 '조정된' p-값은 다음과 같다.

$$1 - (1 - p)^{1/K}$$

시덱 방법에서 발전한 여러 파생 방법들은 일반적으로 조정된 p-값 형식으로, 다음과 같이 표현할 수 있다.

$$p_{aj} = 1 - (1 - p_j)^{g(j)}$$

여기서 $g(j)$는 결과변수들 사이의 상관성 측정에 따라 정의되며, 각 방법에 따라 다르게 정의되는 함수이다. 결과변수들 사이에 완전하게 상관관계가 없을 때 $g(j)$는 K이고, 완전한 상관관계가 있는 경우에는 1이며, 보통 $g(j)$는 1과 K 사이에 놓여진 값이다. 그러므로 결과변수들 간의 상관관계에 따라 p-값 조정의 크기는 최대 조정에서 무조정까지의 범위를 가진다.

●●●● 예제

정맥주사 리바비린과 위약을 비교하는 임상시험으로 3가지 예후요인의 범주 레벨을 기초로 7 부분집단의 치료비교를 실행했다. 보고된 p-값은 다음과 같은 순서로 나열된다.

$P(1) = 0.00003$
$P(2) = 0.00015$
$P(3) = 0.002$
$P(4) = 0.006$
$P(5) = 0.01$
$P(6) = 0.02$
$P(7) = 0.035$

시덱 절차에 의하면, 임계 p-값은 $1 - (1 - 0.05)^{1/7} = 0.0073$이므로, p-값 < 0.0073인 하위 집단 1~4의 귀무가설 H_0은 기각된다. ■

10.4.3 홈즈 절차(Holm Procedure)

홈즈 방법(Holm, 1979)은 1종 오류율을 강하게 제어하여, 본페로니 방법보다 더 강력한 테스트를 제공하는 순차적 '상향'식 기각 절차로서, 단일 결과변수 테스트인 경우에는 본 페로니와 차이가 없는 방법이다. 홈즈 테스트는 ANOVA 분석 후에 다중성을 조절하기 위해 사용하기에 가장 적합한 다중비교 테스트로 추천되고 있다(Glantz, 2005). 또한 신뢰구간은 계산할 수는 없지만 신뢰구간에 별로 상관하지 않는다면 다중비교 테스트에 적절한 방법이다.

'상향'식 홈즈 절차는 다음과 같이 실행한다.

먼저 개별 p-값을 증가하는 순서로 정렬한다.

$$P(1) \le P(2) \le P(3) \le P(4) \le \cdots. \le P(K)$$

$H_0(j)$를 하위집단 j에서 귀무가설을 나타낸다고 하자($j = 1, 2, \cdots, K$). 만일 $P(j) < \dfrac{\alpha}{(K - j + 1)}$ 이면 $H_0(j)$를 기각하고, 나머지 $H_0(1)$, $H_0(2)$, $\cdots$, $H_0(j\text{-}1)$ 모두도 기각한다. 예를 들어, 만일 $P(1) > \dfrac{\alpha}{K}$이라면 절차는 중지되고 모든 테스트는 유의하지 않다고 결론짓게 된다. 하지만 $P(1) \le \dfrac{\alpha}{K}$의 경우에 $H_0(1)$은 기각되고 통계적으로 유의하다고 결론 내리고, 두 번째 작은 p-값인 $P(2)$를 $\dfrac{\alpha}{(K - 1)}$와 비교한다. 만일 $P(2) > \dfrac{\alpha}{(K - 1)}$이라면 이 테스트와 더 큰 p-값을 가진 모든 다른 테스트는 그들의 귀무가설을 기각할 수 없다. 만일 $P(2) \le \dfrac{\alpha}{(K - 1)}$이라면 상응하는 테스트는 통계적으로 유의하다고 결론을 내린다. 그리고 $P(j) \le \dfrac{\alpha}{(K - j + 1)}$ 일 때까지 절차는 계속 반복된다. 만일 가장 큰 p-값인 $P(K)$가 α보다 작다면 더 이상 테스트 없이 모든 $H_0(j)$은 기각된다. 또한 만일 가장 작은 p-값인 $P(1)$이 $\dfrac{\alpha}{K}$보다 크다면 모든 $H_0(j)$은 기각되지 않고 유지된다.

◉◉◉○ 예제

$K = 3$이고, $\alpha = 0.05$라 하자.

만일 $P(1) < 0.05 / 3 = 0.017$, $H_0(1)$을 기각한다.

만일 $H_0(1)$을 기각하고, $P(2) < 0.05 / 2 = 0.025$, $H_0(2)$를 기각한다.

만일 $H_0(1)$, $H_0(2)$을 기각하고, $P(3) < 0.05 / 1 = 0.05$, $H_0(3)$을 기각한다. ■

◉◉◉○ 예제

정맥주사 리바비린과 위약을 비교하는 임상시험으로 3가지 예후요인의 범주 레벨을 기초로 7 부분집단의 치료비교를 실행했다. 홈즈 테스트를 위한 각 개별 테스트의 임계 p-값을 $P_C(j)$로 표시하고, 다음과 같은 순서로 나열된다.

$$P_C(1) = 0.05 / 7 = 0.0071 \quad \rightarrow \quad P_C(1) > P(1) = 0.00003$$
$$P_C(2) = 0.05 / 6 = 0.0083 \quad \rightarrow \quad P_C(2) > P(2) = 0.00015$$
$$P_C(3) = 0.05 / 5 = 0.01$$
$$P_C(4) = 0.05 / 4 = 0.0125$$
$$P_C(5) = 0.05 / 3 = 0.017 \qquad\qquad\qquad \vdots$$
$$P_C(6) = 0.05 / 2 = 0.025$$
$$P_C(7) = 0.05 / 1 = 0.05 \quad \rightarrow \quad P_C(7) > P(7) = 0.035$$

홈즈 절차에 의하면, 각 $j = 1, \cdots 7$에 대해서 $P_C(j) > P(j)$이기 때문에, 7 하위집단의 모든 귀무가설 H_0은 기각된다. ■

이 홈즈 테스트에서 더 발전한 결과인 홈즈–시덱 절차(Holm-Sidak procedure)는 홈즈 절차에 비해서 약간 더 강력하며, 테스트 비교의 수가 많을 때에 더욱 적절하다. 홈즈–시덱 다중비교 테스트의 작용법을 간단하게 묘사하면 다음과 같다.

1) 각 비교에 대한 p-값이 피셔의 LSD 테스트를 계산하는 것처럼 계산된다. 이것은 다중비교를 바로잡는 것은 아니다.

2) p-값들을 가장 작은 것에서 가장 큰 것으로 순위를 정한다.

3) 유의수준 알파값을 정한다. 이 알파값은 보통 5%로 둔다.

4) K를 실행할 비교 테스트의 수로 정의한다.

5) 가장 적은 p-값으로 시작하고, $j = K$로 둔다.

　질문: 가장 작은 p-값이 α/j인가?

　　　대답이 '아니요'라면 → 비교 테스트의 어떤 것도 통계적으로 유의하지 않다고
　　　결론짓고서, 절차를 끝낸다.

　　　대답이 '예'라면 → 비교 테스트가 통계적으로 유의하다고 결론짓고 계속한다.

6) 다음으로 두 번째로 작은 p-값이 비교된다. $j = K-1$로 둔다.

　질문: p-값이 α/j보다 작은가?

　　　대답이 '아니요'라면 → 이 비교 테스트는 물론 다른 모든 더 큰 p-값이 통계적
　　　으로 유의하지 않다고 결론짓고서, 절차를 끝낸다.

　　　대답이 '예'라면 → 비교 테스트가 통계적으로 유의하다고 결론짓고 계속한다.

7) 세 번째로 적은 p-값이 비교된다. $j = K-2$로 둔다. p-값을 α/j와 비교한다.

8) 통계적으로 유의하지 않은 비교를 발견할 때까지 계속한다.

10.4.4 호치버그 절차(Hochberg Procedure)

호치버그 절차(Hochberg procedure)는 본페로니-홈즈 방법으로 똑같은 기각값 세트를 가지고 순서 지어진 p-값을 대조한다. 호치버그 절차는 기각값보다 더 작은 것으로 발견된 것과 더 작거나 같은 p-값을 가진 모든 귀무가설을 기각한다.

호치버그 절차는 다음과 같다.

먼저 제일 큰 p-값을 가진 $P(K)$에서부터 시작한다. 만일 $P(K) \leq \alpha$이면 모든 K 귀무가설들은 기각될 수 있다. 만일 $P(K) > \alpha$이면 $P(K)$에 상응하는 귀무가설은 기각될 수 없고, 다음 귀무가설을 테스트하기 위해 $P(K-1)$을 $\alpha/2$에 비교해야 한다. 만일 $P(K-1) \leq \alpha/2$라면 $P(K-1)$, $P(K-2)$, $\cdots$, $P(1)$에 상응하는 귀무가설은 기각된다. 만일 $P(K-1) > \alpha/2$이면, 상응한 귀무가설은 기각될 수 없고, $P(K-2)$를 $\alpha/3$에 비교하며 계속된다(Hochberg, 1988).

10.4.5 벤저민-호치버그 절차(Benjamini-Hochberg Procedure)

다중 테스트 조정에서 허위발견율(false discovery rate, FDR)을 제어하는 테크닉은 먼저 심스(Simes, 1986)에 의해 간단하게 언급되었다가, 후에 벤저민과 호치버그(1995)에 의해 크게 발전되었다. 벤저민-호치버그 절차는 '하향'식 절차로서, 패밀리-와이즈 오류율을 감소시키지 않고 대신에 허위양성율과 허위발견율을 제어하는 데 초점을 두는 접근방식이다 (Benjamini, 1995; Genovese, 2002). 허위발견율을 제어하는 방법은 유전자 연구에서 유전자의 차별적 표현을 치료효과로 검토할 때처럼 거대한 양의 '제로' 효과 가운데 실질적인 효과를 보고 싶어 하는 유전학과 같은 분야에서 많이 쓰인다(Grant, 2005). 예를 들어 종양 간세포와 정상 간세포 사이에 100,000개의 유전자에서 개별 유전자의 표현 수준을 비교하기 위하여 마이크로어레이를 사용한다고 하자. 정상세포와 종양세포 사이에 유의한 차이를 보여주는 추가실험을 하려고 하고, 유의한 결과를 가진 유전자의 10%까지는 허위양성인 것을 받아들인다고 하자. 즉, 후속 실험에서 10%가 허위양성임을 발견할 것이기에 허위발견율을 10%로 둔다. 벤저민-호치버그 절차는 사회과학 분야 연구에서와 같이 한 번에 수천 개의 가설을 테스트하는 경우가 적거나 혹은 '제로' 효과(무효과)일 가능성이 낮은 연구에는 별로 유용하지 않다. 데이터에서 독립성이 결핍될 경우에 적합한 허위발견율을 제어하기 위한 더 복잡한 테크닉이 Reiner에 의해 소개되었다(Reiner, 2003). 특히, 마이크로어레이와 같은 데이터에는 데이터의 독립성을 가정할 수 없기 때문에 Reiner의 테크닉을 사용할 필요가 있다.

'하향'식 벤저민-호치버그 절차는 다음과 같이 실행한다.

개별 p-값을 증가하는 순서로 순위를 매긴다.

$$P(1) \leq P(2) \leq P(3) \leq P(4) \leq \cdots. \leq P(K)$$

$H_0(j)$를 부분집단 j에서 귀무가설을 나타낸다고 하자($j = 1, 2, \cdots, K$). Q는 제어하고 싶은 허위발견율 수준으로 임상시험 연구자가 미리 지정한 값이다.

만일 $P(j) < (j/K)Q$이면, $H_0(j), H_0(j-1), \cdots, H_0(1)$ 귀무가설을 기각한다.

●○● 예제

McDonald(1996)는 적합도를 이용하며, 하디–바인베르크 균형(Hardy–Weinberg equilibrium)하에서 기대된 빈도와 6개의 동질이상 유전자형 빈도를 비교하였다. 두 인구 표본에서 총 12의 p-값을 작은 것에서 큰 것 순서로 두었다. 허위발견율 Q=0.20를 정하고 $(j/K)Q$ 값은 아래와 같다.

유전자	위치	$H_0(i)$	p-값	$(i/K)Q$
CV7.7	FL	1	0.010	0.017
CVJ5	FL	2	0.032	0.033
CVL1	SC	3	0.07	0.050
CVB2m	SC	4	0.07	0.067
CVB1	FL	5	0.20	0.083
CV7.7	SC	6	0.38	0.100
CVB2e	FL	7	0.48	0.117
CVB2m	FL	8	0.49	0.133
CVB2e	SC	9	0.60	0.150
CVB1	SC	10	0.68	0.167
CVJ5	SC	1	0.74	0.183
CVL1	FL	12	0.97	0.200

벤자민–호치버그 절차에 의하면 p-값의 줄에서, p-값$<(j/K)Q$을 가지는 가장 큰 p-값은 두 번째 플로리다의 CVJ5 유전자이며, 이 유전자의 개별 p-값 0.032는 $(j/K)Q$ 값 0.033보다 작다. 그러므로 첫 두 개 $H_0(1)$ & $H_0(2)$의 테스트만 기각하여 유의한 것으로 결론짓는다. ■

10.4.6 심스 절차(Simes Procedure)

심스 절차(Simes, 1986)는 결과변수들의 독립적 테스트를 위한 1종 오류 α를 가지며, 본페로니와 홈즈 절차보다는 약간 덜 보수적이다. 결과변수들이 강한 상관관계를 가질 경우에 심스 절차는 본페로니 절차와 홈즈 절차보다 특정 α-수준에서 더 높은 검정력을 가질 수 있다.

심스 절차는 다음과 같이 실행한다.

귀무가설 $H_0(j)$에 대해 개별 p-값을 증가하는 순서로 순위를 매긴다.

$$P(1) \leq P(2) \leq P(3) \leq P(4) \leq \cdots \leq P(K)$$

만일 $P(j) \leq \dfrac{j\alpha}{K}$ 라면, $H_0(j)$를 기각한다.

◯◯◯ 예제

천식 환자 치료약을 테스트하기 위해 75명의 참여자(실험집단 34명 & 위약집단 35명)를 상대로 무작위, 다기관, 이중눈가림, 평행설계의 임상시험을 실행했다(Zhang, 1997). 이 임상시험에서 4 주요 결과변수(FEV1, PEF, 증상점수, 구조약물치료 사용)가 고려되었으며, 이들 주요변수에 상응하는 양방향 테스트의 p-값은 각각 0.0037, 0.0077, 0.0274, 0.0369였다. 심스 절차는 아래와 같이 실행된다.

결과변수	관측된 p-값	$\dfrac{j\alpha}{K}$; $K = 4$	
$FEV1$	$P(1) = 0.0037$	$\dfrac{1*0.05}{4} = 0.0125$	$\rightarrow$ H_0 기각
PEF	$P(2) = 0.0077$	$\dfrac{2*0.05}{4} = 0.025$	$\rightarrow$ H_0 기각
증상점수	$P(3) = 0.0274$	$\dfrac{3*0.05}{4} = 0.0375$	$\rightarrow$ H_0 기각
구조약물치료 사용	$P(4) = 0.0369$	$\dfrac{4*0.05}{4} = 0.05$	$\rightarrow$ H_0 기각

심스 절차에 의하면 $FEV1$, PEF, 증상점수, 그리고 구조약물치료 사용의 모든 결과변수에 유의한 차이를 보였다. ■

10.4.7 홈멜 절차(Hommel Procedure)

홈멜 방법(Hommel, 1988)은 본페로니 방법에서 유래한 심스의 포괄 테스트에서 나온 파생된 방법이다. 홈멜의 다중비교 테스트는 치료집단 간 비교가 통계적으로 유의한 것만을 보고하고 신뢰구간 혹은 다중성 조정 p-값은 계산하지 않는다. 이 방법은 호치버그보다 언제나 더 강력한 절차이며, K=2인 경우에만 홈멜 절차와 호치버그 절차는 일치한다. 홈멜 방법은 본페로니 방법보다 더 강력하지만 정확하게 3 집단의 특별한 경우를 제외하고는 패밀리-와이즈 유의수준을 실제로 제어하지 않기 때문에 실제로 자주 추천되지 않는다. 보다 자세한 설명과 홈멜 p-값 계산의 효율적인 알고리즘은 Wright 논문(1992)에서 찾을 수 있다.

홈멜 절차의 계산은 다음과 같다.

$$j = \max\left\{ i \in 1, 2, ..., K : p\,(K - i + m) > \frac{m\,\alpha}{i} \ \text{for}\ m = 1, 2, .., i \right\}.$$

만일 최대치 j가 없다면 모든 귀무가설을 기각한다. 그렇지 않다면 $P(j) \le \alpha/j$를 가진 p-값에 상응하는 모든 귀무가설을 기각한다.

10장에서 살펴본 모든 절차들을 요약해 보면 다음과 같다.

- 이들 절차들은 보편적이며 FWW를 제어하며, 보수적인 경향이 있다.

- 개별 테스트를 가지지만 포괄적 테스트를 얻지 못한다.

- 다중비교를 실행할 필요가 있는 데이터를 분석할 경우에 유의수준 0.05를 컷오프 (cut-off)로 하여 p-값을 리포트하는 것은 1종 오류율을 증가시키기 때문에 오해의 소지가 많다.

- FWW-α 수준을 유지하기 위하여 이용될 수 있는 여러 접근방법이 있다. 본페로니 방법처럼 간단하게 유의수준을 테스트 수로 나누어서 나온 새로운 컷오프 값을 기준으로 해서, 데이터 분석에서 나온 p-값과 비교하여 이 컷오프 기준값보다 작은 p-값의 테스트는 모두 유의하다고 결론짓는다. 이와 같이 본페로니 방법은

실행하기는 쉽지만 너무 보수적이라는 결점이 있다. 즉, 실질적으로 있을 치료효과에도 불구하고, 치료효과가 없다는 결론을 내려서 유의효과를 상대적으로 더 놓칠 가능성이 높다는 의미이다.

- 본페로니와 시덕은 테스트 수의 간단한 함수를 사용하면서 p-값 혹은 α-값을 조정한다. 본페로니의 방법과 시덕 방법은 이론적으로는 독립적, 비상관관계 결과변수들에만 타당하다. 어떤 방법이 서로 상관된 결과변수들을 분석하는 데에 더 나은 것인지는 확실하지 않다.

- 홈즈 방법, 호치버그 방법, 홈멜 방법은 구성 요소를 단계적으로 포함시키는 본페로니 방법에서 발달했다.

[SAS 프로그램]

10.4.2절의 정맥주사 리바비린과 위약을 비교하는 임상시험 예제에서 예후요인의 범주레벨을 기초로 7 하위집단의 치료비교를 실행하여 보고된 p-값은 다음과 같은 순서로 나열된다.

$$P(1) = 0.00003$$
$$P(2) = 0.00015$$
$$P(3) = 0.002$$
$$P(4) = 0.006$$
$$P(5) = 0.01$$
$$P(6) = 0.02$$
$$P(7) = 0.035$$

```
 Data inject;
 input Test$ Raw_P @@;
 datalines;
test01 0.00003  test02 0.00015  test03 0.002
test04 0.006   test05 0.01   test06 0.02
test07 0.035
;
```

```
proc multtest inpvalues=inject BON SIDAK FDR plots=adjusted(unpack);
run;
```

SAS Output

The SAS System

The Multtest Procedure

P-Value Adjustment Information

P-Value Adjustment	Bonferroni
P-Value Adjustment	Sidak
P-Value Adjustment	False Discovery Rate

p-Values

Test	Raw	Bonferroni	Sidak	False Discovery Rate
1	<.0001	0.0002	0.0002	0.0002
2	0.0002	0.0011	0.0010	0.0005
3	0.0020	0.0140	0.0139	0.0047
4	0.0060	0.0420	0.0413	0.0105
5	0.0100	0.0700	0.0679	0.0140
6	0.0200	0.1400	0.1319	0.0233
7	0.0350	0.2450	0.2207	0.0350

참고문헌

1. Aickin, M, Gensler, H. "Adjusting for multiple testing when reporting research results: the Bonferroni vs Holm methods". Am J Public Health, 1996, 86:726-728.

2. Bauer P. Multiple testing in clinical trials. Statist. Med, 1991, 10:871-890.

3. Benjamini Y, Hochberg Y. Controlling the false discovery rate—a practical and powerful approach to multiple testing. J. Roy. Statist. Soc. B, 1995, 57:289-300.

4. Benjamini Y. Simultaneous and selective inference: Current successes and future challenges. Biometrical Journal, 2010, 52:708-721.

5. Blakesley RE, Mazumdar S, Dew MA, Houck PR, Tang G, Reynolds CF. Comparisons of Methods for Multiple Hypothesis Testing in Neuropsychological Research. Neuropsychology, 2009, 23:255-264.

6. Dunnett CW, Tamhane AC. A step-up multiple test procedure. Journal of the American Statistical Association, 1992, 87:162-170.

7. Gelman A, Hill J, Yajima M. Why We (Usually) Don't Have to Worry About Multiple Comparisons. Journal of Research on Educational Effectiveness, 2012, 5:189-211.

8. Genovese C, Wassserman L. Operating characteristics and extensions of the false discovery rate procedure. J Royal Statistical Society: Series B, 2002, 64: 499-517.

9. Glantz, SA. *Primer of Biostatistics*. McGraw-Hill Publisher. 2005.

10. Grant GR, Liu J, Stoeckert CJ. A practical false discovery rate approach to identifying patterns of differential experession in microarray data. Bioinformatics, 2005, 21:2684-2690.

11. Hochberg Y, Benjamini Y. More powerful procedures for multiple significance testing. Statistics in Medicine, 1990, 9:811-818.

12. Hochberg Y, Rom D. Extensions of multiple testing procedures based on Simes' test. J. Statist. Plan. Inf, 1995, 48:141-152.

13. Hochberg Y. A sharper Bonferroni procedure for multiple tests of significance. Biometrika, 1988, 75:800-802.

14. Holm S. A simple sequentially rejective multiple test procedure. Scandinavian Journal of

Statistics, 1979, 6:65-70.

15. Hommel G. A comparison of two modified Bonferroni procedures. Biometrika, 1989, 76:624-625.

16. Hommel G. A stagewise rejective multiple test procedure based on a modified Bonferroni test. Biometrika, 1988, 75:383-386.

17. Hsu JC. *Multiple comparisons: Theory and methods*. Chapman and Hall, 1996.

18. McDonald JH, Verrelli BC, Geyer LB. Lack of geographic variation in anonymous nuclear polymorphisms in the American oyster, Crassostrea virginica. Mol. Biol. Evol, 1996, 13:1114-1118.

19. O'Brien PC. Procedures for comparing samples with multiple endpoints. Biometrics, 1984, 40: 1079-1087.

20. Neuhäuser M. How to deal with multiple endpoints in clinical trials. Fundam Clin Pharmacol, 2006, 20:515-523.

21. Pocock SJ. Clinical trials with multiple outcomes: A statistical perspective on their design, analysis, and interpretation. Controlled Clinical Trials, 1997, 18:530-545.

22. Poole C. Multiple comparisons? No problem! Epidemiology, 1991, 2:241-243.

23. Reiner A, Yekutieli D, Benjamini Y. Identifying differentially expressed genes using false discovery rate controlling procedures. Bioinformatics, 2003, 19:368-375.

24. Rodger RS, Roberts M. Comparison of power for multiple comparison procedures. Journal of Methods and Measurement in the Social Sciences, 2013, 4:20-47.

25. Sidak Z. Rectangular confidence regions for the means of multivariate normal distributions. Journal of the American Statistical Association, 1967, 62:626-633.

26. Simes RJ. An improved Bonferroni procedure for multiple tests of significance. Biometrika, 1986, 73:751-754.

27. Storey JD, Tibshirani R. Statistical significance for genome-wide studies. PNAS, 2003, 100: 9440-9445.

28. Westfall PH, Tobias RD, Wolfinger RD. Multiple Comparisons and Multiple Tests Using SAS. SAS Institute, 2011.

29. Wright SP. Adjusted P-values for simultaneous inference. Biometrics, 1992, 48:1005-1013.

30. Zhang J, Quan H, Ng J, Stepanavaga ME. Some statistical methods for multiple endpoints in clinical trials. Control Clin Trials, 1997, 18:204-221.

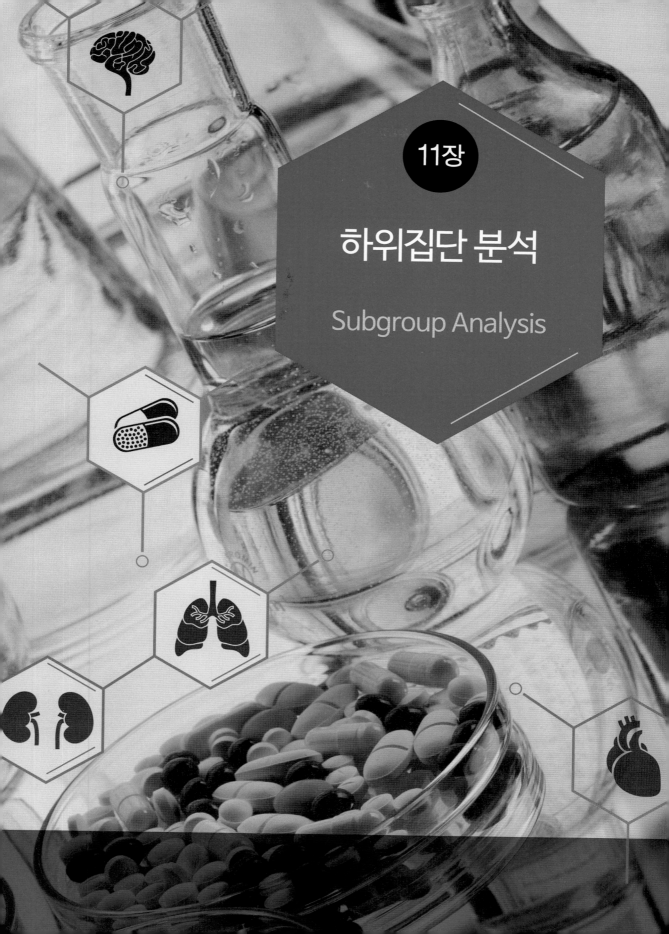

11장

하위집단 분석

Subgroup Analysis

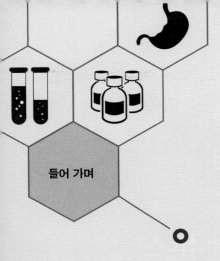

하위집단 분석(Subgroup Analysis)은 피험자의 데이터를 하위집단들로 나누어서, 각 하위집단별 치료효과를 비교하는 것을 말한다. 무작위 임상시험에서 널리 실행되는 보편적인 하위집단 분석은 하위집단들 사이에 서로 다른 치료효과가 나타나는지를 조사하는 수단으로 행해진다. 또한 이것은 임상시험의 주결과가 하위집단에서도 일관성 있게 나타나는지를 확인하기 위해서이다. 또한 약물의 효율성과 안전성이 특정한 하위집단에는 어떻게 작용하는지를 연구하여 위험요인이나 특징을 가진 피험자들에 대해 미래의 연구를 위하여 약물효능의 가설을 창출하기 위함이다. 또한 피험자 집단, 중재 타입, 연구 형태에 관한 특정 문제를 대답하기 위해서도 하위집단 분석을 실행한다. 그러므로 하위집단 분석이란 베이스라인 특성에 의해 정의된 피험자의 하위집단, 즉 공변수에 의해 정의된 층화 내에서 탐색적 분석으로 보완하여 통계 모형에 교호작용을 부가하여 통계적 분석을 실행한다. 신약개발을 위한 확정적 임상시험에서는 성별 혹은 연령별 하위집단의 분석이 관례적으로 행해지고, 이 하위분석의 결과들은 신약승인신청서의 일부로 포함되어 제출된다. 11장에서는 하위집단의 타당성과 하위집단의 다중성, 그리고 하위집단의 분석에 앞서 명심해야 할 규칙, 통계적 분석의 접근방식, 그리고 분석결과에 대한 해석에 대해서 살펴본다.

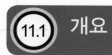

임상시험의 주요 관심은 피험자 전체에서부터 관찰되는 중재치료의 효과이다. 하지만 연구자 혹은 임상의사들은 환자의 특징 혹은 중재의 특성에 따라 일부 피험자 집단이 보이는 치료효과의 차이에 대한 관심 또한 높다. 하위집단 분석(Subgroup Analysis)은 피험자의 데이터를 하위집단들로 나누어서, 각 하위집단별로 치료효과를 비교하는 것을 말한다. 하위집단 분석의 목적은 연구대상 전체에서 발견된 주요 결과를 하위집단에도 발견되는지를 조사하여 부가적 증거를 제공하기 위해서이다. 즉, 하위집단에도 그 주요 결과가 일관성 있게 유지되는지를 확인하려는 것이다. 또 약물의 효율성과 안전성이 특정한 하위집단에는 어떻게 작용하는지에 대해 조사하고, 미래의 연구를 위하여 다른 위험요인이나 특징을 가진 피험자들에 대해 약물효과의 가설을 창출하기 위함이다. 신약승인을 위한 확정적 임상시험에서 성별 혹은 연령별 하위집단의 분석은 관례적으로 행해지고, 이 하위분석의 결과들은 신약승인 신청서의 일부로 포함되어 제출된다.

하위집단 분석은 여러 가지 형태로 실행된다. 만일 특정한 사람들과 전적으로 다른 치료효과를 낼 것 같은 피험자의 특정한 타입이나 중재 혹은 결과변수가 존재한다고 생각된다면, 하위집단 분석을 계획할 수 있다. 하위집단 분석은 하위집단들 사이에 서로 다른 결과가 나타나는지를 조사하는 수단으로 행해짐으로 베이스라인 특성에 의해 정의된 하위집단에서 특정 결과변수의 치료효과를 평가해야 한다. 그러므로 하위집단 분석은 연구결과를 본 후에 실행한다면 편향될 수 있기 때문에, 데이터 분석을 실행하기 전에 반드시 미리 계획되어 연구 프로토콜에 명시되어야 한다. 따라서 무작위화는 질병 예후요인이나 혹은 하위집단을 정의하는 특성으로 층화되는 경우가 많다. 특히 무작위 이후의 조건에 의하여 행해지는 하위집단 분석은 그 타당성을 주장하기 어렵다. 또한 하위집단 분석을 하면 할수록 우연히 통계적 유의결과를 발견할 확률이 높아지기 때문에, 하위집단 분석을 실행하는 데에는 합당한 이유가 있어야 한다. 이러한 이유로 특정한 특성을 가진 환자에 대한 치료효과를 평가하기 위해 행해지는 하위집단 분석은 임상시험 계획서에 제1 그리고 제2 연구목적으로 명시된다. 그러므로 하위집단 분석은 정해진 인구적, 유전적 혹은 질병 특성에 중점을 두어야 하며, 미래의 연구탐색을 위한 희망에서 구체화되어야 한다. 피험자 추적기간 동안에 나타나는 특징에 기초한 분석은 무작위화 원칙을 위배하므로, 도출한 결과의 타당성은 약해진다. 하위집단 분석에서 발견한 결과는 허위 유의결과일 수 있기 때문에 하위집단 분석은 가설설정을 위한 것일 뿐이지 결코 임상시험 결과의 확증적 입증을 위한 것이 아니다. 그러므로 하위집단 분석결과는 유익한 정보를 주지만 때로는 왜곡된 정보와 왜곡된 의미를 제공한다는 사실을 항상 염두에 두어야 한다.

●●● 예제

무작위 임상시험은 진보된 직장암환자의 5-FU와 5-FU＋고용량 류코보린(high dose leucovorin) 치료비교로, 질병이 진행된 직장암환자의 생존율을 비교한다. 환자를 결정하는 데 사용된 베이스라인 공변수는 다음과 같다.

> 성별 (남, 여)
> 연령 (<70, ≥70)
> 기능 상태 (0-1, 2-3)
> 퇴화 등급 (1-2, 3-4)
> 측정할 수 있는 질병(예, 아니오)
> 증상 (예, 아니오)

이 6개의 베이스라인 변수를 고려할 때 총 $2^6 = 64$의 부분집합이 구성된다. ■

하위집단 분석에서 유의한 치료효과가 결국에 허위적인 것으로 판명된 연구는 어렵지 않게 찾을 수 있다. 왜곡된 하위집단 효과는 효율적 중재치료로 혜택받을 수 있는 피험자에게는 치료를 받지 못하게 하고, 오히려 치료하지 않는 것이 훨씬 더 나을 환자에게 비효율적이고 해로운 치료를 장려하는 상황을 초래할 수 있다. 그러므로 하위집단 분석에서 나온 치료효과의 타당성을 보다 비판적으로 평가하는 것이 중요하다. 예를 들면 집중치료실 (Intensive Care Unit, ICU)에서 집중 포도당관리와 표준 포도당관리를 비교하는 무작위 임상시험에서 중재치료집단과 대조집단으로 무작위 배정된 환자의 사망률은 비슷한 것으로 관찰되었다고 가정하자. 3일 이상 ICU에 있었던 환자들 중에서는 집중 포도당관리 집단에서 사망률이 확연히 감소했다. 여기서 '3일 이상'이라는 입원일수에 관한 결정은 중재치료집단과 대조집단 사이에 다르게 이루어질 수 있으며, 환자의 예후에도 관련될 수 있다. 예를 들면 집중 포도당관리는 일시적 저당혈증(transient hypoglycemia)을 일으킬 수 있기 때문에 중재치료집단의 환자들은 대조집단의 환자보다 더 오래 집중치료실(ICU)에 남아 있을 수도 있다. 만일 더 오래 집중치료실에 머무는 집중 포도당관리 집단의 환자가 좋은 예후를 가진다면, 무작위화로 인한 예후요인의 균형은 상실되고 '3일 이상 ICU'에 머문 환자들로 구성된 하위집단 분석에서 허구적 치료효과가 보여진 것이다. 또한 다중 테스트 조정을 무시한 채 실행한 하위집단 분석에서 발견된 치료효과는 왜곡되기 쉽다. 하위집단 분석의 다중 테스트 실행은 우연적으로 얻어진 허위양성 결과로 일어나는 위험과 연관된다. 즉 임상시험 연구자가 통계적 유의성을 찾기 위하여 많은 사후 하위집단 분석(*post hoc* subgroup analysis)을 실행할 경우에는 이러한 위험은 더욱 심각하다. 제한된 수의 하위집단 분석을 미리 명시할 때조차도 연구자는 허위 하위집단의 치료효과 차이가 우연히 발견될 수 있음을 주지해야 한다.

 ## 11.2 하위집단 분석의 통계적 접근방법
Statistical Methods for Subgroup Analysis

하위집단 분석은 오랫동안 민감하게 다루어져 왔다. 하위집단 분석의 결과를 해석하는 데 있어서 논리적 설명이나 과학적 근거 없이 하위집단 분석결과를 발표하는 것은 혼동을 야기시킨다. 하위집단 분석을 어떻게 다룰 것인지에 대한 여러 제안들이 최근에 많이 발표되고 있는데, 그 중에서 네 가지의 추론적 자세에 따라 하위집단을 구분할 수 있다(Koch, 1997).

(i) 모든 피험자가 제1추론을 위해 구성되고, 미리 명시된 하위집단이 제2추론적 분석을 가진다.

(ii) 모든 피험자와 하나 혹은 하나 이상의 미리 명시된 하위집단들이 다 함께 제1추론으로 집중한다.

(iii) 모든 피험자와 하나 혹은 하나 이상의 미리 명시된 하위집단들은 제1추론을 위한 선택이다.

(iv) 미리 명시된 특정 하위집단의 추론이 주요 중심이고, 모든 피험자뿐만 아니라 추가

하위집단은 제1추론의 평가를 위해서 미리 명시된 순서를 가진다.

만일 하위집단과 치료의 교호효과가 예상되지 않는 경우라면, (i)과 (ii)의 상황이 적합하고, 교호작용 효과가 존재할 것이라고 예상된다면 (iii)와 (iv)의 상황이 적합하다.

하위집단 분석에 앞서 전체 집단에서 유의한 효과차이가 있을 경우에만 하위집단에서의 치료효과 차이를 테스트한다. 즉, 만일 전체적 결과가 유의하다면 일부 하위집단은 유의한 차이를 보일 수 있다. 실제 하위집단 분석에 대한 평가를 할 경우에는 하위집단의 p-값들을 점검하기보다는 통계적 교호작용 테스트를 이용해야 한다.

일반적으로 하위집단 분석을 실행하기 위하여 무작위화가 해당하는 하위집단 변수로 층화한다는 것과 그러한 하위집단 분석의 검정력이 적절한지에 대한 입장도 프로토콜에 서술해야 한다. 유세프(Yusuf, 1991)는 하위집단의 형태를 무작위 이후(post-randomization) 사건에 의해 정해진 하위집단과 베이스라인 특성에 분리된 하위집단, 두 가지로 나누었다. 무작위화 후 사건에 의해 정해진 하위집단은 부적절한 하위집단인 반면에, 베이스라인 특성에 의해 분리된 하위집단은 합당한 하위집단이다. 베이스라인 특성에 의한 합당한 하위집단 분석에 대해서조차도 비판적 평가를 해야 하며, 무작위 후의 사건에 의한 부적절한 하위집단의 분석은 더욱 더 경계를 해야 한다. 즉 이러한 부적절한 하위집단 분석은 특정한 치료효과가 하위집단의 분류에 영향을 끼칠 수 있기 때문에 극단적으로 왜곡될 수 있으므로 삼가야 한다. 이런 경우에 하위집단에서 명백했던 치료효과는 진정한 치료효과가 아니라, 오히려 특정한 반응 혹은 부작용의 발생으로 이어지게 하는 피험자가 본래 갖고 있는 특징의 결과일 수도 있다.

요약하면 하위집단 분석에서는 전체 데이터에서 발견된 특정한 치료효능이 하위집단 간에도 균등한지를 탐구한다. 연관된 하위집단 내에서 혹은 공변수에 의해 정해진 층화 내에서 행해지는 하위집단 분석은 탐색적 분석으로 보완하고 통계 모형에서 교호작용을 부가하여 통계적 분석을 실행한다. 하위집단 분석은 특별한 경우에서만 확정적 분석의 일부일 수가 있다. 최근 발표된 하위집단 분석을 평가하기 위한 기준(Sun, 2014)은 하위집단에서 나온 치료의 차별적 결과반응에 대한 신뢰성을 평가하는 데 도움이 되고, 실제 진료현장에서 의료 종사자들이 적용할 수 있는 잣대로 여겨지고 있다.

사례 심장병에서의 아스피린 효과(ISIS-2 Collaboration group, 1988)

급성 심근경색환자를 대상으로 아스피린 중재치료집단과 대조집단 사이의 생존율을 비교하기 위하여 총 17000명 피험자를 대상으로 임상시험을 실행하였다. 이 임상시험에서는 전체 피험자에서 아스피린의 치료효과가 압도적으로 우월했다(사망 804명의 아스피린 집단 vs 1016명의 대조집단; $p < 0.0001$). 하지만 연구 데이터를 출생 별자리에 따라 하위집단 분석을 했을 때, 쌍둥이자리(Gemini)나 혹은 천칭자리(Libra)의 출생 별자리를 가진 피험자들에겐 아스피린 중재집단은 대조집단과의 생존율 비교에서 약간 더 높은 사망률을 보였다(사망 150명의 아스피린 집단 vs 147명의 대조집단). ■

사례 중환자의 적혈구 수혈(Corwin, 2007)

에포에틴 알파(epoetin alfa)가 중환자의 적혈구 수혈의 필요성을 감소시킬 것인가를 연구하기 위하여 1460명의 중환자실에 있는 환자를 무작위로 에포에틴 알파 집단($n=733$)과 위약집단($n=727$)으로 배정하는 임상시험을 했다. 29일 후에 46%의 에포에틴 알파 집단과 48%의 위약집단이 적혈구 수혈을 가졌으며, 유의하지 않은 차이를 보였다(Cochran-Mantel-Haenszel test, $p = 0.34$). 이 연구에서 하위집단은 수혈을 한 환자들로 구성하여 2차 결과변수로 수혈된 적혈구 수치가 사용되었다. 수혈을 한 환자들로 구성된 하위집단에서, 이 결과변수에 대한 치료집단의 비교는 Wilcoxon-Mann-Whitney test에서 유의하지 않은 차이($p = 0.69$)를 보였다. ■

사례 뇌졸중 치료 전략 연구(Bernhardt, 2008)

뇌졸중환자들의 '표준치료 + 조기동원'($n=38$)과 '오직 표준치료'($n=33$)의 안전성과 이행 가능성을 비교하기 위하여 2상 무작위 임상시험을 했다. 치료 3개월 후에 두 집단의 사망률은 각각 21%와 9%였으며, 피셔의 정확테스트(Fisher's exact test)는 $p = 0.20$의 결과를 주었다. 3개월 생존자들 중에서 심각한 유해사례와 심각하지 않은 유해사례들의 수를 분류하여 2차적 결과변수로 사용했다. 심각한 유해사례들의 포아송 회귀 p-값은 0.85이고, 심각하지 않은 유해사례들의 p-값은 0.04였다. ■

하위집단 분석 계획은 데이터를 검토하기 이전에 연구 프로토콜에 미리 작성되고, 하위집단 분석의 결과변수, 베이스라인 특성, 그리고 교호작용 테스트에 사용될 통계방법에 대한 내용을 포함하고 있어야 한다. 하위집단 분석이 많이 이행됨에도 불구하고 그 결과를 신뢰할 수 없는 경우가 많다. 하위집단 분석은 편향의 경향이 높아 치료효과에 관한 왜곡된 해석을 낼 수 있기 때문에 실제로 확정적 임상시험에서 치료효과의 최종적 증거로 이용되지 않는다.

하위집단 분석의 올바른 해석은 하위집단 간에 실제 차이가 임상적 유의성, 통계적 유의성, 외적 타당성, 결과의 타당성 등의 기준에서 일어나는지의 판단에서 나온다. 그러므로 하위집단 분석결과의 해석은 다음의 정보에 기초를 두고 있다.

- **임상적 유의성**: 치료효과 차이의 크기

- **통계적 유의성**: 여러 임상시험 연구에서 비교, 적은 수의 사전 가설, 적은 p-값

- **외적 타당성**(생태학적 오류, ecological fallacy): 연구들 간에 관찰된 차이 비교보다 연구 내에서 관찰된 차이

- **결과의 타당성**: 여러 연구들에 걸쳐 일관된 치료효과 차이, 가설된 차이의 간접 증거.

하위집단 특이(subgroup-specific)의 p-값은 그 자체만으로는 크게 의미가 없으며, 호도되기도 한다. 그 이유는 모든 하위집단 내에 이미 테스트된 똑같은 귀무가설을 반복적으로 테스트하기 때문에 다중성을 제어하지 않은 결과로서 무의미하기 때문이다. 하위집단 특이의 p-값은 하위집단의 표본수에 달려 있고 똑같은 치료효과라고 할지라도 표본수에 따라 통계적 유의성이 달라지므로 오해의 소지가 있는 것이다. 즉, 특정 하위집단의 p-값은 결국 잘못된 통계이기 때문에 사용하지 말고, 교호작용 테스트를 근거로 한 고품격 하위집단 분석이 바람직하다.

하위집단 결과 해석에서 다음과 같은 여섯 가지 종류의 오류를 찾아볼 수 있다.

1) 선택편향으로 인한 오류

    하위집단 분석을 다루는 데 가장 어려운 문제는 잠재적 선택편향이다. 실제로 치료배정 이후에 후향적으로 재편성한 데이터는 치료집단의 비교 불가능성, 편향을 도입하는 메커니즘의 확실한 이해 부족, 편향의 발견 및 편향 제거의 어려움, 편향의 부정적 영향 등의 이유로 과학적인 연구결과를 도출할 수 없으므로 고려되지 않아야 한다.

2) 사전 명시된 문제를 간과함으로 발생하는 오류

    연구 프로토콜에 미리 명시된 하위집단 분석은 선택편향과 아무런 관련이 없다. 층화 무작위와 충분히 큰 표본수를 가진 임상시험만이 하위집단 분석을 통해 예후요인들의 체계적, 임의적 불균형을 감소시킬 수 있다. 하위집단 분석에 대한 사전 명시는 하위집단 분석의 범위를 정하고, 다중 테스트를 위한 p-값을 적절하게 조정하며 적합한 표본수로는 하위집단 분석에서 나온 결과에 대해서는 합당한 해석을 할 수 있다.

3) 치료집단 비교의 당연시로 발생하는 오류

    무작위 임상시험에서 만일 하위집단 내에 무작위화를 하였다면, 하위집단에서 치료집단 비교는 가능하다. 하지만 이런 하위집단에서 치료효과의 비교가 너무 적은 표본수를 가지는 하위집단에서는 검정력 부족으로 오류가 일어날 수도 있다.

4) 요인의 불균형이 없다면 비교 가능하다는 생각의 오류

    예후요인과 베이스라인 요인들에 대해서 통계적으로 유의한 집단 간의 불균형이 발견되지 않는다고 치료집단의 비교가 가능하다고 간주하는 것은 잘못이다. 치료집단 간에 개별 예후요인들을 비교하여 선택편향의 유무를 판단하는 것은 효율적인 방법이 아니다. 많은 선택편향이 여러 예후요인에서 나올 수 있고, 그 예후요인 각각은 치료집단에 약간은 불균형할 수 있기 때문이다.

5) 다중 테스트와 측정의 정확성을 무시함에서 발생하는 오류

    다중 테스트의 문제를 무시하고 여러 하위집단을 동시에 분석한다면, 유의한 하위집단의 결과는 순전히 우연 때문일 확률이 증가된다. 대규모 하위집단 분석에서 허위양

성 발견은 다중 테스트 때문이다. 많은 여러 상황에서 다중 테스트와 작은 표본수 때문에 일어나는 비정확성의 이슈에도 불구하고 치료효과를 비교하여 그 분석결과를 보고하는 경우가 많다.

6) 하위집단 결과를 신뢰하는 오류

하위집단 분석결과의 일관성은 신뢰성의 정도를 반드시 높이는 것은 아니다. 만일 하위집단에서 치료집단 사이에 표본수 내지 예후요인에서 심각한 불균형을 가지고 있다면, 하위집단 분석은 결과에 있어서 일관성 있게 반복적으로 나타나는 편향을 동반할 것이다. 즉, 여러 하위집단은 비슷한 불균형을 가지고 있어서 똑같은 결과변수에 대한 분석은 비슷하게 편향된 결과를 산출할 수도 있다. 그러므로 하위집단 분석결과의 신뢰성은 통계적 분석의 타당성에 달려 있다.

11.4 하위집단 분석의 규칙
Guidlines for Subgroup Analysis

임상시험 연구 프로토콜에는 제1의 주요 결과 분석의 경우와 마찬가지로, 하위집단 분석에 대해서도 명확하게 명시되어야 한다. 하위집단 분석에서 가장 적절한 분석방법은 교호작용 테스트로서, 이 교호작용 테스트를 통해 상호 보완적 하위집단에서 치료효과 차이를 테스트할 수 있다. 교호작용 테스트보다는 다소 열등적이지만 일반적으로 사용되는 접근방식은 치료효과에 대한 p-값들을 비교하는 것이다. 만일 하나의 하위집단(예를들면 남성)에서는 유의하고 나머지 하위집단(예를들면 여성)에서는 유의하지 않은 p-값이 나오는 경우에 하위집단 효과(교호작용)가 존재할 것으로 추정하는 것은 올바르지 못하다(Guillemin, 2007). 그런 추정은 높은 허위양성율을 가지므로 하위집단 분석결과의 신빙성에 다소 회의적이다.

하위집단 분석을 포함하는 임상시험에서의 하위집단 분석이 어떻게 보고 되며, 어떻게 해석되어야 하는지를 위한 상세한 가이드라인은 다음과 같다(Rothwell, 2005).

1) 설계

- 하위집단 분석은 임상시험이 시작되기 전에 정의되어 프로토콜에 명시되어야 하고, 임상적으로 중요한 소수의 집단에 국한되어야 한다.

- 하위집단 분석 계획에서 관련된 베이스라인 데이터의 기록을 빠짐이 없도록 임상 전문가의 투입이 필요하다.

- 기대되는 하위집단 효과의 방향이나 효과의 크기는 처음부터 언급되어야 한다.

- 하위집단 변수의 정확한 규정이나 범주를 처음부터 정의하여, 사후(Post-hoc) 데이터-의존적 변수 혹은 데이터-의존적 범주를 이용하지 않도록 한다. 연속적 변수 혹은 계층적 변수의 분석에 필요한 결절점(cut-off point)도 데이터 수집 이전에 미리 정해져야 한다.

- 무작위화의 층화는 중요한 하위집단 변수로 층화하는 것을 고려해야 한다.

- 하위집단과 치료의 교호작용이 기대된다면, 임상시험은 그 교호작용이 신뢰 있게 밝혀지도록 충분한 검정력을 가져야 한다.

- 임상시험 중지 규칙을 세울 때 치료의 전체 효과뿐만 아니라 하위집단과 치료의 교호작용도 고려해야 한다.

- 만일 치료효과가 베이스라인 요인과 관계될 것으로 추정된다면, 결과변수를 그 요인으로 층화하여 분석하는 계획도 세워야 한다. 위험징후 혹은 위험모형은 미리 선택되어야 하기 때문에 그것과 관련된 베이스라인 데이터를 수집할 수 있다.

2) 분석

- 위 (1)의 임상시험 설계에 있어서 이슈가 되는 것은 분석방법 부문에서 각각 보고되어야 한다.

- 개별 하위집단에서 치료효과의 유의성은 굳이 보고될 필요는 없다.

3) 결과의 해석과 보고

하위집단 분석에서 나온 결과는 해석하기 쉽지 않다. 하위집단 분석의 결과를 잘못 해석할 가능성을 감소하기 위하여 모든 관련된 측면, 특히 선택편향 가능성, 테스트의 다중성, 통계적 검정력, 측정값의 정확성과 안정성 등을 주의 깊게 검토하여 분석의 품질을 평가할 필요가 있다.

- 하위집단과 치료의 교호작용이 유의하지 않다면, 전반적인 치료효과 혜택은 존재하지만 특정 하위집단에서 치료혜택이 부족하다는 식의 보고는 하지 않아야 한다.
- 예상치 않은 하위집단과 치료의 교호작용이 유의한 경우는 드물기 때문에 사후에 발견된 유의한 교호작용은 아주 조심스럽게 해석되어야 한다. 이런 상황에서는 그 어떤 교호작용의 유의성의 테스트도 신뢰할 수 없다.
- 하위집단 분석은 본질적으로 타당하지 않으므로 삼가야 한다.
- 하위집단과 치료의 교호작용의 타당성을 테스트하는 최선의 방법은 다른 임상시험에서 그 교호작용의 유의성이 재현 가능한가에 달려 있다.
- 거의 모든 임상시험은 하위집단에서의 치료효과를 발견하기에는 검정력이 충분하지 않다.

11.5 하위집단 분석에서의 다중성
Multiplicity in Subgroup Analysis

여러 하위집단에 있을지도 모르는 치료효과의 이질성을 다루는 하나의 방법은 하위집단을 중첩으로 간주하여 하위집단 변수를 조정하거나 혹은 층화하여 전체 집단을 분석하는 것이다. 하지만 임상연구자들은 공변수를 포함시켜 치료효과를 조정하는 것이 치료효과가 그 공변수에 따라 다른지 아닌지를 다룬다고 생각하는 실수를 자주 범한다. 그런 전략은 중첩효과를 중화시킬 뿐이지 각 하위집단 내에서 끌어낸 치료효과에 대한 결론을 허용하지 않는다. 이러한 이유 때문에 하위집단 분석은 사전에 정의되어야 하며, 교호작용 테스트를 사용해야 한다.

슐츠(Schulz, 2005)는 하위집단 분석에서 다중 테스트 문제를 피하기 위하여 다음과 같은 제안을 했다.

- 하위집단 분석으로 이어질 요인들을 연구 프로토콜에 미리 명시한다.

- 타당한 것 같은 요인 혹은 이전에 얻은 탐색적 결과에 근거를 둔 소수의 하위집단 요인만을 선택한다.

- 임상시험 보고에 실행된 모든 분석목록을 작성한다.

- 각 하위집단 분석에 통계적 교호작용 테스트를 실행한다.

- 만일 유의한 교호작용이 있다면, 별도의 하위집단 분석은 몇 가지 제한점을 가지지만 정당하다.

- 만일 임상시험 동안 치료효과의 초기 발견을 위하여 순차적 데이터 모니터링이 표명된다면, 의도된 1종 오류 수준(α)과 2종 오류 수준(β)을 유지하는 중지 규칙을 가지고 중간분석을 수행한다.

 ## 11.6 하위집단 분석의 타당성
Validity of Subgroup Analysis

하위집단 분석의 타당성은 치료집단의 베이스라인 비교 가능성, 통계적 테스트에서의 다중성, 그리고 측정의 정밀도에 의해서 결정되게 된다.

11.6.1 치료집단 비교 가능성(Treatment Group Comparability)

임상시험 결과에 영향을 줄 예후요인에 대하여 하위집단 내에서 치료집단의 비교 가능성은 문제가 될 수가 있다. 만일 집단 간 예후요인이 불균형하다면 선택편향이 존재할 수 있어 치료효과가 올바르게 평가되지 못한다. 또한 하위집단에서 이 선택편향은 제거되기 어렵기 때문에 설령 결과변수에서 집단 간 차이가 통계적으로 유의할지라도 그 차이가 중재치료 덕분이라고 주장하기 곤란하다.

현실적으로 편향이 임상시험 결과에 영향을 주는 방향은 미지수이기 때문에 중재치료에 좋은 것일 수도 있고 혹은 그 반대일 수도 있다. 공변수를 분석에 이용하여 베이스라인의 불균형을 다루는 통상적 접근방식은 비효율적이거나 혹은 원래 의도되지 않았던 해석을 가질 수도 있다. 일반적으로 충분하게 큰 표본수와 하위집단을 위해 층화된 무작위화는 집단 비교 가능성의 기회를 주고, 그것은 곧 결과적으로 선택편향의 기회를 감소시키기 위한 방법으로 제안되었다. 만일 하위집단의 표본수가 충분하게 크면, 무작위화가 하위집단 내에서 층화되지 않았다 해도 치료집단 간의 비교가 가능하다. 만일 하위집단을 저해하는 요인으로 추정되었지만, 피험자 배정이 그 요인으로 무작위 층화되지 않았다면 하위집단 내에서 집단 간의 예후요인과 표본수가 불균형하게 될 것이다. 이런 이유로 하위집단 내에서 치료효과의 집단 간 비교는 불가능하다.

11.6.2 통계적 테스트의 다중성(Multiplicity of Statistical Testing)

여러 하위집단에 대한 통계적 분석이 동시에 실행될 때 다중성 문제를 고려해야 한다(10장 참조). 동일 결과변수에 대한 하위집단의 각각에 통계적 테스트는 허위양성 발견의 기회를 증가시킨다. 그러므로 치료집단 비교 불가능성에 기인한 선택편향이 임상시험 결과에 미치는 영향은 미지수인 것과는 달리, 유의한 결과를 찾는 하위집단 분석에서 다중 테스트에 기인한 편향의 방향은 명확해지게 된다. 즉, 1종 오류 혹은 허위양성 오류의 확률이 증가하여 하위집단 p-값이 올바르게 해석될 수 없다. 하위집단 분석이 연구계획서에 미리 명시되고, 총 하위집단 분석의 수가 미리 알려진 상황에서 적당한 다중 테스트 조정이 만들어질 수 있다, 즉 p-값 조정을 통하여 1종 오류율을 제어할 수 있다. 그러나 무작위화 후의 요인들에 의한 하위집단 분석에서는 얼마나 많은 잠재적 하위집단 분석에서 유의한 결과를 얻을 수 있을지 알기 어렵기 때문에, p-값을 조정한다는 것은 거의 불가능하다.

11.6.3 측정의 정밀도(Precision in Estimation)

하위집단에서 결과변수의 가변성을 적절하게 고려하지 않는다면 각 하위집단에서 치료효과 차이의 측정은 작은 수의 표본으로 인하여 정밀도가 낮다는 것은 확실하다. 즉, 하위집단 분석에서 치료효과의 크기를 발견하기 위한 통계적 검정력이 불충분하게 될 수 있다.

하위집단 분석에서 또 다른 중요한 이슈는 치료와 위험요인 사이의 교호작용 효과의 존재와 크기, 그리고 방향이다. 표본수가 아주 크지 않다면 통계적으로 교호작용 효과는 발견하기가 쉽지 않다. 하위집단을 결정하는 베이스라인에 대해서 집단 간 균형이 이루어졌을 때도 교호작용에 대한 테스트를 한다. 그러나 이 교호작용 테스트는 미리 계획된 테스트 방법을 가지고 무작위 배정된 모든 환자를 포함시켜서 실행할 필요가 있다. 만약 그렇지 않다면 이런 테스트는 좋다기보다 더 해로울 수 있다. 또한 임상시험 종료 후의 결과를 근거로 해서 실행하는 하위집단 분석은 그 신뢰성이나 정밀성에서 많은 의문이 제기될 것이다.

 ## 11.7 교호작용 테스트

Tests for Interaction

임상시험에서 피험자 데이터의 일부분을 사용하는 부분집합(subset) 분석은 적절한 통계 테스트를 사용하여 주의 깊게 수행되어야 한다. 먼저, 피험자 전체의 포괄적 치료효과가 모든 개인들에게 응용되는지를 테스트해야 한다. 특정한 하위집단이 다른 하위집단과는 다른 치료효과를 경험하는지를 평가하기 위하여, 각 부분집합에서 얻어진 결과가 제1의 주요 분석(main analysis)에서 얻어진 결과와 상반되는지가 테스트되어야 한다. 이것은 통계적 교호작용 테스트(interaction test)와 함께 가이드 될 수 있다. 교호작용에 대한 통계 테스트는 무작위 임상시험의 포괄적 결과가 모든 하위집단에 적용될 것인지의 여부를 결정하는 데 중요하다. 통계학 관점에서 교호작용 테스트는 중재치료효과가 하위집단에 걸쳐 동일하다는 귀무가설을 테스트하는 것으로, 이에 교호작용의 유의성은 곧 다른 하위집단 간에서 중재효과의 차이가 있다는 것이다. 이 테스트는 하위집단에 따라 결과변수에 치료의 차별적 효과가 있는지를 그리고 하위집단 내에서 치료효과 차이는 우연히 일어나는 것은 아닌지를 살핀다. 베이스라인 변수에 근거한 하위집단 분석은 적합한 교호작용 테스트를 가지고 실행되어야 하지만, 교호작용 테스트의 낮은 검정력, 생물학적 교호작용과 통계적 교호작용 사이의 구별, 교호작용을 측정할 잣대의 선택 등은 중요하게 다루어져야 할 문제이다. 통계적 교호작용 테스트는 임상시험 연구자에게 치료효과 차이에 대해 얼마나 많은 증거가 있는지를 결정하는 데 도움이 된다. 하위집단들 사이에 차이를 보여주지 못한 것은 전체적 치료효과 차이가 존재하지 않는다는 것을 의미하지 않는다는 사실 또한 명심해야 한다. 불충분한 표본수로 교호작용 테스트의 검정력 부족으로 인하여 그 차이가 존재한다는 것을 보여줄 수 없을 수 있기 때문이다.

교호작용 테스트의 결과를 평가할 때, 치료효과의 차이가 양적인지 질적인지를 먼저 언급하고, 질적 교호작용과 양적 교호작용을 구분하는 것이 유용하다. 그 차이는 [그림 11.1]에서 보여주듯이 다른 크기를 가지고 똑같은 방향으로 갈 수 있고(양적 교호작용), 혹은 특정한 부분집합에서는 해롭고 다른 부분집합에서는 이로울 수 있어 반대 방향으로 갈 수 있다(질적 교호작용). 양적 교호작용의 단편적인 예로 대규모 메타분석에서 타목시펜(tamoxifen)은 초기 유방암에서 양성 에스트로겐 수용체와 음성 에스트로겐 수용체 둘 모두를 치료하는 데 이롭다는 것을 보여줬다. 그러나 실제로는 양성 에스트로겐 수용체 집단에서 그 혜택이 더욱 크다. 통계적으로 그런 뚜렷하게 유의한 결과를 단일 임상시험에서 보는 것은 드물다. 특히 임상시험 결과변수가 이항일 때, 교호작용에 대한 논의는 치료효과 측정의 다양성 때문에 훨씬 더 복잡하다. 포괄적 중재치료 효과의 유의성 테스트는 결과변수 측정의 선택에 의해 영향을 받지 않지만, 교호작용의 존재나 그 강도는 사용된 결과변수가 질적 측정이냐 혹은 양적 측정이냐에 따라 달라진다. 양적 교호작용은 보통 효과측정을 변경함으로써 제거될 수 있지만, 질적 교호작용은 그렇지 않다.

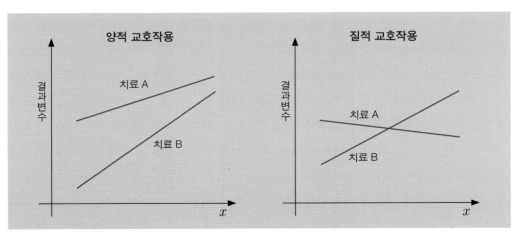

[그림 11.1] 양적 교호작용과 질적 교호작용

'효과 변경인자(effect modification)'라 불리는 '변량'은 일반적으로 치료와 베이스라인 변수 사이의 교호작용으로서, 통계적 모형에서 표현된다. 교호작용의 존재 혹은 부재는 치료효과의 측정에 따라 다르다. 예를 들면 위약으로 치료된 환자집단과 리세드로네이트 (risedronate)로 치료된 환자집단에서 골절 위험의 감소는 여성과 남성 사이에 유의한 차이가 없다(Kanis, 2004). 위험요인 혹은 중재치료가 없는 하위집단과 비교해서 위험요인을 가진 하위집단의 효과크기가 다르다면, 양적 교호작용이 존재할 것이다. 이 예에서 만일 치료집단에서 골절 유발의 감소가 여성(44%)보다 남성(23%)에서 더 작게 나타난다면, 그리고 그 감소의 차이가 통계적으로 유의하다면(p-값=0.02) 이때 성별은 효과 변경인자이다. 위험요인을 가진 하위집단에서 치료효과의 방향이 다른 특정한 상황에서 질적 교호작용이 보여질 수 있다. 예를 들면 만일 위약집단에 비교하여, 골절 유발률의 위험은 남성에서 증가되고(+12%), 여성에서는 감소된다면(-44%), 그리고 이 차이가 유의한 경우(치료와 성별의 교호작용, p-값=0.001)에 성별은 강한 효과변경 인자이다. 치료효과의 측정이 표현되는 방식 때문에 간혹 통계적 교호작용 효과를 테스트하기가 어려울 수 있다. 교호작용 테스트는 미리 정해져야 하고, 주요 분석과 하위집단 분석에서 일관성을 유지해야 한다. 교호작용 테스트에서 평균, 상대적 위험도(relative risk, RR), 오즈비(OR), 위험차와 같은 지표의 선택 또한 미리 명시되어야 하고, 이들을 적합하게 설명할 수 있어야 한다.

◉◉◉ 예제

메토폴로롤 임상시험에서 연령과 치료효능의 교호작용 테스트를 실행하려 한다. 연령 집단의 결과는 아래 도표와 같다.

구분		연령 40-64		연령 65-74	
		위약	메토폴로롤	위약	메토폴로롤
결과	사망	26(5.7%)	21(4.5%)	36(14.8%)	19(8.1%)
	생존	427	443	208	215
	합계	453	464	244	234

9.3.3절의 교호작용 테스트 공식으로부터 다음의 결과를 얻는다.

$$\hat{\psi} = 1.593, \ P_1 = 1213.64, \ P_2 = 665.39$$
$$E(a_1) = 28.34, \ E(b_1) = 18.65, \ E(c_1) = 424.65, \ E(d_1) = 424.65$$
$$E(a_2) = 33.64, \ E(b_2) = 21.35, \ E(c_2) = 210.35, \ E(d_2) = 212.64$$
$$V(a_1) = 10.69, \ V(a_2) = 11.62$$

카이제곱통계량 $=0.988$, p-값 $= 0.32$로 귀무가설은 기각되지 않는다. 즉, 치료와 연령 사이에 교호작용은 존재하지 않는다. ■

요약하면, 임상시험에서 하위집단 분석에서 나온 결과에 대한 해석은 쉽지 않다. 어떠한 이유로 하위집단 분석을 하고, 이를 어떻게 정의하며, 또 필요한 추론은 무엇이며, 그리고 다중성을 어떻게 다룰 것인가에 대한 이슈는 연구 프로토콜에 반드시 언급되어야 한다 (Cui 2002). 잘 실행되고 올바르게 해석된 하위집단 분석은 중요한 정보를 제공할 수 있다. 비록 대부분 탐색적이라 할지라도, 대규모 표본수의 임상시험에서 실시하는 하위집단 분석은 합리적이고 결정적이다. 그러므로 하위집단 검토는 여러 교란 이슈를 가지고 있는 횡단 관찰연구에서도 추구할 만하다. 특히 하위집단 분석은 최근의 개인특성화 의학에서 유용하며, 또한 하위집단 분석을 통해서 특정 바이오마커 내지 하위집단이 표시되어 후속 치료를 개발할 수도 있다.

11.8 하위집단 분석의 보고를 위한 가이드라인
Guidelines for Reporting of Subgroup Analysis

대부분의 저명 의학 학술지는 하위집단 분석 정보의 명확성과 완전성을 증가시키기 위하여 통계적 방법에서 투명성을 제시할 것을 요구하며, 하위집단 분석의 보고에 관한 가이드라인을 추천하고 있다(Wang, 2007).

요약 섹션에서

만일 하위집단 분석이 제1연구 결과변수에 기초를 둔다면, 그리고 하위집단 분석이 미리 명시되고 명시된 그 하위집단 분석의 총 합계에 비추어 포괄적으로 해석된다면, 하위집단 결과를 논문의 요약에 발표한다.

방법 섹션에서

미리 명시한 하위집단 분석 중에서 실행된 하위집단 분석 수와 보고된 하위집단 분석 수를 표시한다.

특별히 관심 있는 특정 하위집단 분석은 다양한 환자 특징 사이에 치료효과의 일관성을 평가하기 위해서 행해지는 다중하위집단 분석과는 구별된다. 하위집단 분석 각각에 평가된 결과변수와 치료효과 차이의 이질성 평가에 사용된 통계방법을 표시한다.

임상시험이 실행된 사후의 하위집단 분석 수와 보고된 분석 수를 표시한다. 보고된 분석 각각에 평가된 결과변수와 치료효과 차이의 이질성 평가에 사용된 통계방법을 기술한다. 보다 상세한 기술은 보충 부가물에 첨부할 수 있다.

다중하위집단 분석에 기인한 1종 오류(허위양성)에의 잠재적 영향과 이 영향을 다룬 방법을 서술한다. 만일 다중성을 조정하기 위한 공식적인 조정 절차를 사용했다면 그 절차를 기술한다. 만일 공식적인 조정을 하지 않았다면 비공식적으로 문제의 크기/정도를 명시한다.

결과 섹션에서

가능하다면 치료효능의 이질성 분석을 교호작용 테스트에 기초로 하고, 그것을 분석된 베이스라인 공변수 각각의 레벨 내에서 신뢰구간을 포함한 효과 측정치와 함께 나타낸다. 이런 정보를 포리스터 플롯(forest plot)으로 한눈에 볼 수 있도록 나타내는 것이 효율적인 방법이다.

논의 섹션에서

하위집단에서 나타나는 치료효과 차이를 과대평가하지 않아야 한다. 하위집단 분석의 신뢰성 평가에 주의하고, 하위집단 분석의 한계점을 인정하며, 만일 다른 연구 데이터가 있다면 본 임상시험 연구결과가 그 연구결과를 지지하는지 혹은 상반하는지를 제시한다.

참고문헌

1. Assmann SF, Pocock SJ, Enos LE, Kasten LE. Subgroup analysis and other (mis)uses of baseline data in clinical trials. Lancet, 2000, 355:1064-1069.

2. Berger, R. L. Multiparameter hypothesis testing and acceptance sampling. Technometrics, 1982, 24: 295-300.

3. Bernhardt J, Dewey H, Thrift A, Collier J, Donnan G. A very early rehabilitation trial for stroke (AVERT)-Phase II safety and feasibility. Stroke, 2008, 39:390-396.

4. Bhandari M, Devereaux PJ, Li P, Mah D, Lim K, Schunemann HJ, et al. Misuse of baseline comparison tests and subgroup analyses in surgical trials. Clin Orthop Relat Res, 2006, 447:247-251.

5. Brookes ST, Whitely E, Egger M, Smith GD, Mulheran PA, Peters TJ. Subgroup analyses in randomized trials: risks of subgroup-specific analyses; power and sample size for the interaction test. J Clin Epidemiol, 2004, 57:229-236.

6. Brookes ST, Whitley E, Peters TJ, Mulheran PA, Egger M, Davey Smith G. Subgroup analyses in randomised controlled trials: quantifying the risks of false-positives and false-negatives. Health Technol Assess, 2001, 5:1-56.

7. Cohen J. Vaccine results lose significance under scrutiny. Science, 2003, 299:1495.

8. Collins R, Peto R, Gray R, Paris S. *Large-Scale Randomized Evidence: Trials and Overviews*. Oxford University Press, 1996.

9. Cook DI, Gebski VJ, Keech AC. Subgroup analysis in clinical trials. Medical Journal of Australia, 2004, 180:289-291.

10. Corwin HL, Gettinger A, Fabian TC, May A, Pearl RG, Heard S, An R, Bowers PJ, Burton P, Klausner MA, Corwin MJ. Efficacy and safety of epoetin alfa in critically ill patients. New England Journal of Medicine, 2007, 357:965-976.

11. Cui L, Hung HMJ, Wang SJ, Tsong Y. Issues related to subgroup analysis in clinical trials. Journal of Biopharmaceutical Statistics, 2002, 12:347-358.

12. Gabler N, Duan N, Liao D, Elmore J, Ganiats T, Kravitz R. Dealing with heterogeneity of treatment effects: is the literature up to the challenge? Trials, 2009, 10:43.

13. Guillemin F. Primer: the fallacy of subgroup analysis. Nat Clin Pract Rheumatol, 2007, 3:407-413.

14. Hernandez AV, Boersma E, Murray GD, Habbema JD, Steyerberg EW. Subgroup analyses in therapeutic cardiovascular clinical trials: are most of them misleading? Am Heart J, 2006, 151:257-264.

15. ISIS-2 Collaboration group. Randomised trial of intravenous streptokinase, oral aspirin, both, or neither among 17,187 cases of suspected myocardial infarction. Lancet 1988, II:39-60

16. Kanis JA, Barton IP, Johnell O. Risedronate decreases fracture risk in patients selected solely on the basis of prior vertebral fracture. Osteoporosis International, 2004, 16:475-482.

17. Koch GG, Gansky SA. Statistical considerations for multiplicity in confimatory protocols. Drug Information Journal, 1996, 30(2): 523-534.

18. Koch GG. Discussion of "p-value adjustments for subgroup analyses". Drug Information Journal, 1997, 7:323-331.

19. Moyé LA, Deswal A. Trials within trials: confirmatory subgroup analyses in controlled clinical experiments. Controlled Clinical Trials, 2001, 22:605-619.

20. Ottenbacher KJ. Quantitative Evaluation of Multiplicity in Epidemiology and Public Health Research. Am. J. Epidemiol, 1998, 147: 615-619.

21. Oxman AD, Guyatt GH. A consumer's guide to subgroup analyses. Ann Intern Med, 1992, 116:78-84.

22. Pocock SF, Enos SJ, Kasten LE. Subgroup Analysis and Other (Mis)Uses of Baseline Data in Clinical Trials. Lancet, 2000, 355:1064-1069.

23. Pocock SJ, Assmann SE, Enos LE, Kasten LE. Subgroup analysis, covariate adjustment and baseline comparisons in clinical trial reporting: current practiceand problems. Statistics in Medicine, 2002, 21:2917-2930.

24. Pocock SJ, Hughes MD, Lee RJ. Statistical problems in the reporting of clinical trials. A survey of three medical journals. N Engl J Med, 1987, 317:426-32.

25. Proschan MA, Waclawiw MA. Practical guidelines for multiplicity adjustments in clinical trials. Controlled Clinical Trials, 2000, 21:527-539.

26. Rothwell PM, Mehta Z, Howard SC, Gutnikov SA, Warlow CP. From subgroups to individuals: general principles and the example of carotid endarterectomy. Lancet, 2005,

365: 256-265.

27. Rothwell PM. Subgroup analysis in randomised controlled trials: importance, indications, and interpretation. Lancet, 2005, 365:176-186.

28. Rui Wang R, Lagakos SW, Ware JH, Hunter DJ, Drazen JM. Statistics in Medicine-Reporting of Subgroup Analyses in Clinical Trials. N Engl J Med, 2007, 357:2189-2194.

29. Schulz KF, Grimes DA. Multiplicity in randomised trials II: subgroup and interim analyses. Lancet, 2005, 365:1657-1661.

30. Sleight P. Commentary debate: subgroup analyses in clinical trials-fun to look at, but don't believe them! Curr. Controls Trials Cardiovasc. Med, 2000, 1:25-27.

31. Sormani MP, Bruzzi P. Reporting of subgroup analyses from clinical trials. The Lancet Neurology, 2012, 11:747.

32. Sun X, Briel M, Busse JW, You JJ, Akl EA, Mejza F, Bala MM, Bassler D, Mertz D, Diaz-Granados N, et al. Credibility of claims of subgroup effects in randomised controlled trials: systematic review. BMJ, 2012, 344:e1553.

33. Sun X, Briel M, Busse JW, You JJ, Akl EA, Mejza F, Bala MM, Bassler D, Mertz D, Diaz-Granados N, et al. The influence of study characteristics on reporting of subgroup analyses in randomised controlled trials: systematic review. BMJ, 2011, 342:d1569.

34. Sun X, Ioannidis JPA, Agoritsas T, Alba AC, Guyatt G. How to Use a Subgroup Analysis Users' Guide to the Medical Literature. JAMA, 2014, 311:405-411.

35. Wang R, Lagakos SW, Ware JH, Hunter DJ, Drazen JM. Statistics in medicine reporting of subgroup analyses in clinical trials. N Engl J Med, 2007, 357:2189-2194.

36. Westfall PH, Tobias RD, Rom D, Wolfinger RD., Hochberg Y. Multiple Comparisons and Multiple Tests Using the SAS System Cary, NC, , USA: SAS Institute Inc. 1999.

37. White IR, Elbourne D. Assessing subgroup effects with binary data: can the use of different effect measures lead to different conclusions? BMC Med Res Methodol, 2005, 5:15.

38. Yusuf S, Wittes J, Probstfield J, Tyroler HA. Analysis and interpretation of treatment effects in subgroups of patients in randomized clinical trials. JAMA, 1991, 266:93-98

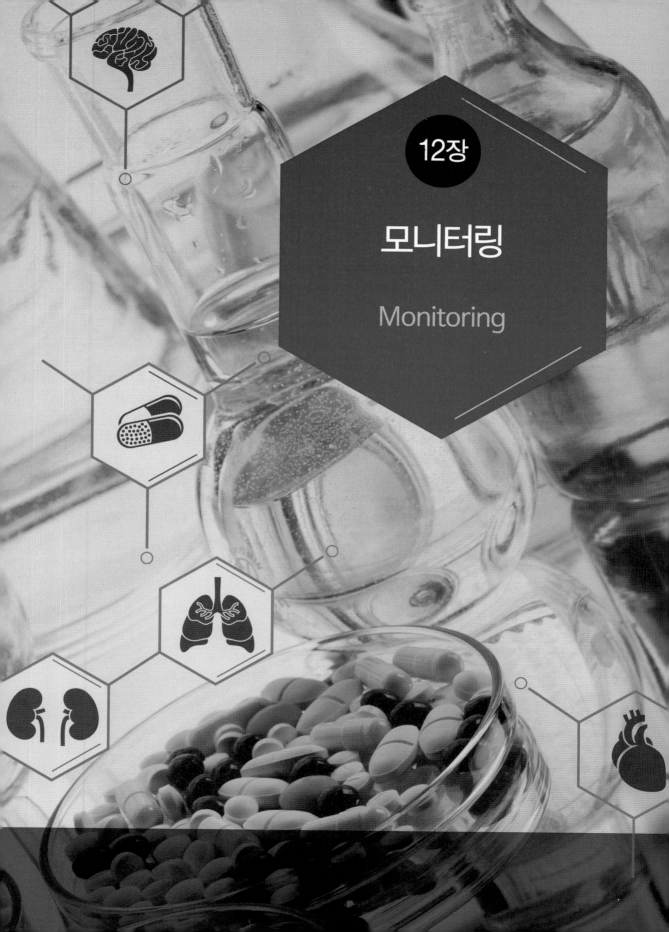

12장

모니터링

Monitoring

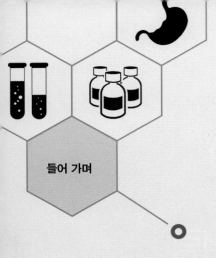

모니터링은 임상시험의 과정을 감독하고, 임상시험이 연구 프로토콜, 표준작업절차 (Standard Operating Procedure, SOP), 임상시험실시기준(Good Clinical Practice, GCP), 적용되는 규제규정에 따라 실행, 기록, 보고되는지를 관리하고 확인하는 일이다. 임상시험 모니터링의 실질적 이슈는 임상시험 이행의 변경, 프로토콜 변경, 그리고 임상시험 조기 종결이며, 여러 관리감독위원회(임상시험관리위원회, 임상시험운영위원회, 데이터안전성모니터링위원회(DSMB)) 감독하에서 행해질 수 있다. 임상시험의 중간모니터링은 임상연구 중재치료의 안전성과 치료효과에 대한 윤리적, 경제적, 과학적 이유를 고려하기 위해서 실시하며, 축적된 데이터의 중간분석에서 나온 결과를 근거로 임상시험을 조기에 중지할지, 만약 중지한다면 언제 할지에 대한 결정을 하게 된다. 이런 결정은 일반적으로 DSMB와 같은 감독기관이 내린다. 임상시험 중지에 대한 판단은 p-값에만 기초를 두기보다는 약간의 임상적, 약간의 통계적, 약간의 규제적인 여러 다양한 이슈를 주의 깊게 고려해야 한다. 12장에서는 중간모니터링의 메커니즘과 이슈, 중지규칙과 함께 DSMB의 목적과 역할에 대해서 살펴본다. 또한 모니터링의 통계적 방법, 특히 순차적 모니터링의 여러 접근 방법을 다룬다.

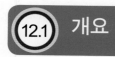
12.1 개요

국제조화회의(International Conference on Harmonisation, ICH E6)에 따르면 모니터링은 "임상시험의 과정을 감독하고, 임상시험이 연구 프로토콜, 표준작업절차(Standard Operating Procedure, SOP), 임상시험실시기준(Good Clinical Practice, GCP), 임상시험에 적용되는 규제 규정에 따라 실행, 기록, 보고되는지를 확인하는 행동"이라고 정의하고 있다. 또한 모니터링과 관련해서 ICH E6의 5.18.3장에는 다음과 같이 서술하고 있다.

"스폰서는 임상시험이 적절하게 모니터링된다는 것을 보장해야 한다. 스폰서는 모니터링의 적절한 범위와 성격을 결정해야 한다. 모니터링의 적절한 범위와 성격의 결정은 연구목적, 설계, 복잡성, 눈가림, 임상시험의 표본수, 결과변수 등의 고려 사항에 기초해야 한다. 일반적으로 임상시험 전후와 임상시험 진행 동안 내내 현지 모니터링이 필요하다."

정부규제기관 및 임상시험 관련 단체는 임상시험 전반에 걸쳐 피험자의 건강과 안전을 모니터하는 관리감독과 행정적 노력으로 임상시험을 관리감독하도록 요구하고 있다. 임상시험 연구에서의 모니터링은 다음과 같은 세 가지 관리감독위원회의 감독하에서 행해질 수 있다(Baigent, 2008; Buyse, 1999).

- 임상시험관리위원회(Trial Management Committee, TMC)

- 임상시험운영위원회(Trial Steering Committee, TSC)

- 데이터안전성모니터링위원회(Data Safety Monitoring Committee, DSMC)

이러한 모니터링 위원회의 형태, 구성, 그리고 책임은 임상시험의 단계에 따라 나누어 질 수 있다. 예를 들면 임상시험관리위원회(TMC)는 임상시험을 시작하기 전에 주로 관여하고, 임상시험운영위원회(TSC)는 주로 임상시험 진행 동안이나 임상시험 후 데이터 서술과 결과 보고에 자문을 제공하기 때문에 전략상 중요하다. 데이터안전성모니터링위원회(DSMC)는 전반적으로 데이터 수집 단계 동안 활발히 활동하며, 긴급상황 시 데이터를 검토하고, 안전성과 효율성을 근거로 연구를 중지할지 혹은 연구를 계속 진행할지를 결정하는 책임을 가지는 독립적 관리감독 위원회이다.

모니터링 방법으로는 중앙모니터링(centeral monitoring)과 현장모니터링(on-site monitoring)이 있다. 중앙모니터링의 장점은 거의 실시간으로 모든 현장의 상황이나 정보를 가진다는 점이다. 피험자 등록기준 고수, 프로토콜 변경, 주요 치료 효율성 결과변수, 안전성 추이 등의 과학적 측면과 약물저장 및 책임평가, 현장에서의 서류관리, 감사준비, 환자추적 스케줄 변경 등 절차에 관련된 업무를 일관성 있게 실행할 수 있게 한다. 중앙모니터링을 통해 데이터는 실시간으로 이용 가능하기 때문에 데이터에서 불일치 혹은 오류를 쉽게 추적할 수 있고, 이상치(Outliers)를 발견하는 프로그램의 사용도 가능하다. 또한 자동적이고, 실시간으로 모니터링하기 때문에 임상시험 집행에서 일어나는 이슈가 제기될 때 재빨리 그 원인과 시행 개선을 조사할 기회가 주어진다. 하지만 현장레벨, 환자레벨, 임상연구원 레벨에서의 훈련과 절차상의 공백에 대한 이해가 절실히 필요하다. 반면에 현장모니터링은 가장 쉽고, 안전한 모니터링 방법이다. 현장모니터링은 개념적으로는 장애가 그리 많지 않는 것처럼 보이지만 연구기간 동안 모든 현장에 많은 연구 스태프들이 현장에서 보내는 시간과 현장답사에 소모되는 비용 측면에서 경제적으로 효율적이지 못하다. 현장모니터링은 임상시험 연구자와 현장 직원들 사이에의 교류가 이상적으로 원활해야 하며, 원거리 현장의 경우에는 필요 이상의 많은 시간과 노력이 소모될 수 있다.

 12.2 중간모니터링

Interim Monitoring

12.2.1 중간모니터링의 역사(History of Interim Monitoring)

임상시험의 중간모니터링은 1960년대에 미국 국립보건원 NIH와 영국 의학연구회 MRC에 의해 실행된 몇몇 초기 다기관 임상시험에서부터 출발했다. 1959년부터 미국의 12개 대학이 공동으로 당뇨병의 경구치료제의 효과와 부작용 사례를 수집하기 시작한 전향적 연구인 University Group Diabetes Program(UGDP) 연구는 NIH가 스폰서하여 독립적 데이터안전성모니터링위원회(Data Safety Monitoring Board, DSMB)를 채택한 첫 임상시험 중 하나이다(Meinert, 1986). 또한 이 연구는 DSMB가 중간분석 결과를 근거로 치료집단 중 하나를 조기 종결하도록 추천한 첫 연구 중의 하나이기도 하다. 또 다른 사례는 1969년부터 1975년까지 3908명이 참여한 관상동맥약물 프로젝트(Coronary Drug Project)와 같은 임상시험도 독립적 DSMB를 이용하였다. 이러한 연구들을 계기로 순차적 중간모니터링에 대한 통계적 방법론 개발이 활발해졌다. 예를 들면 반복적 유의성 테스트 문제가 그 중의 하나이다. 이 문제는 기초적인 통계 테스트와 신뢰구간 계산으로는 연구결과가 왜곡된다는 것이 알려져서 문제 해결을 위한 다양한 통계학적 접근방법이 개발되어 왔다. 1978년에 NIH는 NIH가 재정 지원하는 모든 임상시험은 안전성 모니터링 절차를 반드시 사용할 것을 요구하고, 이 절차에 해당하는 가이드라인을 발표했다. 이어서 1988년에 미국 FDA는 중간분석을 계획하는 임상시험이 사용해야 하는 통계적 분석에서 고려해야 하는 이슈를 담은 가이드라인도 발간했다. 이 FDA의 가이드라인에 맞추어 제약회사협회(Pharmaceutical Manufacturers Association, PMA)도 1989년에 산업체 재정지원 임상시험에서 중간분석 이행에 관련되는 가이드라인을 발표했다. 이후 1997년에 국제조화회의는 임상시험에서 중간모니터링 이행을 추천하고, 그것에 필요한 통계적 원리에 관한 가이드라인을 발표하였다.

12.2.2 중간모니터링의 목적(Objectives of Interim Monitoring)

모니터링의 목적은 임상시험에 관련된 중재치료의 안전성과 효과에 대하여 다음과 같은 윤리적, 경제적, 과학적 이유를 고려하기 위함이다.

- 임상시험에 등록한 환자의 안전을 보호하기 위하여

- 가능한 한 빨리 임상시험을 종결하여 최선의 치료가 모든 사람에게 이용 가능하게 만들기 위하여

- 만일 치료가 효율적이거나 비효율적이라는 확실한 증거가 보여진다면, 연구를 조기 종결하여 연구비를 절감하기 위하여

또한 아래에 나열된 사항과 같은 특정한 목적을 성취하기 위하여 중간 모니터링을 실시하는 경우도 있다.

- 데이터 퀄리티 문제를 밝히기 위하여

- 더 많은 데이터의 필요성을 검토하기 위하여

- 현장 연구원의 연구 프로토콜 고수를 확인하기 위하여

- 피험자들이 배정된 치료를 고수하는지 확인하기 위하여

- 원하는 검정력 목표를 달성하기 위하여

- 피험자 모집, 측정된 변량과 관심 사건의 수를 확인하기 위하여

- 중재치료의 독성 및 후유증을 평가하기 위하여

- 연구 중에 있는 여러 약물용량 혹은 여러 약물들 중에 하나(혹은 소수)를 선택하거나 제의하기 위하여

- 표본수를 재평가하기 위하여

12.2.3 중간모니터링을 위한 메커니즘(Mechanism for Interim Monitoring)

임상시험 관리 측면에서 정부공공기관 스폰서와 제약회사 스폰서의 중간모니터링 메커니즘은 크게 차이가 있다. 예를 들면 미국 NIH가 스폰서한 임상시험에서는 모든 데이터가 매일 혹은 매주 임상시험 참여 의료기관에서 수집되어 데이터 관리 시스템으로 입력된다. 모든 데이터는 전산화된 편집 절차를 거쳐 에러가 발견되면 즉각 수정된다. 이런 전산화 과정의 장점은 모든 데이터가 분석과 검토를 위해 항상 이용될 수 있다는 점이다. 데이터안전성모니터링위원회(Data and Safety Monitoring Board, DSMB)는 치료 효율성과 효과의 집단 간 차이를 평가하기 위하여 6~12개월 주기로 데이터 분석을 검토하고, 임상시험의 전반적 이익 대비 위험률을 평가한다. DSMB는 임상시험의 포괄적인 분석을 근거로 해서 연구의 종결 혹은 계속 진행을 제안하고 결정할 수 있다. DSMB의 제안은 특정한 결과변수에서 나온 통계적 유의성에 기초한다기보다는 임상시험이 전체 연구목적에 부합하는가, 혹은 만일 원래 계획대로 임상시험을 계속 진행한다면 유의한 치료효과를 기대할 수 있는가 등에 근거를 두고 있다. DSMB 추천으로 변경된 첫 임상시험은 당뇨병 경구치료제 임상연구(University Group Diabetes Program, 1971)이다. 당시에는 정식적으로 중지규칙이 개발되지 않았으나, DSMB는 축적되고 있는 데이터의 분석을 검토하기 위하여 때때로 모여 회의를 했

다. 중간분석 결과를 근거로 DSMB는 위약집단과 비교하여 과도한 사망이 나타난 톨부타미드(tolbutamide) 치료를 종결하도록 추천하였다. 반면에 사망률에서 통계적으로 유의한 감소가 확실하게 나타나 연구 진행 중에 종결된 예로는 베타차단제 심장마비 임상시험(Beta-Blocker Heart Attack Trial)이 있다. 이 임상시험에서 알파소비함수(α-spending function. 12.4절 참조)의 개념이 소개되었고, 중지경계(stopping boundary)를 사용하였으므로 통계적 관심을 야기시켰다. 이 베타차단제 연구는 단일 결과변수가 있었기 때문에 조기 중단을 고려하기가 상대적으로 쉬웠으나, 이런 단일 결과변수를 가지는 임상시험은 더 이상 흔하지 않다. 예를 들면 하나의 제1결과변수와 다수의 제2결과변수를 가진 당뇨병관리 및 합병증 임상연구(Diabetes Control and Complications Trial, DCCT)가 있다. 이 임상시험은 중간모니터링에서 제1결과변수의 분석에서 중지경계를 넘어섰기 때문에 임상시험은 조기 종결되었다.

제약회사가 진행하는 임상시험의 모니터링은 안전성의 관리 측면에서 정부 공공기관 스폰서의 임상시험 모니터링과는 상당히 차이가 난다. 그 차이는 먼저, 데이터는 시기적절하게 입력되지 않는다는 점이다. 데이터 형태는 주기적으로 보통 몇 달에 한 번씩 모아지고 난 후에 데이터베이스 관리 시스템으로 입력되고, 어떤 경우에는 임상시험 끝날 무렵에 입력되는 경우도 있다. 또한 안전망 관리가 주로 임상시험 연구자에 의해서 제출된 유해사례 보고를 모니터하는 스폰서에 의해서 이루어진다.

12.2.4 중간모니터링의 이슈(Issues of Interim Monitoring)

임상시험의 조기 종결 여부에 대한 판단은 p-값에만 기초를 두기보다는 약간의 임상적, 약간의 통계적, 약간의 규제적인 다양한 이슈를 주의 깊게 고려한 다음 내린다.

중간모니터링에 있어서 첫 번째 이슈는 결과변수의 평가에 대한 고려이다. 그것은 단일 결과변수인가 혹은 복수 결과변수인가에 달려 있다. 모호성이 없는 가장 확실하며 유일한 예는 제1결과변수가 전체 사망률일 경우이다. 이 경우 외에 거의 모든 상황에서는 다수의 결과변수가 있는데, 그 결과변수의 중요성에 있어서 우선순위가 논란이 된다. 만일 임상시험에서 조기 종결로 이끌만한 결과변수의 중요성에 관해서 상이한 의견이 있다면, 이것은 곧 임상시험의 조기 종결 및 계속 진행 여부를 결정하는 데 상당한 영향을 미치고, 나아가 연구 그 자체를 위험에 빠뜨릴 것이다. 두 번째 이슈는 중재치료의 안전성과 독성 프로파일이 적절하게 평가되었는가에 대한 고려이다. 3상 임상시험은 약물의 잠재적 유해성을 평가하기 위하여 실행되며, 보통 다른 임상시험에 비해 더 많은 표본수와 더 긴 연구기간이 필요하다. 만일 임상시험이 조기 종결된다면 과연 이익 대비 위험률이 여전히 적절하게 평가될 것인지에 있다. 임상시험의 조기 중단 결정은 효율성 입증뿐만 아니라 안전성 프로파일의 적합성의 관점에서도 고려되어야 한다. 즉, 조기 중단은 임상시험에서 나온 증거 전체를 평가해서 결정해야 한다는 것이다. 이에 DSMB는 임상시험 결과가 효율성과 안전성을 입증하고 규제적 검토 과정에서 임상시험의 전반적 신뢰성을 다루어 임상시험의 조기 종결이 전체적 정확성에 영향을 끼치는지를 고려해야 한다는 것이다. ICH 가이드라인에 다음과 같이 기술되어 있다.

"연구제품의 효율성과 안전성을 지지하려는 대부분의 임상시험은 계획된 표본수 모집의 완전한 완료까지 진행되어야 한다. 임상시험은 윤리적인 이유 혹은 검정력이 더 이상 용인되지 않을 경우에만 조기에 종결되어야 한다."

 12.3 중지 규칙

Stopping Rules

임상시험에서 피험자의 안전성에 관한 논의는 중간 데이터 분석에서 나온 결과를 근거로 임상시험을 조기에 중지할지, 만약 중지한다면 언제 할지에 대한 질문을 제기한다. 이러한 논쟁은 윤리적인 측면과 과학적, 학문적 측면 사이에 피할 수 없는 갈등이다. 중지규칙(Stopping Rules)은 현재의 피험자와 미래의 피험자 모두가 위험에 노출되지 않도록 하기 위한 것이다. DSMB의 주요 책임 중 하나는 임상시험이 연구목적에 도달할 것인지를 결정하기 위해 프로토콜에 명시된 분석결과를 근거로 치료효과를 평가하는 것이다. 의학 통계학자들에게는 누적되는 데이터를 자주 검토하는 것이 통계적 유의성을 찾는 횟수가 증가할수록 허위양성 오류(1종 오류)의 기회가 증가한다는 것을 오래 전부터 인지하여 왔다(10장, 다중성 참조). 잦은 테스트가 임상시험 중지 계획과 결부될 때 허위양성 오류의 위험을 더욱 주의해야 한다. 그러므로 중지 계획과 중지 절차는, 임상시험 개시 전에 1종 오류율을 원하는 레벨로 유지하면서 정해진 시간에 중간분석을 실시할 수 있는 통계적 접근방식을 연구 프로토콜에 반드시 명시해야 한다.

　　DSMB는 연구팀이 중재치료의 비효율성을 근거로 조기 중단을 제안할 통계적 계획도 고려하기를 요구한다. 이것은 중간분석 결과에서 그 임상시험이 비록 계속 진행된다 하더라도 궁극적으로 중재치료의 효율성을 설명할 수 없다는 확률을 근거로 한 것이다. 이런 경우 DSMB는 그 임상시험이 연구목적을 달성할 수 없을 것으로 판단하여 피험자를 계속 모집/등록하고 추적할 근거가 없다는 이유로 조기 중단을 추천을 할 수 있다. 또한 피험자 등록률이 심각하게 저조하거나 피험자의 치료순응도가 지나치게 낮아 프로토콜에 명시된 치료효과를 발견하는 데 충분한 검정력이 없을 경우에도 DSMB는 임상시험의 조기 중지를 고려할 수 있다. 하지만 치료효과의 무익을 근거로 임상시험을 조기 중단하는 것은 허위음성의 결론을 내릴 가능성이 있다는 점에 특히 주의해야 한다. DSMB는 중재치료가 대조치료와 비교해서 과도한 위험을 일으킬 경우에도 조기 중단을 제안할 수 있다. 일반적으로 많은 부작용의 유형이 이전에 발표된 데이터에 비추어서 미리 생각될 수 없기에, 각 치료집단에서 관찰된 유해사례의 요약이 DSMB에 제공되어야 한다. 또한 DSMB는 유해사례의 위험을 감소시키기 위해, 연구대상자의 포함 기준을 변경하고, 약물용량을 바꾸고, 특정 유해사례의 위험에 있는 참여자를 발견할 수 있는 선별 절차를 시작하고, 동의서 양식을 변경하여 새로 발견된 위험을 현재 및 미래의 연구대상자에게 알리는 것 등과 같은 사항을 추천할 수 있다. 조기 중지에 따른 또 다른 중요한 사항은 치료약물 복용 중지 후에 안전성 데이터 수집을 위한 적합한 추적기간이다. 이 외에도 중재치료의 유의한 효율성 때문에 임상시험의 조기 중단하는 것은 치료약물의 안전성에 대한 데이터 수집의 기회를 놓친다는 것이다.

　　임상시험 조기 중단에 대하여 여러 가지의 다른 철학적 견해들이 존재한다. 특히 유럽연합에 있는 연구자들은 비록 결과변수가 긍정적이고 연구가 임상적으로 영향력을 가진다는 것만으로 연구가 조기에 중단되지 않아야 한다고 주장한다. 반면 미국에 있는 다른 연구자들은 미리 명시된 통계적 결과에 도달하고, 연구질문에 대한 답이 나왔다면, 연구는 중단되어야 한다고 주장한다. 임상시험 중단에 관한 이슈로 심장보호 연구(Heart Protection Study, 1999 & 2002)의 사례에서 중요한 질병사건과 사망결과 사이에 차이를 살펴볼 수 있다. 이 연구에서는 제1결과변수는 사망률이고, 심장마비와 비사망 심근경색이 제2결과변수였다. 총 5년의 연구기간 중 2년차의 중간분석에서 제2결과변수에서 유의한 차이가 있었지만, 제1결과변수인 사망률에서는 차이가 없었다. 제2결과변수에서 집단 간의 유의한 차이를 근거로 이 임상시험은 중단되어야 한다고 주장하는 사람도 있었지만(Migrino, 2003), 이 임상시험은 5년 동안 계속되었으며, 결국 모든 결과변수에서 유의한 차이를 보였다.

요약하면, 임상시험 모니터링의 실질적 이슈는 임상시험 이행의 변경, 프로토콜 변경, 임상시험 조기 종결이다. 임상시험은 연구 변경과 연구 중지를 충고하는 DSMB와 같은 독립적 집단을 이용하게 된다. 임상시험의 '중지'는 환자모집, 열등치료 집행, 환자 추적 등의 이유로, 연구 전체, 특정 치료집단, 혹은 특정 하위집단에 대해 임상시험을 중지할 수도 있다. 임상시험의 조기 종결의 이유는 많이 있지만 주로 다음과 같은 구체적인 이유가 있을 때 조기 종결한다.

- 중재치료가 확실하게 이로운 것으로 발견된다.
- 중재치료가 확실하게 이롭지 않은 것으로 발견된다.
- 연구가 계속되더라도 중재치료의 혜택(이익)을 보여줄 확률이 희박하다.
- 부작용/독성이 잠재적 혜택(이익)에 비추어 너무 심해서 치료를 계속할 수 없다.
- 피험자의 치료순응이 너무 낮아서 임상연구의 질문에 대답할 수 없다.
- 피험자 모집이 너무 느려서 연구를 계획된 기간 내에 완성할 확률이 희박하다.
- 확정적 정보가 다른 외부 연구에서 먼저 발표되어 이용할 수 있게 되었다.
- 연구의 과학적/학문적 질문이 더 이상 중요하지 않다.
- 데이터의 양질이 너무 나쁘다.
- 연구 수행에 필요한 자원이 더 이상 용이하지 않게 되었다.

다음의 임상시험들은 조기 중지된 임상시험의 대표적인 사례이다.

사례 **당뇨병 환자의 심장병 임상시험(ACCORD, 2008)**

대규모 당뇨병과 심장병 임상시험인 ACCORD(Action to Control Cardiovascular Risk in Diabetes) 연구는 집중적혈당 저하를 낮추는 것이 제2형 당뇨병 환자에게 심장병 발병위험을 감소시키는지를 결정하기 위하여 집중치료와 표준치료를 비교한 임상시험이다. 2008년에 미국 NIH는 ACCORD 연구에서 집중치료집단의 사망률이 증가하였기 때문에 안전성에 대한 염려로 연구를 18개월 조기 중단하도록 결정하고, 집중적혈당 저하집단에 속한 환자들은 표준치료를 받으며 연구는 계속되었다. ■

사례 AZT 약물치료 임상시험(Cooper, 1993)

HIV 치료제 AZT 약에 대한 AIDS 무병 생존기간 임상시험에서 최초 CD4 세포 수가 400 per cubic millimeter보다 높은 환자로 구성된 하위집단에게는 AZT 단약치료가 효율적인 것으로 나타났다. 그러나 최초 CD4 세포 수 400 이하의 환자에게는 AZT 단약치료는 효율적이지 못한 것으로 나타났으므로 이 환자집단에게는 AZT 투약은 중지되었다. ■

사례 당뇨병성 망막증 임상시험(ETDRS, 1991)

당뇨병성 망막증 임상시험(Early Treatment Diabetic Retinopathy Study)에서 중재치료가 기존 치료에 비해 시력감소의 가능성을 보여준 초기 추이를 근거로 중재치료를 선호하여 기존치료집단 피험자에게 중재치료를 하도록 제시하고 임상시험은 조기 종결되었다. ■

12.4 데이터안전성모니터링위원회
Data and Safety Monitoring Board, DSMB

임상시험 설계와 실행에 밀접하게 연관된 관계자 개인들은 임상시험 피험자에게 해로운 징후나 증상, 질병진행 관련 현상, 그리고 중간 데이터 검토에 있어서 완전히 객관적일 수 없다. 독립적 기구로서 DSMB는 1960년대에 설립되었으며, DSMB의 중점은 임상시험에서 피험자의 전반적 안전성을 유지하도록 관리감독하는 것이다. 근래에 DSMB의 이용이 증가하는 이유로는 다음과 같다.

- 사망률 혹은 주요 결과변수를 가진 제약회사 스폰서의 임상시험 수의 증가

- 편향된 결과 혹은 부정확한 결과로 이끌 수 있는 데이터 분석 문제에 대한 의과학계의 높아진 인식

- 다기관 임상시험에서 IRB의 역할만으로 임상시험 참여자의 안전성을 적절하게 모니터할 수 없다는 염려

DSMB 멤버들은 미리 정해진 일정한 시간 간격으로 수집된 데이터를 검토하고, 중재치료의 명확한 이익이나 해로움이 일어나는지를 결정하기 위하여 치료 간 결과변수의 차이를 검토한다. 또한 DSMB 멤버들은 유해사례의 개별 보고를 검토하고 그 빈도와 유해사례 유형 및 심각한 유해사례(Serious Adverse Events, SAEs) 등을 검토한다. 프로토콜에 미리 계획되고 명시된 통계적 분석방법을 사용하여 중재치료의 이익 혹은 해로움이 연구집단 사이에 유의한 차이가 관찰되었을 때, 혹은 연구집단 중의 하나가 과도한 유해사례가 있을 때 임상시험의 중지를 결정한다.

12.4.1 DSMB의 목적(Purpose of DSMB)

임상시험을 관리감독하는 독립적 데이터안전성모니터링위원회(DSMB)의 주요 목적은 임상시험에서 생겨난 데이터의 독립적 분석을 통하여 연구 참여 환자를 보호하는 것이다. DSMB는 데이터가 누적될 때 통합 데이터를 검토할 수 있고, 임상시험 동안의 유의한 이슈나 추이를 확인하고, 연구의 조기 종료를 추천하거나 프로토콜 변경을 요구할 수 있다. 그러므로 DSMB의 주요 책임은 임상시험 프로토콜의 검토와 진행 중인 연구활동의 검토이며, 이는 곧 데이터의 품질과 안정성 검토, 프로토콜 고수 검토, 참여환자 모집과 모집된 환자 유지의 적합성 검토, 유해사례 검토 등을 포함하고, 임상시험의 연속, 변경 혹은 연구결과의 결론에 대하여 연구책임자에게 추천하는 것 등을 포함한다. DSMB는 안전성과 효율성에 대해 데이터를 검토하여 중간모니터링의 결과로 만약 임상시험을 수정하거나 혹은 중지해야 한다고 판단된다면 현재의 피험자와 미래의 임상시험 대상자 모두에게 적용하도록 한다. 또한 DSMB는 연구 스폰서로부터 독립적이기 때문에 임상시험의 신뢰성을 보호하고, 연구 데이터의 중간검토를 실행함으로써 연구결과의 타당성을 보장한다.

DSMB는 피험자 추적기간 동안 누적된 안전성 데이터를 모니터하기 위하여 연 1~2회 정기적으로 직접 혹은 화상회의로 임상시험 책임자(들)와 만난다. 일반적으로 DSMB의 누적된 안전성 데이터 검토 시간은 그 간격이 첫 번째 참여자가 임상시험에 등록한 후 1년을 넘지 않아야 한다. DSMB는 연구 프로토콜에 따라서 모니터링한다. 만일 DSMB가 임상시험 과정 동안 가이드라인의 수정이 필요하다고 결정하지 않는 한, 최초 미팅에서 세워진 운영 절차에 명시된 가이드라인에 따라 그 연구는 모니터링된다. DSMB로부터 승인 받은 경우를 제외하고는 연구자는 참여자 등록, 관리와 평가에 영향을 끼칠지도 모르기 때문에 중간모니터링에도 눈가림을 유지하는 것이 중요하다. DSMB는 첫 미팅에서 DSMB 멤버들도 눈가림할 것인지의 여부를 결정한다. 만일 DSMB가 눈가림하기로 결정한다면, DSMB 멤버 중에 한 사람(가능한 한 임상의사)을 정해서 치료배정을 알도록 한다. 그 지정된 멤버는 치료집단 사이에 유해사례의 불균형이 일정 수준을 넘어선다면 다른 DSMB 멤버들에게도 치료집단의 배정을 공개할지를 결정한다. 모든 임상시험은 안전성 모니터링 계획이 필요하지만, 모든 임상시험이 모니터링을 이행하기 위해서 외부 정식 위원회가 요구되는 것은 아니다. DSMB가 필요한지를 결정하는 요인은 우선적으로 안정성, 실천성, 과학적 타당성에 관련된다. 이러한 기준은 모든 3상 임상시험에 대해서는 DSMB가 설립되어야 하고, 1, 2상 임상시험에 대해서는 안전성 모니터링 계획이 있어야 한다는 정부규제기관의 요구에 기초하여 DSMB를 설립 여부를 결정한다. 일반적으로 오직 질병의 징후 혹은 증상만을 결과변수로 하는 임상시험이나 단기 임상시험은 DSMB 설립을 요구하지 않는다.

12.4.2 DSMB의 주요 역할과 업무(Roles & Activities of DSMB)

DSMB는 임상시험의 주요 목적과 관심에 대해서 서술한 연구 프로토콜을 주의 깊게 검토해야 한다. 임상시험 동안에 DSMB는 안전성, 연구활동, 임상시험의 학문적 타당성과 진정성을 평가하기 위하여 누적 데이터를 검토하게 된다. 따라서 DSMB 멤버의 검토를 위해서 제출된 데이터의 시기 적절성, 완성도, 정확성이 피험자의 안전성과 복지를 평가하는 데 적절해야 한다. DSMB는 연구의 전반적 운영과 집행에 필요하다면 그 외에 다른 관련된 이슈도 고려하여 평가해야 한다.

DSMB에 의해서 주로 검토되는 항목은 다음과 같다.

- 임상시험 연구에 관련된 유해사례의 증거를 수집한 중간/누적 데이터

- 미리 설정된 통계적 가이드라인에 따른 치료효과와 효율성의 증거를 위한 중간/누적 데이터

- 데이터의 품질, 연구시기의 적절성과 완성도

- 다기관 임상시험에서 개별 센터/기관의 임상시험 수행 및 활동

- 여성과 소수자 참여와 관련하여 참여자 모집과 임상시험 유지를 위한 피험자들의

치료순응 적절성

- 연구 프로토콜의 고수

- 임상시험 데이터의 연구결과 혹은 기밀보호 누설(연구계획서 파기, 배정을 드러내는것)에 영향을 주는 요인들

- 피험자의 안전성 혹은 연구윤리에 영향을 줄 수 있는 학문적 혹은 치료적 개발과 같은 외적 요인들

DSMB는 중간모니터링에서 임상연구가 변경 없이 계속되어야 하는지, 수정되어야 하는지, 혹은 종결되어야 하는지를 추천을 해야 한다. 연구설계와 이행의 변경에 관해서는 다음과 같은 추천을 할 수 있다.

- 안전성 데이터의 검토를 기초로 연구 프로토콜의 수정: 참여자의 안전성, 부적절한 연구 수행 혹은 환자 모집률에 관한 심각한 우려로 연구 전체 혹은 연구의 특정집단에 대해 중단 혹은 조기 종결

- 연구목적이 미리 설정된 통계 가이드라인에 따라 얻어졌기 때문에 연구 전체 혹은 연구의 특정집단에 대해 중단 혹은 조기 종결

- 주요 연구결과의 유병률이 기대된 것보다 심각하게 낮은지를 결정할 때 임상시험 참여기관의 수의 증가하거나 혹은 추천 모집기간 연장의 추천

- 임상시험 실행에 있어서 불만족스럽거나 의심스러워 보이는 연구센터나 연구기관에 대해서 수정 조치 및 요구

DSMB의 모든 검토와 심의 단계 동안의 비밀보호는 언제나 유지되어야 한다. 보통 DSMB 의결 멤버는 데이터의 중간분석 결과에 접근할 수 있는 권한을 가지는 반면 그 결과에 대해서 비밀보호를 유지해야 한다.

12.4.3 DSMB의 멤버십(Membership in DSMB)

DSMB의 멤버는 임상시험에서 나온 데이터를 해석하고, 참여자의 안전을 평가하는 데 충분한 지식과 의학적 전문성을 갖추고 있어야 한다. DSMB 멤버 수는 임상시험 단계, 의학적 이슈의 범위, 설계와 분석의 복잡성, 잠재적 위험 수준 등에 따라 다르지만, 일반적으로 8~10명으로 구성된다. 이 멤버들은 질병/연구될 환자 대상자의 임상적 측면에서 임상전문가들, 의학통계학자, 역학자, 해당 임상시험의 실행과 방법론에서 전문성을 지닌 연구자 등을 포함하게 된다. 이 중 한 명이 DSMB 의장으로 지정되는데, 일반적으로 임상의사가 의장이 된다. 간혹 추가 전문지식이 필요하다면, 임시적으로 관련 전문가들이 무의결권 멤버로 초빙될 수도 있다. 연구대상자와 중재치료의 성격에 따라서 특정한 임상시험은 의료윤리학자나 지역사회 대표가 DSMB 멤버로 포함되기도 한다.

그 어떤 형태의 이해 상충도 피하기 위하여, DSMB 멤버는 해당 연구에 포함되지 않아야 하고, 연구결과에 기득권을 가지지 않아야 하며, 연구결과에 의해 영향받을 것 같은 상업기관과는 재정적 연계를 가지고 있지 않는 것이 대단히 중요하다. DSMB의 한 멤버가 다른 멤버가 잠재적 이해 상충을 가진다는 것을 감지하는 경우에 그 멤버는 이 이슈를 DSMB 모든 멤버들에게 제기하여 공개적 토론을 통해 해결하도록 해야 한다. 그 일환으로 DSMB 멤버는 매년 이해 상충 공개 서류를 작성해야 하고, 기밀보호 서약서에 서명한다. 상세한 DSMB 가이드라인은 NIH 웹사이트에서 찾을 수 있다(http://www.ninds.nih.gov/research/clinical_research/policies/data_safety_monitoring.htm).

12.5 모니터링의 통계적 접근방법
Statistical Methods of Monitoring

12.5.1 개요(Overview)

　반응(결과)변수의 통계적 모니터링은 모든 연구 참여자가 모집되기 이전에 중재치료의 효과를 평가하는 '중간분석(Interim Analysis)'에 대한 계획을 연구 프로토콜에 명시하게 된다. 통계적 모니터링은 중간분석에서 똑같은 가설을 다중 테스트하게 되므로 전체 오류율이 조정되어야 한다는 것은 이미 알려져 있다(10장 참조). 이때 고정된 유의수준을 사용하면 귀무가설을 부정확하게 기각하는 오류는 중간분석의 횟수에 따라 증가한다.

　중간모니터링에 대한 두 가지 접근이 있다. 프리퀀티스트(Frequentist) 방법과 베이지안(Bayesian) 방법이 대표적이다. 실제 상황에서 가장 널리 응용되고 있는 프리퀀티스트 접근방법은 고정된 표본수로 현재의 증거(데이터)만을 사용하는 것으로 고전 순차적 방법, 집단 순차적 방법, 알파소비함수, 반복 신뢰구간 등의 방법을 사용한다. 반면 베이지안 접근방법은 치료효과 차이에 대한 선험적 분포를 선택한다. 임상시험에서 나온 중간 데이터는 치료효과 차이를 측정하는 데 사용되고, 베이즈 규칙이 선험분포와 연구 데이터를 결합하여 사후분포로 사용된다. 사후확률은 임상시험 중지 혹은 추가 데이터 수집이 필요한지를 결정하기 위해 사용된다. 만일 사후분포가 한 방향에서 너무 멀리 이동한다면 치료효과가 한 영역에 있을 확률은 높고, 추론은 그 치료를 선호(혹은 비선호)하는 것으로 결정된다. 만일 사후분포가 보다 중앙에 있다면 그 어떤 치료도 선호되지 않는다는 추론으로 추가적인 데이터 수집이 필요하는 것이다. 하지만 통상적으로 선험분포는 미리 알 수 없기 때문에 명시하기 어렵다. 또한 다른 연구자는 또 다른 선험분포를 명시할 수 있기 때문에 선험분포에 대한 비일관성의 이유로 베이지안 방법은 의학 및 보건 분야의 연구에서는 널리 사용되지 않고 있다.

　임상시험이 만일 중간분석의 결과에서 한 치료집단이 다른 치료집단에 비교하여 치료효과가 우월하다면, 중지 결정의 책임을 가진 DSMB가 임상시험 중지 여부의 결정을 내린다. 초창기의 통계학적 접근방법으로 반복 유의성 테스트 플랜은 포콕(Pocock), 오브리엔-플레밍(O'Brien-Fleming), 스러드-웨이(Slud-Wei) 등의 집단 순차적 절차가 적용되었고, 랜-드멧의 소비함수(Lan-DeMets spending functions)와 랜-사이먼-핼퍼린의 추계적 삭감 절차(Lan,

Simon and Halperin stochastic curtailment procedures)로 발전되었다. 이러한 방법들은 현재 많은 중간분석의 통계 절차에서 응용되고 있다. 집단 순차적 모니터링의 통계적 측면은 Jennison(2000), Proschan(2006), Ellenberg(2003), Herson(2009)의 저서에 자세히 묘사하고 있다.

12.5절에서 사용될 주요 용어를 미리 간략하게 정의해 보자.

집단 순차적 테스트(Group sequential test)

매번 새로운 관측개체(피험자)가 있을 때마다 분석하는 완전한 순차적 테스트(fully sequential test)와는 반대로, 집단 순차적 테스트의 핵심적 특징은 누적 데이터가 일정한 시간적 간격을 두고 분석된다.

오류-팽창(Error-inflation)

1종 오류 $\alpha = 0.05$를 가지는 전형적 단식(single-stage) 임상시험에서는 만일 통계치 $Z > 1.96$이면, 귀무가설 H_0은 기각될 것이다. 총 K 횟수의 분석을 가진 순차적 테스트에 대해서 k번째 분석에서의 임계값 $Z_k (k=1,2, ..., K)$가 충분히 크다면 임상연구는 귀무가설 H_0의 기각과 함께 중지된다. 이런 데이터에서 다중 테스트는 α를 훨씬 넘는 1종 오류로 이어질 것이다. 사실상 $K=5$에 대하여 실제 α 레벨은 0.142가 되고 개별 분석 각각에 적용된 0.05 오류의 3배이다.

중지경계(Stopping boundary)

중지경계는 임상시험을 중간에 중지할지 혹은 계속할지를 결정하기 위하여 실제 데이터에서 계산된 통계치와 비교되는 일련의 임계값(critical values, 기각값)으로 구성된다.

경계 척도(Boundary scales)

중지경계를 설정하는 데 많은 다양한 척도가 사용될 수 있다. 흔히 사용되는 4가지 척도는 표준화된 Z-통계치, 표본-평균 척도, 오류-소비 척도, 그리고 합계-평균 척도이다. 이런 것들은 어떤 두 척도 사이에 변형이 가능하다는 의미에서 원칙적으로 동등하다. 표본-평균 척도와 오류-소비 척도가 가장 직관적인 해석을 가진다.

인포메이션 부분(information fraction)

중간분석에 의해 완성되는 임상시험의 부분을 측정하기 위하여 인포메이션 시간 (information time)을 사용하는 것이다. 이 인포메이션 시간은 인포메이션 부분(information fraction)이라고도 불린다.

12.5.2 고전 순차적 모니터링(Classical Sequential Monitoring)

고전 순차적 모니터링(Classical Sequential Monitoring)은 초창기 순차적 모니터링의 통계학적 접근방법이다. 임상시험 동안 누적된 데이터의 통계량을 경계값(boundary values)에 반복적으로 비교함으로써 중재치료가 더 낫다고 결론 내리든지, 대조치료가 더 낫다고 결론 내리든지, 혹은 임상시험을 계속 진행할지를 결정한다. 경계값은 [그림 12.1]에서 명시된 것과 같이 1종과 2종 오류율을 정하기 위하여 사용된다. 분석 단위가 매치드-페어(matched-pair)인 데이터의 경우 고전 순차적 모니터링 방법은 각 페어의 결과변수가 수집될 때마다 분석하며 연속적으로 모니터링하게 된다. 이것은 개념적으로는 단순하여 대부분의 임상 의학자가 쉽게 사용할 수 있고 해석할 수 있다. 하지만 각 페어의 결과가 나올 때마다 데이터를 분석하는 것은 실행 가능하지도 않고, 경우에 따라 그럴 필요도 없다. 또한 피험자의 적절한 매치를 구할 수 없을 수도 있고, 결과변수(사건율)의 측정값이 경계선을 터치하지 않아서 임상시험이 끝나지 않고 계속 진행될 가능성도 있다. 초창기 순차적 모니터링에서는 임상시험의 종료 시기가 미리 결정되지 않은 '개방(open)' 형태로 시작하였지만, 후에는 종결 시기를 미리 정하여 연구기간을 확정하는 '폐쇄(closed)' 형태도 제안되었다.

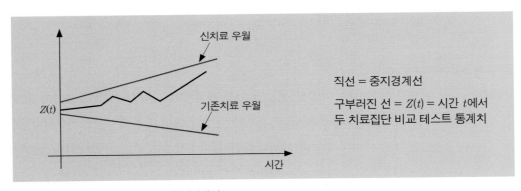

[그림 12.1] 고전 순차적 모니터링의 중지경계선

12.5.3 집단 순차적 모니터링(Group Sequential Monitoring)

임상시험의 설계는 보통 단일 테스트 절차에 사용한 1종과 2종 오류율을 가지고서, 유의한 치료효과의 차이를 발견하기 위해 필요한 환자수를 결정하면서 시작한다(7장, 표본수 계산 참조). 반면에 순차적 모니터링은 미리 명시된 중간분석 횟수 K에 따라 실행된다(총 표본수 $N = 2nK$. 여기서 $2n$은 각 중간분석 시 축적되는 피험자 수이고, K는 임상시험 기간 동안 중간분석 횟수라고 가정하자). 예를 들어 두 치료집단 비교 임상시험에서 첫 $2n(n = 집단당 피험자 수)$ 피험자에서 나온 결과변수가 축적되어 통계치를 계산하는 경우를 생각해 보자. 그 다음 $2n$의 환자에서 나온 결과변수가 축적되어 분석할 때에, 누적된 총 환자수 $4n$의 데이터를 사용하여 통계치는 재계산된다. 순차적으로 들어온 피험자의 K 횟수까지 누적된 데이터를 사용하여 계속해서 통계치는 재계산된다.

Z_i을 시작부터 i 중간분석까지에서 나온 통합 데이터를 분석하여 얻은 테스트 통계치라고 하자. 귀무가설 H_0하에서 $Z_i \sim N(0,1)$이라고 가정하고, 수집된 데이터에서 나온 관측된 통계량 Z_i을 하단과 상단 중지경계 (Z_{il}, Z_{iu})와 비교한다. i번째 분석에서 만일 $Z_i < Z_{il}$ 혹은 $Z_i > Z_{iu}$이면, 귀무가설 H_0은 기각되고 연구는 중지된다. 그렇지 않다면 임상시험은 다음 $(i+1)$ 중간분석까지 계속되고 통계치 Z_{i+1}가 재계산된다. 마지막 분석단계 K에서 총데이터를 이용하여 관측된 통계치 Z_K에 대해서 만일 $Z_{Kl} < Z_K < Z_{Ku}$이면 귀무가설 H_0을 기각하는 데 실패한다(그림 12.2).

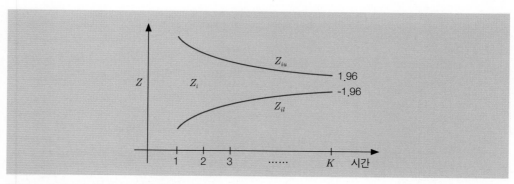

[그림 12.2] 집단 순차적 모니터링의 중지경계선

집단 순차적 방법은 데이터가 연속적으로 테스트되지 않고, 또한 페어를 만들 필요가 없다는 장점이 있다. 이 방법은 생존기간 결과변수 혹은 반복측정에도 확장되어 사용될 수 있다. 생존시간 결과변수의 임상시험에는 로그-랭크 통계량을 사용하며, 보통 집단 간 동일 표본수보다는 동일 사건수를 사용하게 된다. 표본수가 클 때, 로그-랭크 통계치는 정규근사를 허용하기 때문에 위의 경계값(Z_{il}, Z_{iu})을 사용할 수 있다. 집단 순차적 방법은 중간분석 횟수 내지 중간분석의 시간을 미리 명시해야 하고, 각 중간분석에서 똑같은 피험자 수, 혹은 똑같은 중간분석 기간이 필요하여, 균등 분할된다는 것을 가정한다. 집단 순차적 경계값을 결정하는 방법으로는 포콕 방법(Pocock method)과 오브리엔-플레밍 방법(O'Brien-Fleming method)이 대표적이다.

1) 포콕 방법(Pocock Method)

집단 순차적 모니터링을 위한 경계값으로 여러 대칭적 경계함수($Z_{iu} = | - Z_{il}|$)가 제안되었다. 이러한 경계값들은 전체 1종 오류 α를 유지하기 위하여 만들어진다.

포콕(1977)이 제안한 방법의 기본 원리는 다음과 같다.

모든 i에 대하여, $Z_i = Z^*$

○○○ 예제

만일 $K=5$이고, $\alpha = 0.05$(양방향)이라면, $Z^* = 2.4$를 얻게 된다. 여기서 Z^*값은 포콕이 그의 논문에서 수치적분(numerical integration) 방법을 이용하여 구했다(Popock, 1977). ■

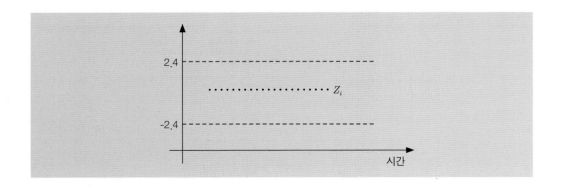

이 포콕 방법은 모든 중간분석에 고정된 경계값 Z^*를 사용하므로(위의 예에서는 $Z^* = 2.4$) 이행하기 쉽다. 하지만 연구자는 임상시험의 초기 분석에는 상대적으로 적은 표본수를 가지고 분석하기 때문에 더욱 보수적이기를 원하지만 포콕의 경계값은 보수적이지 못하다.

또한 포콕 방법은 임상시험의 마지막 분석에서 데이터가 완성된 무렵의 최종 테스트는 너무 보수적인 면이 있다.

2) 오브리엔-플레밍 방법(O'Brien-Fleming Method)

오브리엔-플레밍(1979) 방법은 중간분석의 i에 대하여,

$$Z_i = Z^* \sqrt{\frac{K}{i}}$$

여기서 Z^*는 명시된 전체 1종 오류 α- 레벨을 달성하기 위해서 결정된다.

●●○ 예제

만일 K=5이고, $\alpha = 0.05$(양방향)이라면, $Z^* = 2.04$를 얻게 된다.

$$\text{따라서} \quad Z_{1u} = 2.04 * \sqrt{\frac{5}{1}} = 4.56$$

$$Z_{2u} = 2.04 * \sqrt{\frac{5}{2}} = 3.23$$

$$Z_{3u} = 2.04 * \sqrt{\frac{5}{3}} = 2.63$$

$$Z_{4u} = 2.04 * \sqrt{\frac{5}{4}} = 2.28$$

$$Z_{5u} = 2.04 * \sqrt{\frac{5}{5}} = 2.04$$

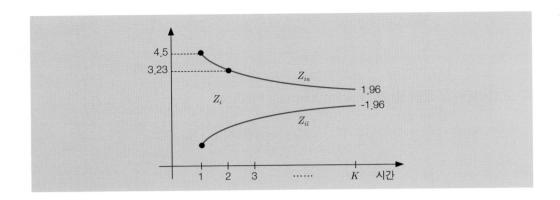

오브리엔-플레밍 방법은 초기 시기의 중간분석에서는 포콕 방법보다 더욱 보수적이며, 최종 테스트에서의 기각값은 단일 테스트가 실행될 경우와 거의 같다.

12.5.4 융통적 집단 순차적 모니터링(Flexible Group Sequential Method, Lan-Demet)

집단 순차적 모니터링의 초기 방법으로 포콕 방법과 오브리엔-플레밍 접근방법은 중간 분석이 시간 간격 측면에서 혹은 표본수 측면에서 균등 분할된다는 것을 가정하고, 그 중간분 석의 횟수는 연구 프로토콜에 미리 명시한다. 중간분석 횟수는 매번의 중간분석 검토에서 유의수준을 조정하는 데 사용하게 되는데, 랜-드멧(Lan-DeMets, 1983)은 그 횟수와 시간 에 있어서 보다 융통성을 주는 방법을 제안했다. 즉 중간분석의 수, 각 분석당 환자수 혹은 사건의 수를 미리 명시하지 않고, 대신에 임상시험에서 총 표본수와 '알파소비함수(alpha-spending function)'만을 명시한다.

1) 알파소비 방법(α-Spending Approach)

(1) 인포메이션 부분(Information fraction)과 α-소비함수(α-Spending Function)

임상시험에서 최대 N 피험자 수를 계획한다고 가정하자. 만일 k번째 중간분석에서 n 피험 자의 결과변수가 이용 가능하다면, 인포메이션 부분 τ는 $\tau = \dfrac{n}{N}$으로 정의되며, 전체 정 보에 대한 현재 이용 가능한 정보의 비율이다. 만일 결과변수가 생존시간이고, 그 생존분 석 연구는 임상시험이 종결될 때 D 사건이 일어날 것으로 추정한다고 하자. 만일 k번째 중 간분석에서 $d\,(\le D)$ 사건이 관찰된다면 인포메이션 부분 τ는 $\tau = \dfrac{d}{D}$가 된다.

(2) α-소비함수(α-Spending Function)

α-소비함수는 주어진 인포메이션의 부분에 전체 α를 얼마만큼 '소비(spent)'할 수 있는가를 결정한다.

아래 [그림 12.3]에서처럼 α-소비함수를 $\alpha^*(\tau)$로 표시하자. 이것은 τ의 비감소 함수 (non-decreasing function)이며, $\alpha^*(0) = 0$과 $\alpha^*(1) = \alpha$이다.

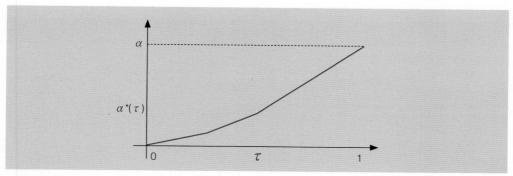

[그림 12.3] α-소비함수(α-Spending Function)

만일 k번째 중간분석이 '인포메이션 시간' τ에서 실행된다면, 다음과 같은 일방향 테스트를 가진다.

$$P(Z_1 > b_1 \text{ 혹은 } Z_2 > b_2 \text{ 혹은 } \cdots \text{ 혹은 } Z_k > b_k \mid H_0) = \alpha^*(\tau)$$

여기서 Z는 테스트 통계치이고 b는 중지경계이며, 다음 사항을 주지할 수 있다.

- α-소비함수 $\alpha^*(\tau)$는 인포메이션 부분 τ까지의 누적 오류값이다.
- $\alpha^*(\tau)$는 첫 번째 중간분석 경우를 제외하고는 주어진 테스트에 대한 중지 기준을 표시하는 것이 아니다.
- 임상시험의 중지 기준은 경계값들에 의해서 제공되며, 이 경계값을 구하는 데에는 많은 계산이 필요하다.

2) 순차적 모니터링과 α-소비함수

포콕 방법과 오브리엔-플레밍 방법 등의 순차적 모니터링에 대응하는 α-소비함수를 찾을 수 있다. 이때 α-소비함수의 명시는 중지경계의 모양을 결정하는 데 도움이 된다. 포콕과 오브리엔-플레밍의 모양과 비슷한 경계가 사용되거나 혹은 다른 것들도 사용될 수 있다. 대표적 순차적 모니터링에 대응하는 α-소비함수는 다음과 같다.

α-소비함수	순차적 모니터링
$a_1{}^*(\tau) = 2 - 2\left\{\Phi\left(\dfrac{z_{\alpha/2}}{\tau^{0.5}}\right)\right\}$	오브리엔-플레밍
$a_2{}^*(\tau) = \alpha \ln\{1 + (e-1)\tau\}$	포콕
$a_3{}^*(\tau) = \alpha\,\tau^{\theta}$ for $\theta > 0$	$\theta = 1, 2, 0.5, \cdots$

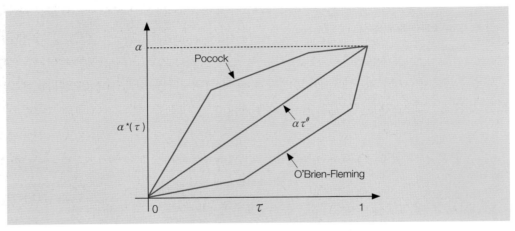

[그림 12.4] 순차적 모니터링 방법과 대응 α-소비함수

○○○ 예제

두 약물의 치료효과를 비교하는 무작위 대조 임상시험을 설계하려고 한다. 대조집단의 치료효과는 40%로 추정된다. 5%의 1종 오류와 80%의 검정력으로 두 집단 간 20%의 치료효과 차이를 발견하기 위하여 치료집단당 135명의 표본수가 필요한 것으로 계산되었다. 이항 결과변수의 변량 계산 ($\sigma^2 = p_1(1-p_1) + p_2(1-p_2)$)에서 측정된 변량은 0.48이지만, 다소 보수적으로 변량을 0.50으로 가정한다.

연구기간 3년 동안 총 3번의 중간분석을 이행할 예정으로 중간분석 사이에 환자수는 135/3=45명으로 한다.

이 예제로 다음 3가지 접근방법으로 각 중간분석의 단계에 따라 배분된 1종 오류값(색칠 부분)의 변화를 각각 살펴보자.

(i) α의 조건부 분배(Conditional Partitioning of α)

(ii) 포콕 방법(Pocock Method)

(iii) 오브리엔-플레밍 방법(O'Brien-Flaming Method)

[표] 3단계 임상시험의 설계 양상: α의 조건부 분배(Peace, 2011)

분석단계	N_i*	변량**	$\alpha^@$	$\alpha^\#$	$C_i/\sigma_i^\$$	C_i
1	45	0.5/45	0.020	0.0200	2.054	0.2165
2	90	0.5/90	0.020	0.0278	1.914	0.1427
3	135	0.5/135	0.010	0.0221	2.012	0.1224
총 집단순차	135		0.050	0.0699		
고정된 수	135	0.5/135	0.050	0.050	1.645	0.100

* N_i는 각 분석 단계에서 각 집단의 계획된 치료 환자의 수이다.
** 변량(Variance) = 0.5/ N_i, 모집단 인구에서 참 반응비율이 0.5일 때.
@: 각 단계에 배정된 조건부 1종 오류(0.02, 0.02, 0.01)
#: 각 단계에서의 명목 1종 오류(nominal type I error)
$: 표준화된 정규편차

[표] 3단계 임상시험의 설계 양상: 포콕 방법(Peace, 2011)

분석단계	N_i*	변량**	$\alpha^@$	$C_i/\sigma_i^\#$	C_i
1	45	0.5/45	0.0221	2.012	0.2100
2	90	0.5/90	0.0221	2.012	0.1500
3	135	0.5/135	0.0221	2.012	0.1224
총 집단순차	135		0.0663		
고정된 수	135	0.5/135	0.0500	1.645	0.1000

* N_i는 각 분석 단계에서 각 집단의 계획된 치료 환자의 수이다.
** 변량(Variance) = 0.5/ N_i, 평범한 참조된 인구에서 참 반응비율이 0.5일 때.
@: 각 단계에서의 명목 1종 오류(nominal type I error)
#: 표준화된 정규편차

분석단계	N_i*	변량**	$\alpha^@$	$C_i^2/\sigma_i^{2\#}$	C_i
1	45	0.5/45	0.0016	8.721	0.3113
2	90	0.5/90	0.0184	4.361	0.1556
3	135	0.5/135	0.0441	2.907	0.1038
총 집단순차	135		0.0641		
고정된 수	135	0.5/135	0.050	2.706	0.1000

* N_i는 각 분석 단계에서 각 집단의 계획된 치료 환자의 수이다.
** 변량(Variance) = 0.5/ N_i, 평범한 참조된 인구에서 참 반응비율이 0.5일 때.
@: 각 단계에서의 명목 1종 오류(nominal type I error)
#: 표준화된 정규편차의 제곱 = 자유도 1을 가진 카이제곱통계량

여기서 C_i는 임상시험이 통계적 중지규칙을 만족하기 위해 필수적인 반응비율(response rate)에 있어서 최소 차이를 반영한다. 임상시험에서 중간분석 절차를 포함시키는 것은 검정력에 약간 페널티(penalty)를 준다. 오브리엔-플레밍 절차는 임상시험이 진행되는 동안 축적된 데이터의 중간분석을 허용하면서도 데이터의 양이 누적될 때 더 큰 알파를 소비한다. 또한 임상시험 종료 시 마지막 분석에서는 1종 오류를 유지하기 때문에 오브리엔-플레밍의 조기 종결 절차는 일반적으로 합리적이다.

3) 랜-디멧 방법(Lan-DeMets Method)

두 집단(A & B) 간에 연속 반응변수의 평균을 비교하는 임상시험 계획을 한다고 가정하자. 테스트 가설은 다음과 같다.

$$H_0: \mu_A = \mu_B \quad \text{vs} \quad H_1: \mu_A \neq \mu_B$$

각 집단당 100명으로 최대한 총 200명의 표본수를 계획하며, 오브리엔-플레밍 순차적 모니터링을 사용하여 대칭 양방향의 0.05 유의수준을 가지고서 랜-디멧 접근방법을 사용하기로 미리 결정했다고 가정하자. 나아가 피험자가 50명, 150명, 그리고 200의 결과변수가 수집되었을 때 중간분석을 실행한다고 가정하자. 오브리엔-플레밍 순차적 모니터링 방법에 대응하는 알파소비함수는 12.5.3.2에서의 $a_1^*(\tau)$이다.

첫 번째 중간분석을 위하여 총 50명(집단당 25명)의 결과변수를 가지며, 동등한 변량과 정규근사를 가정하면서 테스트 통계치 Z는 아래와 같이 얻어진다.

$$Z_1 = \frac{\overline{y_A} - \overline{y_B}}{\sqrt{2\sigma^2 / 25}}$$

50명의 피험자수를 가진 첫 번째 중간분석에서 총 인포메이션의 비율은 50/200 = 0.25 이다. 첫 번째 중간분석에서 잘못으로 임상시험을 중지하는 1종 오류는 다음의 알파소비함수에서 얻어진다.

$$\alpha^*(0.25) = 2 - 2\,\Phi\left(\frac{z_{\alpha/2}}{\sqrt{0.25}}\right) < 0.0001$$

테스트 통계치에 대한 상단과 하단 경계는 $\pm b_1 = 4.33$이다. 만일 위의 50명 표본으로부터 얻은 통계치 Z_1과 b_1을 비교해서 $|Z_1| > b_1$이면, 임상시험은 중지되고, 그렇지 않으면 임상시험은 계속된다.

만일 첫 번째 중간분석에서 귀무가설이 기각되지 않아 연구가 계속 진행된다고 하자. 가령 두 번째 중간분석에서 총 150명(집단당 75명)의 반응/결과변수를 가진다고 가정하자. 이 경우 테스트 통계치 Z_2는 다음과 같다.

$$Z_2 = \frac{\overline{y_A} - \overline{y_B}}{\sqrt{2\sigma^2 / 75}}$$

피험자수 150명을 가진 두 번째 중간분석에서 전체 인포메이션의 비율은 150/200 = 0.75 이다. 첫 번째 중간분석과 두 번째 중간분석에서 부정확하게 임상시험을 중지하는 누적 1종 오류는 다음의 알파소비함수에서 얻는다.

$$\alpha^*(0.75) = 2 - 2\,\Phi\left(\frac{z_{\alpha/2}}{\sqrt{0.75}}\right) < 0.0119$$

테스트 통계치에 대한 상단과 하단 경계는 $\pm b_1 = 2.34$이다. 만일 $|Z_2| > b_2$이면 임상시험은 중지되고, 그렇지 않으면 임상시험은 계속된다.

만일 두 번째 중간분석에서 귀무가설 H_0이 기각되지 않는다면, 그 다음은 총 200명(집단당 100명)을 가진 마지막 중간분석이다.

$\alpha^*(1) = 0.05$를 가지지만, 이미 명시된 알파의 0.0119를 소비했고 $\alpha^*(1) - \alpha^*(0.75)$ = 0.05 − 0.0119 = 0.0381만 소비하도록 남아 있기 때문에, 마지막 중간분석에서 0.05 레벨로 테스트하지 않는다.

마지막 중간분석에 계산된 경계는 $\pm b_3 = 2.01$이다. 통계치 Z_3는 총 표본수 200명에 기초로 한다.

만일 $|Z_3| > b_3$이면 귀무가설 H_0은 기각되고, 그렇지 않으면 귀무가설 H_0의 기각은 실패한다.

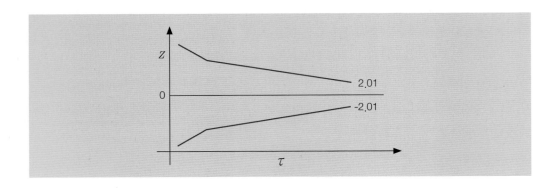

요약하면, 알파소비함수는 중간 검토의 횟수 혹은 시간을 미리 명시할 필요가 없다는 점에서 상당히 매력적이다. 연속적-모니터링 경계와 그것들의 누적 교차확률 사이를 연결하기 때문이다. 편평한 연속적-모니터링 경계는 아주 초기에는 교차하기엔 거의 불가능하므로 소비함수는 초기에는 거의 쓰지 않으며, 마지막 분석 모니터링에서는 전체의 α인 Z_α에 가깝다. 편평한 경계 아래에서 시작하여 이것이 교차되고, 그리고 그 위에 남아 있는 연속적-모니터링 경계는 초기에 더 많은 알파를 할애한다. 연속적-모니터링 경계는 안전성 모니터링을 위해서 도움되는 초기 중지에 대해 유용하지만 검정력을 잃게 된다. 중간분석 횟

수가 추가될 때마다 검정력은 감소하므로 가장 강력한 임상시험은 모니터링 없는 임상시험
이라 할 수 있다. 그러나 이는 윤리적인 관점에서 따르기 어렵다. 초기 중지하기가 어려우면
어려울수록 검정력 보존이 더 크다고 할 수 있다.

[SAS 프로그램]

　집단 순차적 설계를 위한 SAS 프로그램으로 Proc SEQDESIGN과 Proc SEQTEST가
있다. Proc SEQDESIGN은 임상시험 설계에서 경계를 계산할 때 그리고 Proc SEQTEST
는 중간분석 동안 데이터가 경계에 닿는지 않는지를 테스트할 때 각각 사용된다.

참고문헌

1. American Society of Clinical Oncology. American Society of Clinical Oncology policy statement: oversight of clinical research. J Clin Oncol, 2003, 21:2377−2386.

2. Baigent C, Harrell FE, Buyse M, Emberson RJ, Altman DG. Ensuring Trial Validity by Data Quality Assurance and Diversification of Monitoring Methods. Clin Trials, 2008, 5:49−55.

3. Bauer P, Köhne K. Evaluation of experiments with adaptive interim analyses. Biometrics, 1994, 50:1029−1041.

4. Buyse M, George SL, Evans S, Geller NL, Ranstam J, Scherrer B, et al. The role of biostatistics in the prevention, detection and treatment of fraud in clinical trials. Stat Med, 1999, 18:3435−3451.

5. Cooper DA, Gatell JM, Kroon S, et al. Zidovudine in persons with asymptomatic HIV infection and CD4 cell counts greater than 400 per cubic millimeter. N Engl J Med, 1993, 329:297−303.

6. Cornfield J. The University Group Diabetes Program A Further Statistical Analysis of the Mortality Findings. JAMA, 1971, 217:1676−1687.

7. Delgado−Herrera, Anber D. A model for the interim analysis process: a case study. Controlled Clinical Trials, 2003, 24:51.

8. Early Treatment Diabetic Retinopathy Study Research Group (ETDRS). Early photocoagulation for diabetic retinopathy. Ophthalmology, 1991, 98:766−785.

9. Ellenberg SS, Fleming TR, DeMets DL. *Data Monitoring Committees in Clinical Trials: A Practical Perspective.* Wiley, 2003.

10. Ellenberg SS. Are all monitoring boundaries equally ethical? (Invited commentary). Controlled Clinical Trials, 2003, 24:585−588.

11. Fleming, T. R., and D. L. DeMets. Monitoring of clinical trials: issues and recommendations. Controlled Clinical Trials, 1993, 14:183−197.

12. Fleming, T. R., and L. F. Watelet. Approaches to monitoring clinical trials. Journal of the National Cancer Institute, 1989, 81:188−193.

13. Fleming TR, Green SJ, Harrington DP. Considerations for Monitoring and Evaluating Treatment Effects in Clinical Trials. Controlled Clin Trials, 1984, 5:55−66.

14. Food and Drug Administration, ICH E6 Good Clinical Practice Consolidated Guidance. 1996.

15. Gould AL. Interim Analyses for Monitoring Clinical Trials that do not affect the Type I Error Rate. Statistics in Medicine, 1991, 11:55−66.

16. Grant A. Stopping clinical trials early. BMJ, 2004, 329: 525−526.

17. MRC/BHF Heart Protection Study Collaborative Group. MRC/BHF Heart Protection Study of cholesterol−lowering therapy and of antioxidant vitamin supplementation in a wide range of patients at increased risk of coronary heart disease death: early safety and efficacy experience.Eur Heart J, 1999, 20: 725−741.

18. Heart Protection Study Collaborative Group. MRC/BHF Heart Protection Study of cholesterol lowering with simvastatin in 20,536 high−risk individuals: a randomised placebo−controlled trial. Lancet, 2002, 360:7−22.

19. Herson J. *Data and Safety Monitoring Committees in Clinical Trials*. Chapman & Hall, 2009.

20. Huster W, Shah A, Kaiser G, Dere W, DiMarchi R. Statistical and operational issues arising in an interim analysis when the study will continue. Drug Information Journal, 1999, 33: 869−875.

21. International Conference on Harmonization. Statistical Principles for Clinical Trials, E9. 1998. http://www.ich.org/fileadmin/Public_Web_Site/ICH_Products/Guidelines/Efficacy/E9/Step4/E9_Guideline.pdf. Accessed at June, 2014.

22. Jennison C, Turnbull BW. *Group Sequential Methods with Applications to Clinical Trials*. Chapman and Hall/CRC, 2000.

23. Kim K, DeMets DL. Sample size determination for group sequential clinical trials with immediate response. Statistics in Medicine, 1992, 11:1391−1399.

24. Lan KKG, DeMets DL. Discrete sequential boundaries for clinical trials. Biometrika. 1983, 70: 659−663.

25. Lan KKG, DeMets DL, Halperin M. More flexible sequential and non−sequential designs in long−term clinial trials. Communications in Statistics, Part A−Theory and Methods, 1984, 13:2339−2353.

26. Lan KKG, Simon R, Halperin M. Stochastically curtailed tests in long−term clinical trials.

Sequential Analysis, 1982, 1:207−219.

27. Meinert CL. *Clinical Trials: Design, Conduct, and Analysis.* Oxford University Press, 1986.

28. Michael A, Proschan K, Lan G. Spending functions and continuous−monitoring boundaries. Statistics in Medicine, 2012, 31:3024−3030.

29. Migrino RQ, Topol EJ, Heart Protection Study. A matter of life and death? The Heart Protection Study and protection of clinical trial participants. Control Clin Trials, 2003, 24:501−505.

30. O'Brien PC, Fleming TR. A multiple testing procedure for clinical trials. Biometrics, 1979, 35: 549−556.

31. Peace KE, Chen DG. Clinical Trial Methodology. Chapman & Hall/CRC, 2010.

32. PMA Biostatistics and Medical Ad Hoc Committee on Interim Analysis. Interim analysis in the pharmaceutical industry. Control Clin Trials, 1993, 14:160−173.

33. Pocock SJ. Group sequential methods in the design and analysis of clinical trials. Biometrika, 1977, 64:191–199.

34. Pocock SJ. When (not) to stop a clinical trial for benefit. JAMA, 2005, 294: 2228−2230.

35. Proschan MA, Lan KKG, Wittes JT. *Statistical Monitoring of Clinical Trials: A Unified Approach.* Springer, 2006.

36. Proschan MA. Statistical methods for monitoring clinical trials, 1999, 9:599−615.

37. Proschan M, Hunsberger S. Combining treatment selection and definitive testing (discussion). Biometrical Journal, 2006, 48, 690−692.

38. The Action to Control Cardiovascular Risk in Diabetes Study Group Effects of Intensive Glucose Lowering in Type 2 Diabetes. N Engl J Med, 2008; 358:2545−2559.

39. Volberding PA, Lagakos SW, Grimes JM, et al. The duration of zidovudine benefit in persons with asymptomatic HIV−infection: prolonged evaluation of protocol 019 of the AIDS Clinical Trials Group. JAMA, 1994, 272:437−442.

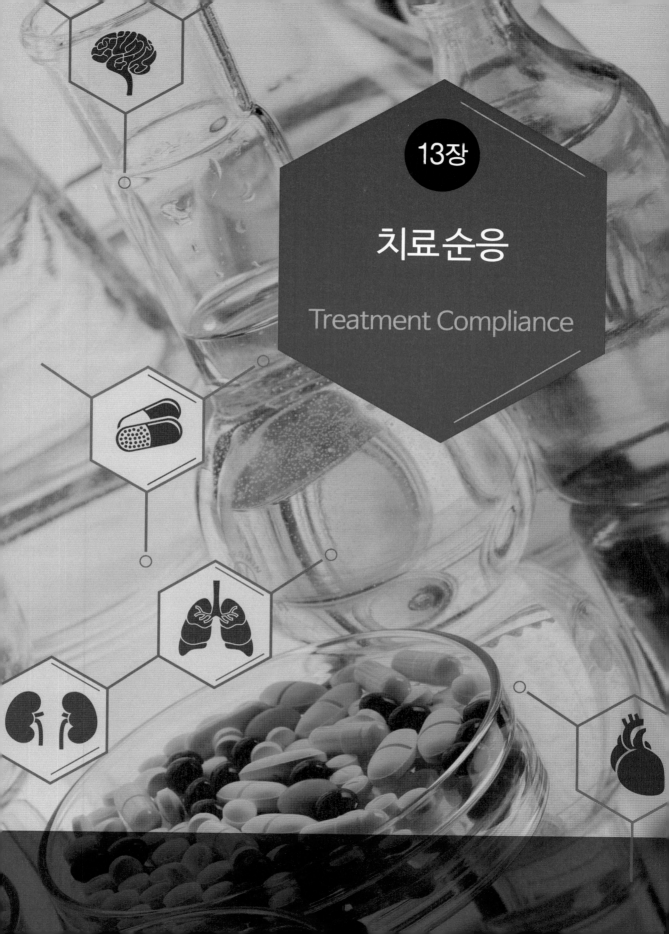

13장

치료순응

Treatment Compliance

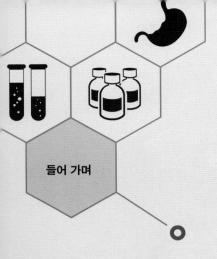

임상시험에서 비순응(noncompliance)이란 피험자가 어떤 이유에서든 실제로 받은 치료가 배정된 치료와는 다른 경우이다. 비순응은 연구기간 도중에 혹은 영구적이든 일시적이든 연속적으로 치료를 받지 않는 것을 말한다. 피험자의 치료순응도는 임상시험의 결과에서 살펴봐야 하는 중요한 정보이다. 순응도를 측정하는 방법으로 임상학적 접근방법과 생물학적인 접근방법이 있다. 순응도는 신약승인 신청을 하기 위해서 반드시 평가되고 보고되어야 하며 신약승인신청서에는 순응에 대한 평가방법 및 결과, 임상시험 분석에서 순응도의 영향 등을 기술해야 한다. 13장에서는 무작위 대조 임상시험에서 피험자의 순응 여부에 따른 치료효과의 평가방법으로 ITT 분석, AT 분석, PP 분석 등의 접근방식을 설명하고 비교한다. 또한 인과모형(causal model), 인과추론(causal inference), 그리고 결측 데이터에 대해서도 간략하게 살펴본다.

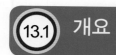

13.1 개요

'비순응(noncompliance)'이란 어떤 이유에서든 피험자가 실제로 받은 치료가 의도된 치료와는 다른 경우를 의미한다. 임상시험에서 피험자의 비순응은 연구기간 도중에 연구탈퇴일수도 있고 혹은 영구적이든 일시적이든 연속적으로 치료를 받지 않는 것으로, 다음과 같이두 가지 종류를 생각해 볼 수 있다.

- 약물치료의 순응: 피험자가 처방된 방식으로 약물을 복용하지 않거나 금지된 치료를 받는 것

- 피험자 추적의 순응: 피험자가 스케줄 대로 추적되지 않거나 임상시험 동안 특정한 이유 없이 연구에서 탈퇴하는 것

임상시험의 종류와 연구목적에 따라 비순응의 형태도 다양하다. 가장 특별한 형태는 배정된 치료약물을 복용 개시조차도 하지 않는 경우이다. 또 다른 예를 들면 고혈압 임상시험에서 1일 2회 6주간의 치료약물에 배정된 피험자가 1주일 복용 후에 약물을 중단하였지만, 연구에는 계속 남아 있기 때문에 프로토콜에 명시된 연구기간 동안 추적된다. 또는 일정시간 동안 치료를 쉬었다가 재개하는 치료 '휴가(vacations)' 혹은 복용 스케줄이나 용량을주어진 대로 따르지 않는 비순응도 있다. 무작위로 배정된 치료를 받지 않고 다른 집단의치료로 변경하는 경우도 있다. 이것은 수술중재 대 약물치료 비교 임상시험에서 자주 볼수 있는데, 수술에 배정된 피험자가 수술을 받지 않고 대신에 약물치료를 받는 경우이다. 또는 임상시험 연구 외부에서 치료로 허용되지만 임상시험의 치료로 사용되지 않은 치료를 받는 경우도 있다. 예를 들면 HIV 환자의 고용량 대 저용량 AZT 치료약물 임상시험에서, 일부의 환자는 PCP 폐렴 예방약도 복용하는 경우이다. HIV 치료는 복잡한 용량 및 스케줄, 그리고 참기 어려운 부작용을 일으키는 여러 약물 결합치료인 HAART(highly active antiretroviral therapy)를 투약하기 때문에, 고순응비율을 달성하는 것은 HIV 감염환자에게아주 힘들다(Ickovics, 2002).

치료순응은 임상시험 프로토톨에서 명시한 치료약을 따르는 것을 의미하지만, 이 임상시험 참여자의 행동뿐만 아니라 연구자의 협조에 많이 좌우된다. 연구자는 치료를 처방하고

집행할 때, 프로토콜에 명시된 절차에 따라 치료하지 않고 약물용량이나 스케줄을 변경함으로써 프로토콜에서 벗어나는 경우도 생긴다. 따라서 비순응은 다음 중 하나 혹은 그 이상의 이유에서 생겨날 수 있다.

- 심각한 부작용

- 환자가 너무 아파서 치료를 견딜 수 없음

- 제어된 약물을 잊고 계속 투약하지 않음

- 투약 스케줄이 너무 복잡함

- 유해 반응이나 부작용이 두려워 의도적으로 약물복용을 거부함

- 다른 연구결과들로부터 얻은 정보로 인한 압박감

- 연구의 낮은 연구품질 관리

임상시험의 치료순응도는 1990년 이후부터 많은 임상연구자들로부터 관심을 받고 있다. 이것은 피험자의 치료순응도가 임상시험의 품질이나 연구결과의 일반화 및 타당성에 영향을 미치고, 극히 낮은 순응도의 경우에는 연구를 조기에 종료하기 때문이다. 반면에 임상시험에서 순응도를 높일 수록 연구비와 연구기간도 줄일 수 있다. 일반적으로 만성질환 환자에 비해 급성질환 환자들이 순응도가 더 높다. 또한 순응비율은 만성질환 환자에게는 순응의 지속성은 낮고, 치료 시작 6개월 후에는 가장 극적으로 낮아진다.

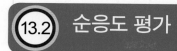

순응도를 측정하는 방법에는 여러 가지 있다. 그 측정 방법은 연구목적, 연구설계, 기대하는 순응도의 정도, 중간분석 등의 데이터 분석 계획에 따라 다르기 때문에 순응도 측정에는 '최적표준'으로 불릴 수 있는 방법은 존재하지 않는다. 순응도를 평가를 하는 실용적인 접근방법에는 임상적 접근방법과 생물적 접근방법이 있다.

임상적 접근방법은 약물복용 여부를 직접 관찰하고 치료반응과 진료예약을 체크하는 것이다(Stephenson, 1993). 가장 간단하고 비용이 들지 않은 방법으로는 피험자에게 순응의 여부를 직접 질문하는 것이다. 이때 연구자는 피험자가 임상시험 연구기관에 방문할 때 약물복용과 순응 정도에 관한 질문을 하게 된다. 주의 깊게 질문하면 비순응자를 밝혀낼 수 있으나 직접적인 인터뷰만으로 피험자의 약물 순응은 과대평가될 수 있다. 때로는 피험자의 부정확한 기억력으로 인하여 부정확한 측정을 할 가능성도 있다. 인터뷰 방법으로 수집한 데이터의 신뢰성은 임상연구자와 피험자의 관계에 따라 많이 달라진다. 순응도 평가에 쓰이는 또 다른 방법은 피험자가 매번 의료기관 방문 시에, 처방된 약 알 수와 회수된 약 알의 수를 비교해서 순응도를 측정하는 것이다. 이 방법은 비록 간단하고 비용이 들지 않지만, 회수된 약 알의 수로 환자의 순응도를 정확하게 반영할 수 없다. 피험자의 유형과 질병 종류에 따라 치료순응의 정확성은 달라지기 때문에 실제로 복용한 약 알의 수가 쉽게 과대평가 혹은 과소평가될 수 있다. 예를 들면 결핵치료에서의 낮은 순응도는 치료실패 내지 약물내성 박테리아균의 출현과 연관되어 정부의 재원에 큰 부담을 준다. 그러나 치료약의 복용 여부를 직접 관찰하는 직접관찰치료(Directly Observed Therapy, DOT) 정책을 도입함으로써 후천성 결핵 약물내성과 재발을 효율적으로 감소시킬 수 있었다. 약 알의 수를 계산하는 것보다 더 객관적인 순응도 측정 방법은 피험자의 혈액, 침, 소변 등에서 치료약물의 섭취 여부 및 섭취 수준에 대한 임상적 검사를 수행하는 것이다. 중재치료의 활동 메커니즘에 관련된 순응도의 임상적 표시물의 예로 고혈압에서의 혈압 정상화, 항생제에서의 발열 소멸, 그리고 녹내장에서의 감소된 안압이 있다. 또 다른 표시물은 색깔 있는 소변(리펨핀, 리파부틴), 심동지완(베타 수용체), 배뇨 빈도수 증가(이뇨)가 있다. 임상적 검사는 피험자로부터 기대되는 증상이 일어나지 않을 때 비순응 가능성을 추측할 수 있다. 하지만 이러한 측정은 약물용량과 복용 시기에 영향을 받기 때문에 정확하지 못하다. 만일 환자가 평소에는 약물복용을 소홀히 하다가 병원 방문 직전에 복용하는 경우에는 정확한 순응도를 측정하기란 어렵다. 만일 환자를 처방된 약물 외에 다른 약을 주지 않는 약국만 이용하도록 지정한다면, 약국 기록도 순응도 측정에 도움을 줄 수 있다. 이런 약물 모니터링은 치료약물의 처방빈도와 사용패턴은 제공할지 몰라도 일반적인 임상시험에 사용하기에는 너무 복잡하고 비용이 너무 많이 들어간다.

생물학적 순응도 측정에는 생물학적인 대리표시(바이오마커)를 알아내는 것과 같은 간단한 테크닉이 있다. 또한 고단위 테크닉으로 생물학적 액체에서 약물을 직접적으로 측정하여 처방된 약물을 복용했는지 아닌지를 객관적으로 알아낼 수 있다. 예를 들면 저콜레스테롤혈 약(hypocholesterolemic drug)으로 감소된 혈청콜레스테롤 수준, 혈당강하제로 혈당증의 정상화, 그리고 ACE 억제제로 효소(enzyme)를 전환하는 안지오텐신의 감소된 수준(angiotensin) 등이 그 예이다. 또는 치료약물 독성의 변동을 설명하는 예로서 티아지드 이뇨(thiazide diuretics)와 디다노신(didanosine)으로 인한 고뇨산혈증(hyperuricemia), 그리고 지도부딘(zidovudine)으로 인한 큰적혈구증가증(macrocytosis)이 있다. 치료약물의 용량은 혈액, 소변, 내뿜는 숨, 머리카락 등과 같은 생물학적인 물질에서 발견되는 마커로 연결될 수 있다. 이런 바이오마커들은 비활성적이고, 화학적으로 분해하기 어렵지 않으며, 그리고 비독성적이며, 약력학적으로 실험약과 비슷하여 쉽게 발견될 수 있어야 한다.

치료순응은 임상시험의 결과에서 반드시 살펴봐야 하는 중요한 정보이다. 순응도를 측정하는 데 있어서 완전히 만족스런 방법은 없다고 할지라도 현재 널리 이용되는 방법들 역시 순응도 측정에 부적절해 보인다. 환자에게 직접 질문한다든지, 진료예약 불참석과 치료 무반응 관찰과 같은 단순한 측정으로 대부분의 비순응 문제를 발견할 수 있다. 그러나 임상시험에서 피험자들이 배정된 치료에서 이탈하는 경우에는 치료효과의 결과를 보다 과학적인 분석과 해석을 하기 위하여 치료순응이 지닌 함축적 의미를 고려해야 한다. 우선 비순응에서 '연구탈퇴(study dropout)'와 '치료탈퇴(treatment dropout)'를 구별해야 한다. 연구탈퇴는 피험자가 추적을 완성하지 못할 때 일어난다. 일변량 결과변수일 경우에 결과변수를 얻을 수 없기 때문에 그러한 피험자는 데이터 분석에 사용될 수 없다. 반면에 반복측정 혹은 생존시간 데이터를 가진 임상시험에서 그런 피험자는 불완전한 정보를 제공하지만 추적된 만큼의 정보를 데이터 분석에 사용할 수 있다. 개개인 환자의 순응비율은 보통 특정 기간 동안 약물의 처방된 용량에 실제로 환자가 복용한 용량의 퍼센트로 계산된다. 일반적으로 순응도는 연속적 변수로 사용하지 않고 이항변수(80%의 복용을 순응으로, 그 이하를 비순응으로 구분)로 사용한다. 이항변수(순응 대 비순응)로 보고된다 할지라도 순응은 0%∼100%까지 다양할 수 있다. 순응도를 측정하는 여러 가지 방법들과 어떻게 그것들을 임상시험에 응용하는가에 대한 기술은 많이 있지만 순응도 측정에는 여전히 개선의 여지가 많다.

13.3 순응도 보고
Reporting Compliance

과거 수십 년 동안 의학연구는 의료와 건강관리 문제에서 효율적인 치료요법을 발전시키는 데 큰 공헌을 했다. 또한 치료요법은 점점 환자 본인이 직접 집행하는 경향으로 나가고 있는 추세이다. 이에 따라 처방된 의약품의 낮은 순응도는 더욱 문제시 되며, 이는 곧 치료의 효율성의 저하로 이어진다(Sackett, 2002). 일반적으로 약물에 대해 순응비율은 50%이고, 생활습관 처방 혹은 행동과 행위에 관련되는 치료의 순응비율은 그 보다 훨씬 낮다. 이뿐만 아니라 건강에 문제가 있는 많은 환자들은 아예 치료기관을 찾지 않거나 치료관리를 소홀히 한다. 예를 들면 지역사회의 질병예방 검진에서 고혈압 증세 환자의 49%는 차후의 재검사를 권유했지만 이를 따르지 않았다. 의료관리 체계하에 들어간 환자 중에 1/3 이상이 시작 후 첫 몇 개월 만에 탈락하고 평균 약물투약은 대략 50%로 알려져 있다. 체중감소 혹은 금연과 같은 생활양식 변경의 순응은 상당히 낮으며 장기적 순응 성공률은 10%에 미치지 못한다고 알려져 있다(Haynes, 2001). 순응도는 신약승인 신청을 하기 위해서 반드시 평가되고 보고되어야 한다. 미국 FDA의 가이드라인에서는 신약승인신청서를 제출할 때 "환자의 치료순응도(약 알 계산, 혈액 및 소변 수준 등)의 기록 단계가 기술되어야 한다"고 명시하고 있다. 그러므로 임상기록서의 일부로서 제출되는 연구보고는 특정한 섹션에서 순응에 대한 평가 방법 및 결과, 임상시험 분석에서 순응도의 영향을 언급해야 한다. 의학 학술지에 발표된 연구결과의 질을 평가하려면 치료요법의 결과에서 순응에 관한 보고는 중요하다. 사실상 지금까지 순응도는 소홀히 다루어졌다. 의학 학술지에서 논문의 품질을 평가하기 위하여 개발된 논문 검토 절차와 여러 점수 체계는 치료의 순응을 충분히 고려하지 못하고 있다. 연구결과의 논문출판에 앞서 많은 의학 학술지는 임상시험 결과보고에 필수적인 추천항목의 체크리스트를 제공하고, 비적절한 연구 방법론과 결과보고를 개선하고 증진하려는 목적에서 콘소트(CONSORT, Consolidated Standards of Reporting Trials, Schulz,

2010)를 발표했다. CONSORT에는 '무작위 배정된 각 치료집단 피험자의 수, 의도된 치료를 받은 자의 수, 제1결과변수로 분석된 자의 수, 배정된 중재를 받지 않은 피험자의 수, 혹은 치료를 완수하지 않은 자의 수' 등이 포함되어 있다. 이런 항목에 속하는 피험자 수를 아는 것은 다른 연구자나 학술지 독자가 측정된 약물효능이 이상적인 상황에서의 치료와 비교하면 어느 정도 과소평가되었는지를 짐작하게 한다. 연구기간 동안의 피험자 흐름을 설명하기 위하여, CONSORT 흐름도표(flaw chart)를 사용하는 것은 점점 보편화되고 있지만, 흐름도표에 나타난 정보는 프로토콜에 대한 비순응도와 그것과 상응하는 특성을 확실하게 알 수 있을 만큼 자세하지는 않다.

무작위 대조 임상시험에서 치료의 비순응 보고에는 다음과 같은 항목을 고려해야 한다 (Dodd, 2012).

- 치료 비순응을 어떻게 측정하고 보고할 것인지, 선택한 순응도 측정 방법이 왜 임상적으로 중요하고, 어떻게 관련되는지의 이유에 대한 설명을 연구 프로토콜에 문서화해야 한다.

- 치료 비순응의 영향을 검토할 것인지, 그리고 한다면 어떻게 검토할 것인지에 대해서는 데이터 수집 이전에 결정해야 한다. 계획된 세부 분석항목은 통계분석 계획과 함께 연구 프로토콜에 문서화되어야 한다.

- 치료약물의 혜택과 유해 결과에 사용한 분석이 ITT 혹은 PP로 분석되었다고 표시만 하기보다 더 자세하고 명백하게 정의해야 한다.(ITT와 PP의 자세한 설명은 13.4절에서 다룬다.)

- 배정된 피험자의 수, 어떤 이유에서 제외된 피험자의 수, 결과변수의 분석에 사용된 피험자의 수는 CONSORT에서 추천된 것과 같이 보고해야 한다.

- '프로토콜 파생', '치료 프로토콜 완수', '탈퇴', 'ITT', '수정된 ITT', 'PP'와 같이 잠정적으로 애매모호한 표현들을 보고서에 사용한다면, 이 용어들은 프로토콜에서 간단하게 정의되어야 한다.

- 보고서에서는 치료로부터의 탈퇴와 임상시험 연구로부터의 탈퇴 사이를 확실하게 구분해야 한다. 즉, 피험자가 치료로부터 탈퇴하지만 계속 추적되어 데이터가 수집되기로 동의하는지 혹은 피험자는 완전히 추적에서 탈퇴하는지, 그리고 만일 후자

라면 탈퇴 시점까지 수집된 데이터를 분석에 포함되는 것을 동의하는지 등을 구분해야 한다.

- 치료수령 및 치료완성의 보고에서 중재치료 기간을 반영해야 한다.
  - 단일 시점에 주어진 치료중재를 수령하는 임상시험은 무작위 배정된 집단 각각에 배정된 치료중재를 수령한 환자수를 보고해야 한다.
  - 단기 치료중재를 가지는 임상시험은 무작위 배정된 집단 각각에 프로토콜에서 명시한 배정된 치료중재를 시작해서 완성한 피험자의 수를 보고해야 한다.
  - 장기 치료중재를 가지는 임상시험은 무작위 배정된 집단 각각에서 치료기간 동안 피험자와 치료제공자의 순응도를 측정하고, 배정된 치료를 처음부터 끝까지 완성한 피험자의 수를 보고해야 한다.

- 순응 여부에 사용된 결절치에 대해서(예를 들면 처방된 약의 80% 복용) 생물학적 설명과 의학적 설명이 제공되어야 하고, 또한 이런 설명들은 연구 프로토콜에 명시되어야 한다.

 ## 13.4 치료효과의 측정

Estimating Treatment Effects

치료효과의 측정에서 편향을 감소시키는 최적 방법으로 여겨지는 무작위 배정은 피험자의 베이스라인 특성에 있어서 집단 간에 비슷한 분포로 가지도록 한다. 무작위 배정은 예후요인들의 치료집단 간 균형을 만들기 때문에, 베이스라인 특성이나 예후요인들은 임상시험에서 통계적으로 유의하지 않는 것으로 나타날 것이다. 이와는 반대로 만일 결과변수에서 유의한 차이가 있다면 그 차이는 중재치료 때문이라고 여겨진다. 중재치료와 대조치료의 비교 무작위 임상시험에서 치료효과에 대한 평가 방법은 결과변수의 상대적인 효과크기, 표본수, 그리고 순응자와 비순응자의 특성 등 여러 요인에 따라 다르다. 만일 피험자들이 배정된 치료를 순응하지 않을 경우, 분석과 그 결과의 해석은 용이하지 않다. 비순응 피험자를 가진 데이터를 분석하는 데에는 ITT 분석, AT 분석, PP 분석이 기본적인 분석방법으로 자주 사용되고 있다.

13.4.1 ITT 분석(Intention-to-Treatment Analysis)

ITT(Intention-to-Treatment) 분석은 피험자의 치료순응도 또는 실제로 수령한 치료, 혹은 치료 도중 탈퇴 여부 및 프로토콜 위배와 상관없이 무작위로 배정된 집단에 있는 모든 피험자를 데이터 분석에 포함시키는 것이다. ITT 원칙에 따르면 각 치료집단은 그 집단에 배정된 모든 피험자들을 분석에 사용하므로 무작위화의 혜택을 보존한 상태에서 치료 효율성을 측정한다. ITT의 타당성 때문에 FDA는 신약승인 절차에서 이 원칙을 채택하여 집단 간 치료효과를 비교하고 있다. 치료 효율성은 순응도에 따라 달라진다고 할 수 있다. 높은 순응자들은 낮은 순응자에 비교할 때, 그들의 치료반응에서 양적 차이가 있으므로 치료약을 실제로 복용했을 때의 치료효과를 측정하는 수단으로는 ITT는 적합하지 않다. 예를 들면 항고혈압 치료제의 경우에 높은 순응자들은 낮은 순응자들보다 더 큰 폭의 혈압저하를 보여준다. 이것은 질병의 종류와 상관없이 낮은 순응도는 낮은 예후와도 연관되기 때문이다. 만일 순응도가 낮은 환자들을 데이터 분석에서 제외시킨다면 임상시험의 결과는 편향될 것이다. 순응도는 종종 환자가 실험약 혹은 위약을 복용하는지와는 독립해서 치료효과와도 관련되기도 한다. 이것은 순응도와 관련된 요소들이 독립적으로 혹은 연계되어 치료 효능을 만들어내는 약물과 결합해서 작용하게 되기 때문이다. 예를 들면 약 처방을 순응하는 행동은 어떤 식으로든 건강과 삶의 질에 영향을 주는 행복 및 자아의 느낌을 높여주는 효과를 가져온다.

ITT 접근의 주요 특징은 다음과 같다.

- 무작위화의 효과를 보존하므로 대조 임상시험의 추론적 기본을 보호하는 데 기여한다.
- 치료약물의 효능(efficacy)보다는 치료 효율성(efficiency)을 테스트한다.
- 일상 임상진료에서 중재치료가 생산하는 혜택을 반영함으로써 실용적 접근의 목적과 일치한다.
- 특정 임상시험에서는 치료집단 사이의 차이를 희석시킬 것이다.

- ITT 분석의 저변에 깔린 철학은 마치 완전한 데이터를 가진 것처럼 데이터를 분석하는 것이다.

- 임상시험에서 끌어낸 결론의 영향은 민감도 분석(Sensitivity Analysis)을 통해 평가될 수 있다.

ITT 분석의 기초가 되는 개념은 1961년 이전에 발표되었지만, 이 접근방법이 임상시험의 데이터 분석에 일상적으로 응용되지 않기 때문에 ITT 분석의 보고는 부적절하다고 주장하는 연구자들도 있다. 특히 안전성 분석에만 초점을 둔 순수한 ITT 접근방식이 안전을 위협하는 잠재적 요소들을 밝히는 데는 실패할 위험이 가중될 수 있기 때문에 ITT 사용을 거부하는 연구자도 있다(Lewis, 1993). 실제로 새로운 치료가 제시되었을 때, 환자들은 '만일 내가 이 치료를 고수한다면, 과연 어떤 치료효과를 기대할 수 있는가?'와 같은 질문을 생각해 볼 수 있다. 이와 같은 치료의 인과효과에 대한 질문은 임상의, 의료관리 규제자, 그리고 약학자들로부터 많은 관심을 받고 있다. 하지만 임상시험에서 치료 프로토콜 비순응자들이 있는 한 ITT 분석은 실제로 집행된 치료의 측정치(치료효능) 혹은 치료의 인과효과를 제공하지 못한다. ITT 분석은 비순응자를 포함시킴으로 인해서 측정된 치료효능을 감소시키게 되므로, 연구질문에 맞추어 프로토콜을 위배한 경우에 대한 AT 분석이나 혹은 PP 분석 등의 추가 분석으로 보충해야 한다. 특히 동등성 혹은 비열등성 임상연구에서 ITT 접근방식을 사용한 유해 결과변수의 분석은 유해한 치료를 무해한 것으로 받아들여질 수 있기 때문에 사용하지 않는 것이 좋다.

ITT 원칙이 일반적으로 선호된다 할지라도, 왜곡되는 상황들이 있을 수 있다. 예를 들면 신약이 위약과 비교되는 상황을 고려해 보자. 치료실패를 겪는 위약집단의 환자가 안전성 목적으로 응급 약물을 제공받았다고 할 때 위약집단이 더 높은 실패율을 가진다 할지라도, 응급약 때문에 실제로 ITT 분석에서 위약이 신약보다 더 효과적이라고 나타날 수가 있다. 이런 경우에는 치료실패까지의 시간을 제1결과변수로 이용하는 생존분석법(Survival Analysis)의 통계적 접근방법이 훨씬 더 적절하다. 생존분석은 제1결과변수로 모든 환자의 치료실패까지의 시간을 사용하여 ITT 분석의 문제를 다소 제거할 수 있기 때문이다. 환자들이 의도된 치료요법을 끝까지 완성하지 못하는 데는 많은 요인들이 있다. 심각한 유해반응, 질병진행, 대안 치료에 대한 환자 혹은 의료진의 선호, 그리고 피험자의 심경 변화 등이 이에 해당한다. 거의 모든 경우에, 배정된 치료를 완성하지 못하는 것 중 일부분은 임상시험의 결과에서 나온다. 편향 없이는 어떤 이유에서든 환자들은 분석에서 제외될 수 없다. 치료결과에 대한 ITT 분석은 최초의 치료배정을 기초로 하는 것이지 피험자가 수령한 치료에 기초하지 않는다. 그러므로 ITT 분석은 중재 연구에서 일어날 수 있는 임상시험 연구 참여자의 임의적이지 않은 마찰 혹은 교차와 같은 여러 가지로 그르치기 쉬운 장애물을 피하기 위한 것이다. ITT는 실제로 다른 치료에 배정된 피험자의 순응 상태를 관찰하고 분석에 순응도를 고려할 필요가 없기 때문에 다른 연구설계와 분석의 형태보다 더 간단하다. 비록 ITT 분석이 임상시험 보고에 널리 채용될지라도 올바르지 않게 묘사되는 경우도 있다. 더 나아가 결측 데이터가 있을 때 ITT 분석을 어떻게 수행하는가에 대한 기준이 없다. 그 외에도 무작위 대조 임상시험에서 수정된 ITT(modified ITT, mITT) 접근방식은 의학 학술지에 점점 많이 나타나고 있다. 그러나 이 mITT에 대한 명확한 정의조차 없다. 또한 mITT 분석에 대한 기술도 임상시험에 따라 아주 다양하여, 이 분석방법에 대한 보다 체계적인 적절성과 타당성 연구가 필요하다.

요약하면, ITT 분석은 피험자의 순응도와 관련하여 그 어떤 사건(결과)이 왜, 그리고 어떻게 일어났는가와 무관하게 무작위화 후에 일어난 모든 것을 포함하게 된다. 따라서 이 분석은 집단 간에 피험자들의 특성을 비교 가능하게 한다. 실제 의료진료의 문맥 내에서 일부 피험자들은 치료약물을 고수하지 않든지 혹은 치료를 중단하든지 하는 현실을 잘 반영하는 결과를 산출한다. 그러므로 ITT 분석은 실용적 임상시험의 원리에 따른다고 할 수 있다.

13.4.2 AT 분석(As-Treated Analysis)

AT(As-Treated) 분석은 치료효과를 측정하는 접근방식으로, 데이터 수집 종료 시 피험자들이 실제로 수령한 치료에 따라 데이터를 분석하는 것이다. AT 분석은 ITT 분석과는 달리 피험자들의 실제 치료수령을 선호하여 무작위 치료배정을 무시한다. 이러한 AT 분석 방법은 피험자들의 무작위 배정에 관계없이 수령한 치료에 따라 연구 피험자들을 재구성하기 때문에 편향된 표본이 되고 이를 바탕으로 한 데이터 분석은 선택편향의 결과를 초래하게 된다. 이 편향은 공변수 조정으로 어느 정도 감소될 수는 있으나 완전히 제거될 수는 없다. 따라서 임상시험은 무작위 배정으로 편향을 감소시키지만, 실제로는 분석접근 방법에 따라 효율성을 측정하는 ITT 분석과 그리고 효과는 측정하지만 치료 비순응자를 분석에서 제외시키는 편향된 AT 분석을 임상연구자들은 선택하게 된다. 치료의 인과효과를 측정하는 AT 분석이 본래 가지고 있는 편향을 없애면서 비순응을 설명하는 다른 통계적 테크닉이 있다. 그것은 무작위-근거 치료효과 측정 방법(randomization-based efficacy estimation methods)으로 무작위화에 의해 생성된 집단 간의 균형을 유지하면서 효능을 측정하는 치료효과 측정 방법이다. 그러나 이 분석 테크닉은 계산적으로 복잡해서 일반적으로 잘 이용되지 않고 있지만, 이 분야에 대한 연구와 관심은 꾸준히 증가하고 있는 추세이다(Bellamy, 2007; Little 2000; Greenland, 2008).

13.4.3 PP 분석(Per Protocol Analysis)

PP(Per Protocol) 분석은 '프로토콜 준수(Adherers-only)' 원칙, 즉 무작위로 배정된 치료에서 위배하지 않고 배정된 치료에 순응한 피험자만을 포함하여 분석하는 접근방식으로 AT와 더불어 치료효과의 측정에서 가장 많이 사용된다. 이 분석은 프로토콜의 위배가 진정 임의적이지 않다면 최종 분석에서 치료집단 간에 피험자의 특성을 비교할 수 없게 한다. 배정된 치료의 수령 여부에 지배되는 PP 분석은 치료 프로토콜로부터 벗어난 피험자들을 제외하므로 탐색적 연구라고 할 수 있다. 하지만 이러한 방식으로 프로토콜 순응 피험자들만으로 구성된 부분 집단에서 치료효과를 비교하는 것은 선택편향의 결과를 초래한다. AT 분석과 마찬가지로 치료의 인과효과를 측정하는 PP 분석은 본래 가지고 있는 편향을 가지지 않고 무작위화에 의해 생성된 균형을 유지하면서 효능을 측정하는 방법이다. 하지만 너무 복잡하여 실제로 사용하기에는 어렵다.

요약하면, PP 분석은 전형적으로 프로토콜 절차를 따르고, 프로토콜에 명시된 최소한의 연구 참여 시간을 완성한 모든 피험자들로 데이터를 구성하여 분석하는 방법이다. PP분석은 중재치료의 추가적 효능을 보여주고, 과학적 모형을 아주 면밀하게 반영한다는 장점이 있다. 하지만 유해 사건을 가지는 피험자들이나 연구 약물이 효과가 없는 피험자들을 분석에서 제외시킴으로써 편향을 초래하므로, 연구결과에 영향을 준다는 단점이 있다.

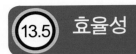

13.5 효율성

Efficiency

임상시험 연구자들은 만일 피험자의 일부가 어떠한 사유로 인하여 배정된 치료를 고수하지 않을 경우, 데이터를 어떻게 분석해야 하는가에 대한 질문에 부딪히게 된다. 몇몇 연구자들은 그런 피험자들을 프로토콜 위배로 분석에서 제외시킨다. PP, 효능(efficacy), 탐색적 분석 혹은 집행된 치료에 의한 분석으로 알려진 이런 분석의 형태는 연구 프로토콜에 순응한 피험자들만의 치료결과를 나타내는 것이다.

PP 분석에서 나온 결과는 프로토콜에 명시된 계획 시간 동안, 계획한 약물용량을 실제로 수령한 피험자에서 중재치료의 효능을 측정하지만, 이런 측정은 13.4절에서 언급했듯이 여러 단점을 가지고 있다. 특히 피험자가 치료를 순응하지 않는 이유가 질병의 예후와 관련될 때 문제가 되기 때문이다. 비순응 참여자들을 분석에서 제외시키는 것은 더 나은 결과를 가질 사람들만 데이터 분석에 남게 되므로, 이것은 임상시험의 무작위화가 제공하는 비편향적 비교 가능성을 파괴해 버리는 셈이다.

◯◯◯ 예제

신치료와 기존치료에 무작위로 배정된 암환자들의 생존을 연구하는 임상시험에서 각 집단에는 약간의 피험자들이 부작용이나 치료에 대한 불신으로 치료를 수령하지 않는다고 가정하자. 임상시험 종결 후의 순응 여부에 관한 데이터는 아래와 같이 주어졌다.

구분	순응자		비순응자		합계	
	n	# 생존자	n	# 생존자	n	# 생존자
신치료	75	60(80%)	25	10(40%)	100	70
기존치료	90	65(72%)	10	6(60%)	100	71

ITT는 실제로 치료를 수령했는지에 관한 정보를 무시하고 두 무작위 배정된 집단에서의 결과를 비교한다. 위의 예제에서 신치료집단의 생존율은 70%이고, 기존치료집단의 생존율은 71%이다. 반면, 이 예제에서 PP는 순응자에 한해서만 분석함으로써 신치료집단의 생존

율은 80%(60/75)이고, 기존치료집단의 생존율은 72%(65/90)가 된다. ■

　임상의사들은 환자 개별 수준에서 최선의 치료를 결정한다. 그러므로 이들의 주 관심사는 치료에 사용될 약물을 고수하려는 환자가 의도된 기간 동안에 의도된 용량을 사용할 때 그 치료가 과연 얼마나 잘 작용하고 어떤 효과를 가질 것인지이다. PP 분석은 이 질문에 올바른 대답을 주지 못하고 편향된 대답을 주게 된다. ITT 분석방법을 적용하는 것도 이 문제를 결코 해결하지 못한다. 특히 치료가 효율적이지만 비순응 환자가 상당히 많을 때, ITT 원칙에 따른 분석은 순응환자에게서 일어날 치료효과의 크기를 과소평가하기 때문이다. 이 문제의 해결책으로는 ITT 분석을 실행하는 것도 포함하지만, 최대의 순응을 보장하는 프로토콜을 사용한 후에만 실행하는 것이 권장된다. 예를 들면 연구자는 비순응 참여자 혹은 중재치료를 견디지 못할 참여자를 밝혀내서 무작위화 이전에 제외시키는 run-in 기간을 포함할 수도 있다. 효율성에 대해서 ITT와 PP 접근방법은 그 자체로는 어떤 것도 통계적 유의성을 발견하는 데 더 큰 검정력이 있는 것으로 밝혀지지 않았다. 위의 예제에서 보듯이 ITT를 적용하는 것은 임상시험에서 관측된 순응도에서 중재치료 효과의 비편향된 평가를 제공한다. 만일 무작위 대조 임상시험이 치료효과의 비편향된 평가하려 한다면 임상연구자는 ITT 원칙을 적용해야 한다. 연구결과를 개별 피험자에 대한 응용 가능성을 개선하기 위하여, 최소의 추적상실과 최대의 프로토콜 순응을 보장하는 연구설계를 개발해야 한다. 추적상실은 PP 분석과 같은 종류의 심각한 편향을 초래한다. 그러므로 치료집단 간 유의한 추적상실이 있다면, 'ITT 분석'을 실행했다는 임상시험 연구결과 보고는 일반적으로 그 연구결과를 다소 의심스럽게 한다.

13.6　에드학 방법의 편향
Bias of Ad Hoc Methods

　13.4절에서 언급했듯이 무작위 배정된 두 집단의 경우를 고려할 때, 치료효과를 측정하는 데 PP와 AT 접근방식으로 치료집단들을 비교할 수 없는 문제가 있다. 즉, PP 접근은 두 집단에서 순응자들만을 가지고 분석 비교한다. 두 집단에서 순응자들의 베이스라인 변수

가 서로 다른 분포를 가진 환자들일 수 있다. 비슷한 이유로 AT 접근도 비교할 수 없는 데이터를 가지고 집단을 비교한다.

○○○● 예제

혈압감소를 위한 실험약과 위약을 비교하는 무작위 임상시험을 고려해 보자. 각 집단에서 비순응자는 조기 중단해서, 치료는 대략 치료 완성이든지 무치료라고 가정하며, 다른 형태의 비순응은 없다고 가정한다. 아래의 표는 베이스라인에서 6주가 지난 후에 수축기혈압의 평균감소를 요약한 것이다.

구분		실험약		위약	
		n	평균	n	평균
순응	Yes	64	18	76	14
	No	36	9	24	6
	Total	100	14.8	100	12.1

이 예제로부터 ITT, PP, AT의 세 가지 원칙에 의한 치료효과는 각각 다음과 같다.

ITT: $14.8 - 12.1 = 2.7$

PP: $18 - 4 = 4$

AT: $18 - \dfrac{(36 * 9) + (76 * 14) + (24 * 6)}{76 + 36 + 24} = 6.7$

이 예제에서 집단 간의 비교가 불가능한 것은 실험군과 위약군 사이에 치료순응도가 각각 36%와 24%로 다르다는 사실 때문임을 주목해야 한다. ■

간단하면서 가장 많이 쓰이는 여러 가지 종류의 에드학 접근방법(ad-hoc analysis)이 있지만 모든 에드학 방법은 심각한 편향을 가지고 있다. ITT 분석은 임상적 효율성에 관련된 질문에 가장 현실적이고 비편향된 대답을 제공하는 것으로 여겨진다. 또한 ITT 분석은 모든 무작위 배정된 피험자들이 원래의 설계에 의한 대로 분석에 포함될 때 비편향된 것으로 간주될 수 있다. 그것은 임상시험 초기에서부터 피험자들이 추적된 것과는 상관없이 ITT 설계의 채택에서 필요하다. 이것은 표본수의 일부분을 선택하기 때문에 치료효과의 평가에서 일어나는 잠재적 편향을 최소화할 뿐만 아니라, 데이터 분석에 모든 피험자를 포함시킴으로써 임상시험의 검정력을 향상시키기 때문이다. 또한 치료효과의 메커니즘에 대한 탐구와 비순응에 기인한 결측 데이터를 생산하는 근원적인 메커니즘에 대한 모형을 채택할 필요 없이 순응의 영향에 대한 탐구를 허용한다.

 인과모형 접근방법
Causal Model Approach

13.7.1 개요(Overview)

치료의 효율성 측정에는 인과모형(Causal Model) 혹은 인과추론(Causal Inference)이라는 두 가지 종류의 접근방식이 있다. 이때 '원인(cause)'이라는 용어를 정의하기는 어렵다. 원인의 파악은 쉽지 않으나, 임상시험에서는 서로 다른 치료의 노출(exposure)에 있는 피험자 집단에서 관측된 결과변수를 비교함으로써 원인을 추정할 수 있다. 결과변수에 대한 노출의 인과효과(Causal Effect, CE)란 모집단에 있는 사람들 중에 노출로 인한 가상적 결과의 위험과 노출되지 않는 모집단에서 가상적 결과의 위험 사이에 일어나는 차이로 정의된다. 모집단 전체보다는 모집단 일부에 노출로 인하여 발생하는 인과효과에 더 관심을 가지기도 한다. 이는 모집단에서 노출된 피험자들의 결과가 모집단에서 노출되지 않은 피험자가 가지는 결과와 똑같지 않다면, 노출에 의한 인과효과라고 설명할 수 있다. 예를 들면 아스피린을 2시간 일찍 복용하는 경우와 아스피린을 복용하지 않은 상태에서 생기는 두통상태를 비교하는 임상시험이 있다고 하자. 두통치료에서 $Y(1)$은 아스피린 비복용 시의 결과(두통측정)이고, $Y(2)$는 아스피린 복용 시의 결과라고 한다면, 그 차이 $Y(2)-Y(1)$는 두통에 대한 아스피린 인과효과에 대한 차이라고 설명할 수 있다. 그러므로 인과모형은 교란으로 인한 편향을 제거하면서 피험자들이 복용한 치료의 인과효과를 추론하려는 방법을 말한다. 이런 방법들은 보통 인과모형을 포함한다. 즉, 개인이 수령한 치료를 그 개인의 반응에 회귀하게 되는 함수로 설명된다. 먼저 인과관계는 일련의 사건(효과)이 다른 일련의 사건(원인)의 직접적인 결과인 사건들 사이의 관계성을 의미하기 때문에 원인의 추론은 인과관계에 관한 주장을 하기 위하여 데이터를 사용하는 방법이라고 할 수 있다. 인과관계를 추론하는 것은 오랫동안 철학을 비롯한 여러 과학에서 핵심적 연구과제로서 논쟁해온 주제이기도 하다. 임상시험에서의 인과관계 연구에서 가장 현저하게 발달해온 모형 중 하나는 네이멘-루빈(Neyman-Rubin) 모형이다.

13.7.2 루빈 인과모형(Rubin Causal Model, RCM)

네이멘-루빈 인과모형으로도 알려져 있는 루빈 인과모형(Rubin's causal model)은 원인과 효과 간의 잠재적 결과 체계를 설명하고자 하는 통계적 분석 접근방식이다(Rubin, 1974 & 1975). '루빈 인과모형'이란 명칭은 루빈의 대학원 친구인 폴 홀랜드(Paul W. Holland)에 의해 제일 먼저 만들어졌다. 이 원인과 효과 간의 잠재적 결과 체계는 1923년 저저지 네이멘(Jerzy Neyman)의 석사논문에서 처음 제안되었으며, 완전 무작위 실험을 가정한 문맥에서만 논의되었다. 그 이후 다른 통계학자들과 더불어 루빈은 관찰연구와 실험연구에서의 인과관계를 고려한 일반 체계로 확대했다.

위의 아스피린 예제에서처럼 $Y(1)$은 아스피린 비복용 시의 결과(두통 측정)이고, $Y(2)$는 아스피린 복용 시의 결과라고 하자. 만일 두통을 치료하기 위하여 아스피린을 배정한다면, $Y(2)$는 관찰되지만 아스피린이 배정되지 않아야 볼 수 있을 $Y(1)$은 관찰되지 않는다. 배정되지 않은 치료하의 결과는 결측으로 간주될 수 있고, 관찰된 데이터와 함께 이런 결측값에 대한 추론을 끌어내는 것이 문제이다. 잠재적 결과를 통한 인과효과의 개인-레벨 정의가 여러 개인들에 적용될 때, 특정 개인에 대한 결과는 치료에 의존해 있을 수 있고 다른 개인들에 대해서는 다른 결과를 가지는 복잡성이 있다. 예를 들어 같은 방에 있는 특정인이 자신의 두통으로 복용한 아스피린은 내가 아스피린을 복용하든 않든 나의 두통상태에 영향을 주지 않는다고 가정하자. $Y(jk)$는 첫 번째 사람이 치료 j를, 두 번째 사람이 치료 k를 수령했을 때의 결과를 표시한 것이라고 하면, 2명의 개인 각각에게 일어날 수 있는 가능한 4가지 결과를 나타낸다. 즉 $Y(11)$, $Y(12)$, $Y(21)$, $Y(22)$가 가능하다.

여기서 일변량 결과에 적용할 수 있는 셰이너-루빈(Sheiner and Rubin, 1995)과 이항 결과변수에 적용할 수 있는 솜머-제거(Sommer and Zeger, 1991)의 접근방법에 중점을 두고 살펴보기로 한다.

13.7.3 셰이너-루빈 인과모형(Sheiner-Rubin Causal Model)

셰이너-루빈의 인과모형(1995)에서 '치료순응(= E-순응)'은 베이스라인 잠재변수를 통해 내재된 것으로 생각할 수 있다. 치료순응자가 치료에 배정된다면 이는 순응할 피험자들이다. 마찬가지로 치료비순응자가 치료에 배정된다면 순응하지 않을 피험자들이다. 치료순응자와 치료비순응자들은 치료집단들 사이에 임의로 배정되고 분포되기 때문에 하위집단 내에서 치료효과가 비교될 수 있다. 피험자가 사실상 치료순응자인지 아닌지는 오직 치료집단에 배정된 피험자들로부터 결정되게 된다. 일변량 결과변수에 실험치료와 위약치료를 비교하기 위해 위약치료에서 실험치료로 전환이 없다고 가정하면서, 치료배정과 순응여부를 다음과 같이 정의하자.

$\bar{Y}_E^{(C)}$는 실험치료에 배정된다면 치료순응자들 사이의 평균반응값이다.

$\bar{Y}_C^{(N)}$은 위약치료에 배정된다면 치료비순응자들 사이의 평균반응값이다.

$\bar{Y}_C^{(C)}$, $\bar{Y}_E^{(N)}$에 대해서도 유사하게 정의할 수 있다.

여기서 subscript는 실험치료(E)와 위약치료(C)를 표시하고, superscript는 순응(C)과 비순응(N)을 표시한다.

구분		치료	
		실험치료(E)	위약치료(C)
순응	치료순응	$\bar{Y}_E^{(C)}$	$\bar{Y}_C^{(C)}$
	치료비순응	$\bar{Y}_E^{(N)}$	$\bar{Y}_C^{(N)}$
	합계	$\bar{Y}_E$	$\bar{Y}_C$

$\bar{Y}_E^{(C)}$와 $\bar{Y}_E^{(N)}$은 직접적으로 관측하고 측정될 수 있지만, $\bar{Y}_C^{(C)}$와 $\bar{Y}_C^{(N)}$은 그렇지 못하다.

위의 표에서 각각의 칸에 해당하는 표본수에 대해 다음과 같이 표현하자.

$n_E{}^{(C)}$는 실험치료에서 관측된 치료순응자의 수

$n_C{}^{(N)}$은 위약치료에서 관측된 치료비순응자의 수

$n_C{}^{(C)}$, $n_E{}^{(N)}$에 대해서도 유사하게 정의할 수 있다.

치료효과의 인과효과(CE) 측정은 다음과 같이 나타낼 수 있다.

$$CE = \frac{\overline{y_E} - \overline{y_C}}{p}$$

여기서 CE의 분자는 치료효과 평균의 차이(d)이고, 분모에 있는 $p = \dfrac{n_E{}^{(C)}}{n_E}$ 는 치료순응자 비율의 측정이다. 여기서 $n_E = n_E{}^{(C)} + n_E{}^{(N)}$ 이다.

CE의 변량($\hat{V}(CE)$) 측정은 다음과 같이 정의된다.

$$\hat{V}(CE) = \frac{\hat{V}(d)}{p^2} + \frac{d^2 \hat{V}(p)}{p^4} - \frac{d(\overline{y_E{}^{(C)}} - \overline{y_E})}{p^2 n_E}$$

여기서 $V(d)$는 d의 변량이며, $V(p)$는 p의 변량이다.

○○○ **예제**

13.5절에서 살펴본 혈압 임상시험의 예제를 다시 사용해서 실험약과 혈압약과의 인과관계를 살펴보도록 하자.

구분		실험약		위약	
		n	평균	n	평균
순응	Yes	64	18	76	14
	No	36	9	24	6
	Total	100	14.8	100	12.1

$$\overline{y}_E - \overline{y}_C = d = 14.8 - 12.1 = 2.7$$

$$p = \frac{n_E^{(C)}}{n_E} = 64/100 = 0.64$$

$$CE = 4.2 \quad \blacksquare$$

세이너-루빈 방법은 치료순응이 '전부 아니면 무(all-or-none)'인 상황과 위약집단이 치료에 접근할 수 없는 상황에서의 중재치료집단과 위약치료집단 비교에 가장 적합하다고 할 수 있다. 결과변수의 비교는 오직 베이스라인 변수에 따라 정해진 집단 간에 만들어지기 때문에 '인과추론' 방법으로, 위약순응 데이터를 무시하게 된다. 세이너-루빈 방법은 '치료비순응자'는 치료에서 어떤 효과도 내지 않는다는 가정이 필요하며, 완전한 순응의 효과를 나타내는 것으로서의 측정치를 해석하는 것은 '치료순응자'는 완전히 의도된 치료를 실제로 수령한다는 것 또한 가정하고 있다. 효율성에 관한 추론은 '치료순응자'의 부분 모집단에 제한되며, 순응의 평가에서 측정오차는 추론의 타당성을 약화시킬 수 있다. 세이너-루빈 방법의 한계점은 순응이 종종 연속적 변수라는 것이다. 연속적 순응측정에서 결절점(cut-off point)은 일반적으로 임의적으로 정해지게 된다. 예를 들면 3개월 동안 매일 복용하는 약물을 포함한 치료요법은 진정으로 '전부 아니면 무'로 표시될 수 없다.

13.7.4 솜머-제거 인과모형(Sommer-Zeger Causal Model)

솜머-제거(Sommer and Zeger, 1991)는 인도네시아 어린이들의 비타민A 보충제 치료와 무치료의 사망률을 비교하는 무작위 임상시험의 데이터를 분석했다. 임상시험 연구자들은 치료배정된 어린이가 비타민A를 수령했는지의 순응을 조사했다. 무치료에 배정된 어떤 어린이도 비타민A를 수령하지 않았다고 가정하자.

●●●○ 예제: 인도네시아 어린이들의 비타민A 보충제 임상시험에서의 결과(Abdeljaber, 1991)

구분		치료			
		비타민 A		무치료	
		n	사망자 수(%)	n	사망자 수(%)
치료순응자	예	9675	12(0.12)		
	아니오	2419	34(1.41)		
	합계	12,094	46(0.38)	11,588	74(0.64)

비타민A 연구 데이터에서 두 치료집단에서 ITT에 근거한 관찰된 사망률의 차이(ITT)는

$$d = p_E - p_C = 0.38 - 0.64 = -0.26$$

비타민A 치료순응자 비율의 측정은

$$p = \frac{n_E^{(C)}}{n_E} = \frac{9675}{12094} = 0.80$$

비타민A와 사망률의 인과효과는

$$CE = \frac{0.38 - 0.64}{\dfrac{9675}{12094}} = -0.33$$

d, p 그리고 CE의 변량 측정값은

$$\hat{V}(d) = \frac{p_1 q_1}{n_1} + \frac{p_2 q_2}{n_2} = \frac{0.38 * 0.62}{12094} + \frac{0.64 * 0.36}{11588} = 3.9 * 10^{-5}$$

$$\hat{V}(p) = \frac{0.8 * 0.2}{12094} = 1.3 * 10^{-5}$$

$$\hat{V}(CE) = \frac{3.9 * 10^{-5}}{0.8^2} + \frac{(-0.26)^2 * (1.3 * 10^{-5})}{0.8^4} - \frac{(-0.26)(0.12 - 0.38)}{0.8^2 * 12094} = 5.4 * 10^{-5}$$

CE의 표준오차 $S(CE) = \sqrt{5.4 * 10^{-5}} = 0.0074$ ∎

솜머-제거의 방법은 위약집단이 사용되지 않았으므로 '대조 순응'의 측정치가 없다. 이 인과추론 접근방식은 대조집단에서의 순응에 대한 정보를 사용하지 않는다. 만일 크로스-오버가 일어난다면 세이너-루빈 인과모형 혹은 솜머-제거 인과모형과 같은 단순한 접근방식은 적용될 수 없다. 설령 위약집단의 순응 정보가 있다 하더라도 이 두 인과모형에서는 그 정보를 사용하지 않기 때문에 무시될 것이다.

13.7.5 에프론-펠더맨 방법(Efron and Feldman Method)

에프론-펠더맨(Efron & Feldman, 1992)은 아래 [그림 13.1]에서 보여주듯이 각 집단에 대해 치료결과와 순응 사이의 관계를 모형화하여 약물 효율성을 측정하고자 하였다. 효율성의 개념은 그 어떤 정도의 약물 '용량'에도 일반화될 수 있다. 즉 여기에서 주어진 일정한 용량을 투약한 환자들과 투약하지 않은 환자들(위약군) 사이의 평균 반응에서의 차이이다. 순응의 특정 수준에서 약물집단과 위약집단을 비교한다. 집단 간에 순응 스코어의 비교 가능성을 보장하기 위하여 두 집단에서 순응의 동일한 분포를 제공하기 위해 위약 순응을 변형한다. 세이너-루빈 방법과 같이 에프론-펠더맨은 치료집단으로 배정되었지만 무치료를 수령한 피험자는 만일 그 피험자가 위약에 배정된다면 동일한 반응을 가진다고 가정한다. 이러한 접근방식은 이전에 정의된 것과 같은 인과분석 방법과 다르며, 무작위화 이후의 변수에 근거하여 비교하므로 만일 순응 집단이 비교될 수 없다면 효율성의 측정치는 편향될 것이다.

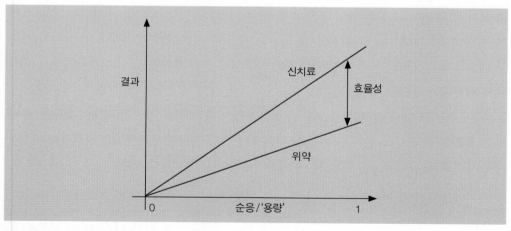

[그림 13.1] 치료결과와 순응 관계의 모형

인과추론

Causal Inference

인과추론의 체계는 임상시험에서 무작위 배정의 메커니즘에 의해 나온 통계적 분포에만 기초하며, 인과추론의 형태는 그 어떤 가정도 필요하지 않다. 근본적으로, 인과추론에 대한 3가지 형식의 통계적 양상이 있는데, 하나의 베이지안과 두 가지의 무작위화에 근거한 추론이라 할 수 있다. 무작위화에 근거한 추론의 두 가지 형태로는 네이멘(Neyman) 추론과 피셔(Fisher) 추론이다. 여기서 무작위화에 근거한 추론을 위주로 살펴보기로 한다.

13.8.1 피셔의 무작위화에 근거한 추론(Fisherian Randomization-Based Inference)

피셔의 접근방법은 귀류법(proof by contradiction)을 사용하는 수학적 아이디어와 밀접하게 관련되며, 기본적으로 p-값을 제공하는 스토케스틱(Stochastic)적인 방법이라 하겠다. 아스피린 예제에서, $Y(1)$과 $Y(2)$를 각각 치료 1과 치료 2의 결과라고 할 때, 피셔의 추론 양식에서의 첫 요소는 모든 개체에 대해서 $Y(1) = Y(2)$라고 설립된 귀무가설이다. 즉, 두 치료는 정확하게 동일한 치료결과를 가진다는 이 귀무가설하에서, 모든 잠재적 결과들이 $Y(1) = Y(2) = Y_{관찰}$이므로, 데이터의 관찰된 결과 $Y_{관찰}$에서 얻게 된다. 이 귀무가설하에서 치료 2에 노출된 피험자들과 치료 1에 노출된 피험자에 대한 관측된 평균의 차이 $\overline{y_2} - \overline{y_1}$과 같은 통계량의 값 T는 관찰된 배정에 대해서 뿐만 아니라, 주어진 데이터의 모든 가능한 배정(W)에 대해서도 알려져 있다. $\overline{y_2} - \overline{y_1}$과 같은 통계량 T를 선택하고, 각각의 가능한 배정하에서(귀무가설이 참이라고 가정하며) 이루어진 값을 계산한다. 이 배정확률은 아래와 같이 계산할 수 있다.

대부분의 실험에서 이러한 확률들은 '0'값이든지 혹은 모든 가능한 배정에 동일한 값을 가진다. 예를 들면 총 표본수 $N = 2n$을 가진 완전한 무작위 실험에서 n은 치료 1을 수령하기로 선택되고, 나머지 n은 치료 2를 수령하기로 임의로 선택한다.

N개체들이 각 치료에 배정되는 가능한 배정 W는 확률 $\dfrac{1}{C_n^{\,N}}$을 가지며, 여기서 $C_n^{\,N} = \{(N) \times (N-1) \times \cdots \times (n+1)\}/\{1 \times 2 \times \cdots \times (N-n)\}$는 이항계수이며, 모든 다른 W는 제로(0) 확

률을 가진다. T값과 W 각각의 확률값을 안다면 배정 메커니즘과 귀무가설하에서 관측된 통계량 T의 p-값을 계산할 수 있다. 보통 0.05 혹은 0.05보다 적은 p-값은 귀무가설을 기각하는 증거로서 해석된다. 추론의 이런 형태는 품격은 있지만 영모형(null model)이 아주 제한적이며, 테스트 통계량은 약간 임의적이다. 또한 작은 p-값은 반드시 귀무가설로부터 벗어난다는 것을 함축하지는 않는다. 그럼에도 불구하고 p-값을 계산하는 장점이 있기 때문에 만일 귀무가설이 통계량 T에 대해서 기각하지 않는다면, 치료효과가 차이난다고 주장하기는 어렵다.

13.8.2 네이맨의 무작위화 기반 추론(Neyman's Randomization-Based Inference)

무작위에 근거한 추론(radomization-based inference)의 네이맨 유형은 전형적 인과효과의 신뢰구간을 계산하기 위하여 치료배정 메커니즘에 의해서 유도된 분포에 통계량의 기대치를 평가함으로써 추론을 끌어내는 것으로 볼 수 있다. 이를 설명하는 기본적인 이론은 무작위에 기반한 추론에 대한 네이맨의 고전논문에 있는 것과 동일하며, 가끔 '설계에 근거한' 추론(design-based inference)이라고 불린다. 일반적으로 인과측정의 비편향된 측정량이 계산되며 이에 대한 인과효과로서 평균값을 들 수 있다. 그리고 이 비편향 측정량의 변량을 계산할 수 있는데, 이 변량 측정량은 비편향되거나 혹은 상승하여 편향된다. 또한 편향과 변량 둘 다 무작위화 분포에 따라 달라진다. 더 자세히 설명하면, 인과측정량은 평균 인과효과 $\overline{Y}_2 - \overline{Y}_1$로 연구된 모집단에서의 모든 개체들의 평균이고, 이 효과를 측정하기 위한 전형적인 통계량은 두 집단에 대한 표본평균에서의 차이 $\overline{y}_2 - \overline{y}_1$이 된다. 표본평균의 차이 $\overline{y}_2 - \overline{y}_1$은 치료의 단순 무작위 배정하에서 $\overline{Y}_2 - \overline{Y}_1$에 대해 비편향인 것을 보여 줄 수 있다.

n_1이 치료 1 집단에 배정되고, n_2가 치료 2 집단에 배정되는 완전한 무작위 배정 실험에서 측정된 변량은 다음과 같이 얻어진다.

$$S^2 = \frac{s_1^2}{n_1} + \frac{s_2^2}{n_2}$$

s_1^2는 치료 1 집단 표본변량, s_2^2는 치료 2 집단 표본변량이며, S^2는 모든 개별 인과효과

가 동일하지 않다면 $\overline{y_2} - \overline{y_1}$ 의 실제 변량은 과대평가된다. $\overline{Y_2} - \overline{Y_1}$ 에 대한 표준 95% 신뢰구간은 $(\overline{y_2} - \overline{y_1}) \pm 1.96 * S$이다.

추론의 네이맨 유형은 무엇을 할지를 말해주는 지시적이라기보다는 인과추론을 위한 절차의 평가를 목적으로 한다. 즉 반복해서 적용할 때 $(\overline{y_2} - \overline{y_1}) \pm 1.96 * S$ 구간이 얼마나 자주 $\overline{Y_2} - \overline{Y_1}$ 을 포함하는가이다. 그럼에도 불구하고 네이맨 인과추론은 예를 들면 신약개발과 승인, 그리고 의학에서 무작위 임상시험 등의 중요한 응용분야에 행했던 것들의 대부분에 기초를 형성한다. 이런 추론의 형태는 역학연구에서 인과추론을 위해 행해졌던 것들의 기초가 되기도 한다. 즉, 비무작위 연구인 역학 데이터의 분석은 거의 항상 네이맨 추론에 근거하고 있다. 인과추론에 대한 최근의 연구는 행동과학자, 컴퓨터학자, 경제학자, 역학자, 철학자, 통계학자 등 많은 분야의 학자들 사이의 광범위한 교류를 포함하여 연구활동이 대단히 활발하다. 단순하지만 강력한 아이디어로 준비해서 경험적 연구, 특히 의과학 연구와 공중보건 연구와 같은 중요한 분야에서 인과효과에 대한 방법론적인 개발이 계속될 것을 기대한다.

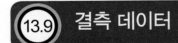

13.9 결측 데이터
Missing Data

결측 데이터(Missing Data)는 역학연구 및 임상연구에서 자주 다루어지는 주제로서, 특히 시간 흐름에 따른 반복측정을 포함하는 코호트 연구에서 나타나는 중요한 이슈 문제이다. 결측값이 있는 데이터의 통계분석 방법은 비완성된 개별 케이스를 제외시킨다든지, 무조건적으로 평균 혹은 마지막 기록 값을 대체(imputation)시키는 것과 같은, 단순하고 상대적으로 즉각적인 수정에 제한되어 있다. 이러한 분석들은 결측 데이터 메커니즘에 관한 비현실적인 가정하에 이루어지기 때문에 편향된 추론을 산출한다. 결측값을 채우는 방법에는 결측이 있는 데이터에 관측값을 채우는 장점이 있으므로 무작위화에 의해 나온 교란을 어느 정도 균형잡을 수 있다. 단순하게 결측값을 대체하는 것보다 훨씬 더 나은 접근방법으로는 관측된 데이터에 결측값이 가질 수 있는 분포로부터 결측값을 예측하여 대체하는 방법이다. 예를 들면 스토케스틱 회귀대체(stochastic regression imputation)에서 각 결측값은 '회귀예측값 + 랜덤오차값'으로 대체하는 것이다. 이런 대체 방법은 존재하지 않는 데이터를 '지어낸다'는 심각한 단점을 가지고 있다. 더 엄밀하게 말하자면, 단일 대체값은 대체값에 관한 모든 불확실성을 나타낼 수 없어 대체값이 마치 관측된 값처럼 다루게 되어, 비록 올바른 모형을 얻는다 해도 불확실성이 과소평가된다. 반면에 다중대체(multiple imputations)는 단일대체 방법의 많은 결점을 보완하고자 하는 또 다른 접근방법이다. 결측값에 대해 단일대체 대신에, M개의 데이터 세트를 생성하고 그 데이터 세트의 각각은 예측분포로부터 결측값을 예측한다. 이렇게 완성된 M 데이터 세트 각각을 분석하고, 그 결과들을 평균과 같은 단순한 방식으로 결합한다. 여기에서 다중대체 측정치는 M 데이터 세트에서 나온 측정치들의 평균을 사용한다. 다중대체는 단일대체보다 많이 어렵지 않다. 다만 분석을 M배 반복한 것으로 그리 큰 부담을 주는 계산이 필요하지 않으며, 추론을 결합하는 방법도 간단하다. 다만 이러한 방법은 결측값에 대한 최적 예측분포를 생성하는 것이지 최적분포가 만들어졌을 때 반복적으로 뽑는 것이 아니라는 점에 주의해야 한다. 다중대체의 밑바닥에 깔린 이론은 베이지안 철학과 맞물려 있으며, 이는 시뮬레이션 테크닉을 필요로 한다. 하지만 그 방법은 만일 대체모형이 조심스럽게 명시된다면 프리퀀티스트(frequentist)의 속성도 가지고 있다.

결측 데이터를 다루는 다른 접근방식은 특히 대규모 표본수에서, 데이터와 결측-데이터 메커니즘에 대한 통계적 모형을 기초로 한 최대우도이다. 이 방법은 다중대체와 연관되고, 완성 데이터(complete data)와 비완성 데이터(incomplete data)의 경우에서 모든 정보를 이용하며, 값이 결측되었다는 사실로부터 일어나는 정보 상실을 설명하는 추론을 산출한다. 최근 결측 데이터를 다루는 대부분의 방법들은 결측 데이터가 임의적으로 결측(missing at random, MAR)되었음을 가정한다. 다시 말하면 만일 결측이 데이터 세트에서 관측된 값들을 조건으로 한 후에도 결측값에 의존해 있지 않다면 이 가정은 유지된다. 이 가정은 항상 현실적 가정이라 보기 어렵다. 예를 들어 금연에 관한 임상시험의 횡단면연구가 있다 하자. 피험자가 금연하기를 원하지 않아 병원 방문에 나타나지 않는 경우 혹은 피험자가 이미 금연을 해서 더 이상 연구에 참여할 동기가 없는 경우에서, 만일 연구탈퇴가 치료결과와 연관된다면, 이런 경우의 탈락은 비임의적 결측(non-MAR)이라 하겠다. 거주지 이주와 같은 탈락의 형태는 임상시험의 결과와 무관하여 MAR일 것이다. 데이터가 MAR이 아닐 때, 결측 데이터 메커니즘을 위한 모형은 적절한 추론을 산출하기 위하여 데이터 분석 속에 적절하게 고려할 필요가 있다. 예를 들면 금연의 횡단면연구에서, 치료 실패 혹은 거주지 이주 등과 같이 탈락에 대한 다른 이유들은 데이터 분석에서 구분될 수 있고, 다른 적절한 방식으로 모형화될 수 있다. 결측 데이터에 관한 이론 및 분석 접근방법은 Little(2002), Schenker(2002), Daniels(2008), Enders(2010), Burren(2012) 등 여러 저서에서 상세하게 나와 있다.

참고문헌

1. Abdeljaber MH, Monto AS, Tilden RL, Schork, MA, Tarwotjo I. The impact of vitamin A supplementation on morbidity: a randomized community intervention trial. Am J Public Health, 1991, 81:1654–1656.

2. Altman DG, Schulz KF, Moher D, Egger M, Davidoff F, Elbourne D et al. The revised CONSORT statement for reporting randomized trials: explanation and elaboration. Ann Internal Med, 2001, 134: 663–694.

3. Bang H, Davis CE. On estimating treatment effects under non-compliance in randomized clinical trials: Are intent-to-treat or instrumental variables analyses perfect solutions? Statistics in Medicine, 2007, 26:954–964.

4. Bellamy S, Lin J, Ten Have T. An introduction to causal modeling in clinical trials. Clinical Trials: Journal of the Society for Clinical Trials, 2007, 4:58–73.

5. Besch CL. Compliance in clinical trials. AIDS, 9:1–10.

6. Boudes P. Drug Compliance in Therapeutic Trials: A Review. Controlled Clinical Trials, 1998, 19:257–268.

7. Chesney MA. Factors affecting adherence to antiretroviral therapy. Clinical Infectious Diseases, 2000, 30:S171–S176.

8. Daniels MJ, Hogan JW. *Missing data in longitudinal studies: Strategies for Bayesian modeling and sensitivity analysis*. Chapman & Hall/CRC, Boca Raton, 2008.

9. Dodd S, White IR, Wil liamson P. Nonadherence to treatment protocol in published randomised controlled trials: a review. Trials, 2012, 13:84.

10. Enders CK. *Applied Missing Data Analysis*. Methodology in the Social Sciences, 2010.

11. Epstein LH. The direct effects of compliance on health outcome. Health Psychol, 1984, 3:385–393.

12. Fergusson D, Aaron SD, Guyatt G, Hebert P. Post-randomisation exclusions: the intention to treat principle and excluding patients from analysis. BMJ, 2002, 325:652–654.

13. Fischer-Lapp K, Goetghebeur E. Practical Properties of Some Structural Mean Analyses of the Effect of Compliance in Randomized Trials. Controlled Clin. Trials, 1999, 20:531–546.

14. Frangakis CE, Rubin DB. Addressing complications of intent-to-treat analysis in the combined presence of all-or-none treatment-noncompliance and subsequent missing outcomes. Biometrika, 1999, 86:365-379.

15. Gibaldi M, Sullivan S. Intention-to-treat analysis in randomized trials: Who gets counted? J Clin Pharmacol, 1997, 37: 667-672.

16. Goetghebeur E, Molenberghs G, Katz J. Estimating the causal effects of compliance on binary outcome in randomized controlled trials. Statistics in Medicine, 1998, 17:341-355.

17. Graham JW. Missing Data Analysis: Making It Work in the Real World. Annu Rev Psychol, 2009, 60:549-576.

18. Gravel J, Opatrny L, Shapiro S. The intention-to-treat approach in randomized controlled trials: are authors saying what they do and doing what they say? Clin Trials, 2007, 4:350-356.

19. Greenland S, Lanes S, Jara M. Estimating effects from randomized trials with discontinuations: the need for intent-to-treat design and G-estimation. Clin Trials, 2008, 5:5-13.

20. Gupta SK. Intention-to-treat concept: A review. Perspect Clin Res. 2011, 2:109-112.

21. Haynes RB, Dantes R. Patient compliance and the conduct and interpretation of therapeutic trials. Controlled Clin Trials, 1987, 8:12-19.

22. Haynes RB, McDonald HP, Garg AX. Helping Patients Follow Prescribed Treatment Clinical Applications. JAMA, 2002, 288:2880-2883.

23. Haynes RB. Improving patient adherence: state of the art, with special focus on medication taking for cardiovascular disorders. In: Burke LE, Okene IS, eds. Patient Compliance in Health Care Research: American Heart Association Monograph Series. Futura Publishing, 2001:3-21.

24. Hernán MA, Robins JM. Estimating causal effects from epidemiological data. J Epidemiol Community Health, 2006, 60:578-586.

25. Hewitt CE, Torgerson DJ, Miles JNV. Is there another way to take account of noncompliance in randomized controlled trials? CMAJ 2006, 175:347.

26. Hogan JW, Roy J, Korkontzelou C. Tutorial in biostatistics—handling drop-out in longitudinal studies Stat Med, 2004, 23:1455-1497.

27. Hollis S, Campbell F. What is meant by intention to treat analysis? Survey of published randomised controlled trials. BMJ, 1999, 319:670-674.

28. Huwiler-Müntener K, Jüni P, Junker C, Egger M. Quality of reporting of randomized trials as a measure of methodologic quality. JAMA, 2002; 287:2801-2804.

29. Ickovics JR, Cameron A, Zackin R, et al. Consequences and determinants of adherence to antiretroviral medication: results from Adult AIDS Clinical Trials Group protocol 370. Antivir Ther, 2002, 7:185-193.

30. Kruse RL, Alper BS, Reust C, Stevermer JJ, Shannon S, Williams RH. Intention-to-treat analysis: who is in? Who is out? J Fam Pract, 2002, 51:969-971.

31. Lachin JM. Statistical Considerations in the Intent-to-Treat Principle. Controlled Clinical Trials, 2000, 21:167-189.

32. Lambert MF, Wood J. Incorporating patient preferences into randomized trials. J Clin Epidemiol, 2000, 53:163-166.

33. Lee YJ, Ellemberg JH, Hirtz DG, Nelson KB. Analysis of clinical trials by treatment actually received: is it really an option? Statistics in Medicine 1991, 10:1595-1605.

34. Lewis JA, Machin D. Intention to treat-who should use ITT? Br J Cancer, 1993, 68: 647-650.

35. Lim HJ, Hoffmann RG. Study Design. *Topics in Biostatistics*, Walter T. Ambrosius(Editor), Humana Press Inc. New Jersey, 2007.

36. Little RJ, Long Q, Lin X. A comparison of methods for estimating the causal effect of a treatment in randomized clinical trials subject to noncompliance. Biometrics, 2009, 65:640-649.

37. Little RJ, Rubin D. Causal Effects in Clinical and Epidemiological Studies Via Potential Outcomes: Concepts and Analytical Approaches. Annual Review of Public Health, 2000, 21: 121-145.

38. Little RJ, Rubin D. *Statistical Analysis with Missing Data.* Wiley. 2002.

39. Little RJA, Yau L. Intent-to-Treat Analysis in Longitudinal Studies with Drop-Outs. Biometrics, 1996, 52:1324-1333.

40. Marasinghe JP, Amarasinghe AAW. Noncompliance in randomized controlled trials. CMAJ, 2007, 176: 1735.

41. Montedori A, Bonacini MI, Casazza G, Luchetta ML, Duca P, Cozzolino F, Abraha I. Modified versus standard intention-to-treat reporting: are there differences in methodological quality, sponsorship, and findings in randomized trials? A cross-sectional study. Trials, 2011, 2Montori VM, Guyatt GH. Intention-to-treat principle. CMAJ, 2001, 165:1339-1341.

42. Morisky DE, Ang A, Krousel-Wood M, Ward HJ. Predictive validity of a medication adherence measure in an outpatient setting. Journal of Clinical Hypertension, 2008, 10:348-354.

43. Murray GD, Findlay JG. Correcting for the bias caused by drop-outs in hypertension trials. Statistics in Medicine, 1988, 7:941-946.

44. Nagelkerke N, Fidler V, Bernsen R, Borgdor M. Estimating treatment effects in randomized clinical trials in the presence of non-compliance. Statistics in Medicine, 2000, 19:1849-1864.

45. Nathaniel Schenker N, Rubin DB, Little RJ, JBarnard J. *Applications of Modern Missing Data Methods*. Chapman and Hall/CRC, 2002.

46. Newel DJ. Intention-to-treat analysis: implications for quantitative and qualitative research. Int J Epidemiol, 1992, 21:837-841.

47. Osterberg L, Blaschke T. Adherence to medication.N Engl J Med, 2005, 353:487-497.

48. Pearl J. *Causality: Models, Reasoning, and Inference*. Cambridge University Press, 2000.

49. Peduzzi PN, Wittes J, Detre K, Holford TR. Analyses as-randomized and the problem of the nonadherence: an example from the Veterans Affairs Randomized Trial of Coronary Artery Bypass Surgery. Statistics in Medicine, 1993, 12:1185-1195.

50. Porta N, Bonet C, Cobo E. Discordance between reported intention-to-treat and per protocol analyses. J Clin Epidemiol, 2007, 60:663-669.

51. Raghunathan TE. What Do We Do with Missing Data? Some Options for Analysis of Incomplete Data Annual Review of Public Health, 2004, 25: 99-117.

52. Robins J M. Correcting for Non-Compliance in Randomized Trials using Structural Nested Mean Models. Communications in Statistics, Theory Meth, 1994, 23:2379-2412.

53. Rubin D. Causal Inference Using Potential Outcome. J. Amer. Statist. Assoc, 2005, 100:322-331.

54. Rubin D. Estimating Causal Effects of Treatments in Randomized and Nonrandomized Studies. J. Educ. Psychol, 1974, 66:688-701.

55. Ruiz-Canela M, Martinez-Gonzalez MA, de Irala-Estevez J. Intention to treat analysis is related to methodological quality. BMJ, 2000, 320:1007.

56. Sackett DL, Snow JC. The magnitude of adherence and non-adherence. In: Haynes RB, Taylor DW, Sackett DL, eds. Adherence in Health Care. Johns Hopkins University Press, 1979.

57. Schulz KF, Altman DG, Moher D, CONSORT Group. CONSORT 2010 statement: updated guidelines for reporting parallel group randomised trials. BMJ, 2010, 340:c332.

58. Shang LL, Analysis the impact of different treatment adherence on cardiovascular events for patients with Hypertension. China Practical Medicine, 2013, 8:90−91.

59. Shih WJ, Quan H. Testing for treatment differences with dropouts present in clinical trials −a composite approach. Stat Med, 1997, 16:1225−1239.

60. Shumaker SA, Dugan E, Bowen DJ. Enhancing adherence in randomized controlled clinical trials. Controlled Clinical Trials, 2010, 21:226S−232S.

61. Soares I, Carneiro AV. Intention−to−treat analysis in clinical trials: principles and practical importance. Rev Port Cardiol, 2000, 21:1191−1198.

62. Sommer A, Zeger SL. On estimating efficiency from clinical trials. Statistics in Medicine, 1991, 10:45−52.

63. Steiner JF, Earnest MA. The language of medication−taking. Ann Intern Med, 2000, 132:926−930.

64. Stephenson BJ, Rowe BH, Haynes RB, et al. Is this patient taking the treatment as prescribed? JAMA, 1993, 269:2779−2781.

65. Stichele RV. Measurement of patient compliance and the interpretation of randomised clinical trials. Eur J Clin Pharmacol, 1991, 41:27−35.

66. Ten Have TR, Elliott M, Joffe M, Zanutto E, Datto C. Causal models for randomized physician encouragement trials in treating primary care depression. Journal of the American Statistical Association, 2004, 99:8−16.

67. Ten Have TR, Normand ST, Marcus SM, Brown CH, Lavori P, Duan N. Intent−to−Treat vs. Non−Intent−to−Treat Analyses under Treatment Non−Adherence in Mental Health Randomized Trials. Psychiatr Ann, 2008, 38:772−783.

68. Van Buuren S. *Flexible Imputation of Missing Data*. Chapman & Hall/CRC, 2012.

69. White IR, Horton NJ, Carpenter J, Pocock SJ. Strategy for intention to treat analysis in randomised trials with missing outcome data. BMJ, 2011, 342: d40.

70. Wright CC, Sim J. Intention−to−treat approach to data from randomized controlled trials: a sensitivity analysis J Clin Epidemiol, 2003, 56:833−842.

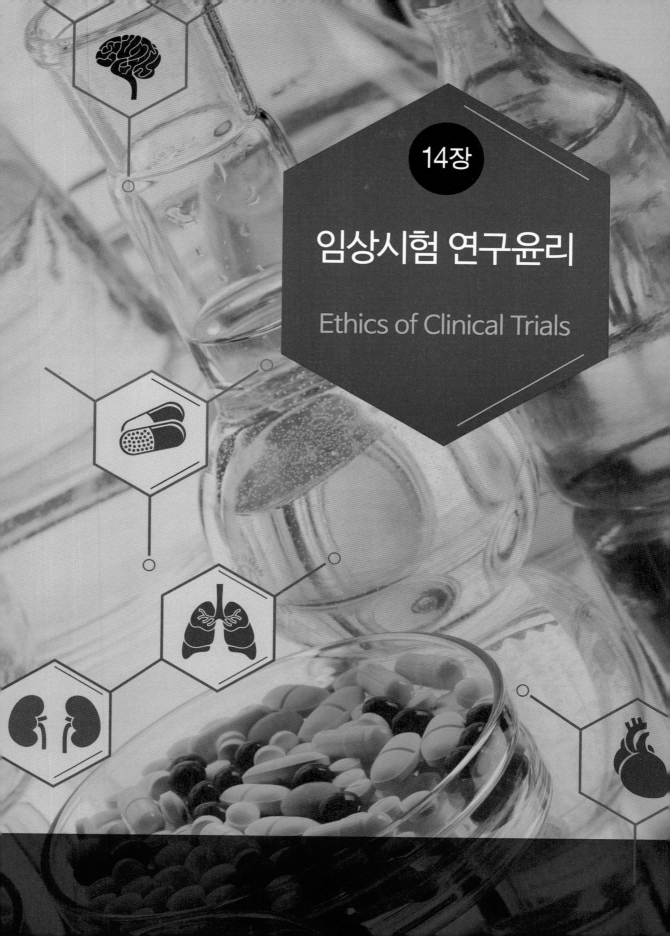

14장

임상시험 연구윤리

Ethics of Clinical Trials

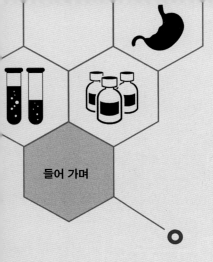

인간을 대상으로 하는 임상연구의 윤리 개념은 몇몇 비윤리적 사건들의 영향으로 임상시험 참여자들에게 윤리적, 법적, 절차적 보호를 보장하기 위하여 발전되어 왔다. 14장에서는 임상연구 규정의 발전과 무작위 대조 임상시험에서 고려되어야 하는 여러 가지 윤리적 이슈를 논의한다. 특히 임상시험 연구윤리 지침으로서 표준임상시험 실천(GCP)의 윤리적 원리(피험자 존중, 선행/자선과 공평성)에 입각하여, GCP를 어떻게 적용하여 임상시험을 설계하고 실행할 것인가, 그리고 연구자의 책임이 무엇인가에 대해서 설명한다. 뿐만 아니라 아동 대상 임상시험, 국제공동연구로 개발도상국에서 실행되는 임상시험의 윤리적 이슈도 간략하게 다룬다.

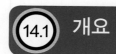

14.1 개요

Overview

무작위 대조 임상시험은 중재치료의 효율성을 평가하는 데 최적의 방법으로 여겨지기는 하나, 임상시험을 실행하기 이전에 중재치료와 대조치료의 비교에서 치료 효율성이 불투명하게 남아 있다는 전제하에서 실행해야 한다. 즉, 임상시험에서의 중재치료는 다른 기존치료나 위약에 비해서 치료효과의 선호를 보여주는 어떤 증거나 자료가 존재하지 않는다는 가정으로, 이것을 치료효과의 '평형(equipoise)' 혹은 '불확실(uncertainty)'이라고 한다. 임상시험 시작 이전에 중재치료가 대조치료보다 더 효율적임을 암시하는 증거가 있음에도 불구하고 임상시험을 실행하는 것은 비윤리적이다. 하지만 만일 두 치료의 효율성에 대한 불확실성 때문에 의학자들 간에 전문가적 의견이 일치하지 않는 경우에, 임상시험은 피험자를 해롭게 하는 것이 아니라 새로운 치료 방법을 개발하여 질병을 치료할 것이라는 희망에서 이에 관련된 데이터를 수집한다. 이에 불확실성이 남아 있는 치료 분야에 대해 무작위 대조 임상시험을 계획하고 실행하는 것은 윤리적으로 허용된다. 그러므로 임상시험에서 비교될 두 치료가 도덕적으로 연관된 '평형'이어야 하며, 연구윤리위원회는 이 '평형'에 기초하여 임상시험의 승인을 결정한다.

최근에는 임상시험에서 연구를 목적으로 고의적으로 피험자에게 해를 입히는 사례는 거의 존재하지 않지만, 연구윤리를 엄격하게 준수하기 시작한 임상시험의 역사는 그리 길지 않다. 2차세계대전 중 나치 강제수용소에서 행해진 강제적 의학실험이나 혹은 이미 치료법이 있음에도 불구하고 질병의 자연과정을 연구하기 위하여 수십 년 동안 치료 없이 방치해 온 미국 터스키기 매독실험과 같은 과거의 그릇된 임상시험을 방지하고자 엄격한 윤리규범이 만들어졌다. 1960년대 중반부터 임상시험 피험자들에게 보다 강력한 윤리적, 법적, 절차적 보호를 받게 하였으나 이것으로 곧 모든 윤리적 문제가 해결되었음을 의미하거나 혹은 임상시험이 모범적인 양식으로 이행되고 있다는 것을 의미하지는 않는다. 다음과 같은 질문을 통해 무작위 대조 임상시험에서 고려되어야 하는 중대한 윤리적 이슈는 답변될 수 있다.

- 임상시험 초반에 치료효과의 조짐이 좋아 보일 때, 잠재적으로 유용한 치료를 철회하는 것이 윤리적인가?
- 피험자를 중재집단과 대조집단에 무작위로 배정하는 것은 공평한가?

- 과학적 타당성을 설립하기 위하여 위약을 사용하는 것은 정당한가?

- 목적을 위한 수단으로 임상시험에 참가한 인간주체를 희생시킴 없이 어떻게 의과학의 지식이 발전될 수 있는가?

 14.2 연구윤리의 진화

Evolution of Research Ethics

임상시험 연구윤리에 관련된 대표적인 국제적 규정은 다음과 같다.

- 1946년   뉘른베르크 "의사의 임상시험"(Nuremburg "Doctor's Trial")
- 1947년   뉘른베르크 규정(Nuremburg Code)
- 1948년   유엔 세계인권선언(UN Universal Declaration of Human Rights)
- 1964년   헬싱키 선언(Declaration of Helsinki)
- 1979년   벨몬트 보고(Belmont Report)
- 1993년   국제의학단체협의회의 생명과학연구를 위한 국제 윤리 가이드라인 (CIOMS International Ethical Guidelines for Biomedical Research; Updated 2002)
- 1996년   미국 연방규정(US Code of Federal Regulations)
- 1997년   인체용 약제등록을 위한 기술요건 조화 국제회의(ICHTR for Registration of Pharmaceutical for Human Use)

인간 대상의 연구윤리에 대한 현대적 개념은 임상연구의 비행 에피소드가 알려진 후에 고안된 3개의 주요 문서, 즉 뉘른베르크 규정(Nuremburg Code, 1947), 헬싱키 선언 (Declaration of Helsinki, 1947), 벨몬트 보고(Belmont Report, 1979)에 의해 영향을 받았으며 그후 여러 차례의 개정을 통하여 꾸준히 발전되어 왔다. 뉘른베르크 규정과 헬싱키 선언은 인간 대상 실험의 비윤리적 연구에 대한 국제적 규정이었으며, 벨몬트 보고는 인간 대상 실험 연구의 기본적 원리로서 윤리적 원리와 가이드라인을 제시한 문서이다. 그 중에서도 뉘른베르크 규정은 2차세계대전 중 나치 의사들의 범법 행위에 대한 재판에서 미국 재판관들이 판결한 법률적, 윤리적 규정으로서, 인간실험의 주제에서 가장 권위적인 법률적 참고로 간주되고 있다. 이 규정은 자연법과 인간권리의 보편적 원리에 근거를 두고, 임상시험 참여는 참여자의 자유로운 사전동의서를 요구하는 기본적 원리를 설정한다. 헬싱키 선언은 전 세계적으로 의학연구에서 가장 넓게 알려지고 영향력 있는 가이드라인이다. 이것은 1964년에 처음으로 도입되었고 여러 차례의 수정을 거친 세계의학협회의 공식적인 정책이라고 할 수 있다. 이 선언은 연구 참여자의 건강과 관심을 보호할 필요와 의학적 지식을 산출할 필요를 균형하려는 세계의학협회의 노력이며 표현이다. 벨몬트 보고는 1970년대에 드러난 여러 임상시험 연구의 불법행위 스캔들이 있은 후에 의생명과학 행동연구에서의 도덕적 원리를 담고 있는 짧은 문서이다. 이 벨몬트 보고서는 임상연구 집행 시 특별하게 요구되는 기본적 도덕원리의 체계(개인 인간, 혜택, 그리고 정의)를 설립하는 데 크게 이바지한 것으로 알려져 있다. 유럽에서는 유럽회의, 유럽연합집행기관, 혹은 EU 개별 멤버 국가의 의료윤리위원회의 지침에서 발전된 가이드라인이 있다.

다음은 연구 규정 발전과 윤리적 문제점을 가진 임상시험들을 간략하게 연대기적으로 살펴본 것이다.

12세기

임상시험은 고대 그리스, 로마 그리고 아랍 의학에서도 논의되었지만, 가장 초기에 인간실험에 관한 윤리적 규정이 쓰여진 것은 12~13세기인 것으로 추정된다. 기록에 따르면 유대인 의사이자 철학자이며 카이로의 율법학자였던 모세스 마이모니데스(Moses Maimonides, 1135~1204)는 의사는 환자 개개인을 도우려고 해야 하고, 새로운 사실을 배우는 수단으로 환자를 이용해선 안 된다고 가르쳤다.

13세기

영국 과학자이며 철학자, 프란체스코회의 수도사인 로저 베이컨(Roger Bacon, 1214~1294)은 의사는 그들이 일하는 대상의 고귀함에 대해 존경하고 육체에 그 어떤 종류의 해가 가해지지 않도록 해야 한다고 주장하여, 살아 있는 인간에 실험을 이행하기 어렵다는 것을 주지했다.

18세기

임상시험이 새로운 의학 치료를 테스트하는 방식이 된 것은 18세기와 19세기에 들어서였다. 의사들은 효과적일 것이라고 믿는 잠재적 치료를 그들 자신이나 혹은 가까운 친구, 친척들에게 실험했다. 1789년 천연두 백신 개발에서 영국 의사인 에드워드 제너는 처음에 돼지에 영향을 준 가벼운 질병 형태가 어린이에게 훨씬 더 심각한 인간질병으로 발전하는 것을 예방하려고 당시 한 살된 자기 아들에게 돈두(swinepox)로 접종을 시도했다. 이 접종에도 불구하고 제너의 아들은 천연두를 않았다. 몇 개월 후에 제너는 이웃 아이에게 우두를 접종했고 일주일 후에 천연두 주사를 주었다. 그 아이는 질병에 걸리지 않아 백신이 효과적으로 작용한다는 것을 증명했다.

19세기

프랑스의 유명한 의사인 루이스 파스퇴르(Louis Pasteur)는 인간실험 전문가였고, 자신의 연구가 윤리적으로 함축하고 있는 의미를 알고 있었다. 그는 연구 관심사인 광견병 해독제를 개발하기 위하여 수년간 동물 실험을 통하여 연구했고, 1884년에 광견병에 효율적이라고 생각되는 치료법을 발견했다. 그는 이 해독제를 언제 사용해야 할지, 그리고 사람에게 시도할지 말지를 고민했다. 마침 광견에 물린 9살 아들을 둔 엄마의 간곡한 부탁을 받고, 그리고 그 어린이는 치료 없이는 확실히 사망할 것이라는 것을 그에게 확신시킨 두 사람의 동료와 상담한 후에, 그는 해독제를 투여하였다. 파스퇴르는 그 어린이에게 해독제를 12번 접종하였고, 그 소년은 생존했다.

19세기 동안 임상시험은 더욱 체계화되고 점점 일반화되기 시작했다. 연구대상자의 윤리적 보호도 영미관습법의 일부가 되었는데, 그 법은 과학과 엉터리 의학 사이를 주의 깊게 구별하였으며 임상연구자는 참여자의 동의를 얻었다는 사실을 제시하면 임상시험을 실행하는 것은 적법적인 것으로 간주하여 행해졌다. 이렇게 실행된 임상시험이 증가함에 따라 윤리적으로 의심스러운 사례도 많이 발견되었다.

미국 의사 월트 리드(Walter Reed)는 파나마에서 황열병(yellow fever)에 대한 기념비적인 연구를 실행하면서 미군 사병들로부터 자원자를 찾았다. 리드는 황열병 감염의 원인으로 믿었던(나중에 올바른 것으로 판명 났지만) 모기에 사병들을 물리게 했다. 이러한 실험을 받아들일 대상자를 찾기 위하여 임상시험 참여 대가로 $100라는 당시로는 매우 큰돈을 제시하고, 또 실제로 황열병에 걸린 자에게는 보너스로 $100를 추가 지불한다고 하였다. 그러나 이 과정에서 리드는 황열병이 사실상 치명적일 수 있는데도 불구하고 '어느 정도까지에만'

생명을 위협한다고 거짓 정보를 주면서 사병들을 실험에 참여하도록 유도했다.

20세기

2차세계대전 이전에 미국 외과의사이자 세균학자인 조지 스턴버그(George Sternberg)를 포함한 세계 저명 의사들 몇몇은 취약한 계층의 사람들에게 실험을 수행하는 것은 허용할 만하다고 믿었다. 예를 들어 과학적으로 설계되지 않은 실험과 의학실험에 영아, 유죄 선고를 받은 수감자, 정신장애 이유로 공립기관에 살고 있는 사람들을 연구목적으로 자주 이용하였다. 충격적인 사례로, 뉴욕 시의 히브리인 영아 망명소에서 고아들에게 오렌지 주스를 제공하지 않음으로써 괴혈병 진행 과정을 연구하였다. 이런 실험들은 그 당시에는 비윤리적인 것으로 여겨지지 않았고, 사회적으로 혹은 학문적으로 비판을 거의 받지 않았다.

의학연구의 역사에서 2차세계대전 중 나치 의사들이 실행한 임상시험은 여러 가지 측면에서 대전환기라 할 수 있다. 나치가 포로수용소에 갇힌 포로들에게 행한 잔혹한 실험은 지대한 이목을 받았다. 그 중에서 극단적으로 높은 고도에서의 인체 영향을 모의실험하기 위하여 포로들을 감압실에 넣거나, 비행기 조정사들이 물에 빠져서 얼마나 오랫동안 생존할 수 있는가를 보기 위하여 포로들을 얼음물에 빠뜨렸으며, 의도적으로 절단 상처를 주기도 했다. 이러한 실험에 이용된 거의 모든 대상자는 연구 도중에 사망했다. 가장 큰 문제는 이러한 비윤리적인 연구의 대부분이 과학적 가치가 없었다는 점이다. 인간실험 이행에 대한 첫 공식화된 윤리적 규정은 이런 사건에 대한 반성에서 나왔다. 2차세계대전의 여파에 뉘른베르크 재판소는 가해자들을 기소하였고, 1946년에 뉘른베르크 규정이라고 알려진 일련의 윤리적 규범을 제정하게 되었다.

뉘른베르크 규정은 그 내용이 명료하게 표현되어 많은 연구자들이 임상시험의 최적기준으로 여기고 있다. 그럼에도 불구하고 이 규정은 많은 문제점을 지니고 있다. 그 중 하나를 예로 들면 이 규정은 어린이, 치매를 가진 사람, 정신적 금치산자를 포함하는 연구를 금지하는 것처럼 보인다. 그 이유는 어린이 혹은 정신적 금치산자는 뉘른베르크 규정의 단어로 표현하면 '동의할 법적 능력'을 가지고 있지 않기 때문이다. 이 규정에서는 부모 혹은 법적 보호자에 의한 동의를 인정하지 않는다. 그리고 뉘른베르크 규정의 가장 큰 문제는 도덕적 영향력을 가지는 반면, 법적 영향력을 가지지 않는다는 점이다.

2차세계대전 후 수년 동안 미국의사협회는 연구 규정을 발달시켰고, 세계의학협회는 인간실험을 위한 상세한 규칙을 포함하고 있는 헬싱키 선언(1964)을 발표했다. 이 문서는 의학계에서 많은 논의의 주제였지만, 임상시험 이행에서 그다지 큰 영향을 가지지는 못했다.

1948년: 스트렙토마이신 임상시험

최초의 현대적 무작위 대조 임상시험은 결핵치료제인 스트렙토마이신 임상시험(MRC streptomycin trial, 1948)이다. 이 임상시험은 설계와 실행에서 윤리적이며 과학적인 랜드마크 임상시험 연구로 평가되고 있다.

1966년: 하버드 의과대학 마취학자인 헨리 비처(Henry K. Beecher, 1966)는 뉴잉그랜드 의학 학술지(New England Journal of Medicine)에 "윤리와 임상연구"라는 제목의 논문에서 연구자가 환자에게 위험을 완전히 알려주지 않거나 혹은 환자의 허락을 얻지 않고 임상시험 참여자의 생명을 위험하게 한 22개의 비윤리적인 임상시험을 발표했다. 비윤리적 연구 중의 하나의 예로는 뉴욕 월로우브룩 공립기관에 거주하는 정신장애자에게 연구목적으로 살아 있는 간염바이러스를 투여한 것이다. 다른 연구에서는 연구자들이 암세포의 면역반응을 관찰하기 위하여 살아 있는 암세포를 브룩클린 유대인 만성질병병원의 노인 환자에게 주사하였다. 이런 연구들에서 연구대상자들은 연구의 위험에 대한 정보를 전혀 제공받지 못했다.

1970년: 터스키기 매독연구(Tuskegee Syphilis Study) 폭로

임상연구자들은 미국 남부의 시골에서 매독에 감염된 400여 명의 흑인 남자들을 상대로 1930년에 시작하여 40년간 계속해서 임상치료 없이 검사만을 실행하였다. 연구자들은 매독의 질병 자연과정을 지켜보는 데만 관심이 있었으므로 매독 치료에 효과 있는 페니실린이 이용 가능함에도 불구하고 치료를 하지 않고 내버려 두었다. 또한 임상연구자들은 참여자에게 '나쁜 피'를 위해 치료되었다고 호도했다. 사실상 많은 연구 참여자는 스캔들이 1970년에 폭로될 때까지 매독치료를 받지 못한 채 살았다. 연구자들은 1930년 당시에 매독의 기존치료는 복잡하고 비효율적이어서 연구대상자를 치료하지 않는 것이 정당화된다고 생각했다. 하지만 매독에 아주 효과적인 치료인 페니실린이 1945년부터 널리 용이하게 된 후에도 그 연구대상자들을 치료를 하지 않고 내버려 둔 사실은 정당화될 수 없다.

터스키기 실험과 비처의 논문(Beecher, 1966)을 통하여 알려진 사실들은 임상시험의 수행 방식에 있어서 상당한 변화를 주었다. 미국 NIH는 곧바로 임상시험을 하는 각 기관에는 기관감사위원회(IRB)라 불리는 위원회를 설립하도록 요구하는 규정을 세웠으며, IRB는 인간 대상을 포함하는 모든 임상시험 연구에 대해서 기관 내 동료들의 심의를 주관하고 감독하는 역할을 수행했다. 또한 개별 임상시험 연구자들 스스로가 자신의 연구가 윤리적인지를 결정하지 못하게 하였으며, 이러한 결정은 동료 검열관으로 구성된 IRB 심사를 통과하도록 규정했다.

14.3 표준임상시험 실천

Practicing Good Clinical Trials

14.3.1 윤리적 원리(Principles of Ethics)

오늘날 임상시험 설계 방법의 기초로 많이 응용되고 있는 벨몬트 보고(Belmont Report)는 1979년에 11명의 멤버로 구성된 미국 국가위원회에 의해서 제안된 영향력 높은 문건이다. 이 벨몬트 보고는 임상시험 실행을 위한 3가지의 기본 윤리적 원리를 펼치고 있다.

- **사람을 존중(Respect for Persons):** 개인은 자율적인 존재로 간주되어야 하고, 개인의 의견과 선택은 존중되어야 한다. 어린이나 정신장애를 가진 사람들은 완전히 자기결정을 할 수 없으므로 이들은 특별한 보호 대상이어야 한다.

- **선행/자선(Beneficence):** 벨몬트 보고에서 선행은 자선행위 혹은 친절을 커버하는 평범한 의미를 넘어선다고 정의했다. 미국 국가위원회는 자선을 두 가지 규칙, 즉 (i) 해를 끼치지 않는다와 (ii) 이로움을 최대화하고 해로움을 최소화한다는 것을 포함하는 실질적 의무라고 하였다.

- **공평성(Justice):** 연구의 혜택은 공평하게 분포되어야 한다.

이러한 윤리적 원리를 임상시험에 적용하는 데에는 아래의 3가지가 필요하다.

- **피험자 동의:** 잠재적 연구대상자가 피험자 동의를 구하기 위하여,

  - 첫째, 연구 프로젝트에 관하여 완전한 정보가 주어져야 한다
  - 둘째, 그 정보는 환자의 지적능력을 고려해서 포괄적인 방식으로 제시되어야 한다. 만일 어린이 혹은 정신장애자처럼 지적 능력이 제한된다면, 책임질 만한 제3자의 동의를 얻도록 해야 한다. 하지만 이 보호자가 연구에 동의하지만 환자가 반대한다면 환자의 반대가 존중되어야 한다.
  - 셋째, 동의는 절대적으로 자발적이어야 하며 강압이나 지나친 영향을 받지 않아야 한다. 강압은 위협이 있을 때 일어난다. 예를 들면 '만일 임상시험 참

여에 동의하지 않는다면 당신은 죽을 것이다'는 부적절한 강압적 서술이다. 또한 지나친 영향은 과도한 제시, 부적절한 보상을 통해 일어난다. '만일 당신이 이 임상시험에 참여하면 우리는 당신의 암을 고칠 것이다'가 지나친 영향의 예이다.

- **위험과 혜택의 평가**: 임상시험의 위험이 잠재적 혜택을 넘어서는 안 된다. 임상시험 연구자나 IRB는 특정 연구대상자의 위험뿐만 아니라 연구대상자의 가족과 크게는 사회의 위험을 고려해야 한다.

- **대상자 선택**: 연구대상자를 선택하는 데에는 공정한 절차가 있어야 한다. 연구자가 어떤 환자를 좋아하기 때문에 그 환자들을 선택해서는 안 된다. 반대로 연구자는 특별하게 위험한 실험을 위해 수감자와 같은 사람을 임상시험 연구대상으로 해서는 안 된다.

표준임상시험은 기본 윤리적 원리에 입각하여 설계하고 실행하는 임상시험이기 위하여 다음과 같은 사항이 고려되어야 한다.

- 연구의 윤리적 정당성과 과학적 타당성

- 윤리검토위원회

- 개인 사전동의서

- 사전동의서에 필수 정보를 제공

- 스폰서와 연구자의 의무

- 참여자 장려

- 참여자의 혜택과 위험

- 취약한 대상자

- 제한된 자원을 가진 대상자의 연구

- 대조집단의 선택

- 부담과 혜택의 공평분배

- 어린이와 동의를 할 수 없는 대상자의 연구

- 연구대상으로서 여성

- 연구 참여자로서 임신 여성

- 개인정보 보호

- 부상자의 치료와 보상, 권리

- 윤리적 과학적 검토를 위한 능력 강화

- 의료관리를 제공하는 스폰서의 윤리적 의무

임상시험의 의료윤리는 환자의 자율성과 혜택에 초점을 둔다. 환자의 자율성 존중이란 환자에게 환자의 치료 옵션과 그 장단점에 관한 정보가 제공되어야 하고, 환자의 결정은 강압없이 내리도록 한다는 것을 의미한다. '혜택'은 의사는 각 환자에게 최선의 이익만을 생각해야 한다는 것을 의미한다. 특정 임상시험의 이러한 측면을 평가하기 위하여, 동의서를 작성하는 과정의 적절성과 의사–환자 관계에서 혜택의 절충을 평가해야 한다.

14.3.2 피험자 동의 절차(Process of Informed Consent)

의생명과학 연구를 위한 국제 윤리 가이드라인에는 다음 사항을 고려하도록 요구한다.

- 서류에 서명하는 것만이 아닌 절차

- 왜 대상자가 임상시험 대상자로 초대되었나를 알린다.

- 자발적이라면, 동의를 확보한다.

- 연구목적을 설명한다.

- 연구설계를 평범하고 일반적인 말로 기술한다.

- 필수 참여 지속기간을 설명한다.

- (해당된다면) 사례금을 논의한다.

- 연구결과를 통지하기 위한 메커니즘을 논의한다.

- 비밀 주선과 데이터에로의 접근을 논의한다.

- 윤리적 검토와 승인을 얻었는지 확인한다.

- 예견할 수 있는 위험을 논의한다.

- 개인과 사회에 어떤 혜택이 주어질 것인가를 논의한다.

- 연구 완료 후에 중재치료를 이용할 수 있는가를 논의한다.

- 연구약물 혹은 치료에 대안을 논의한다.

- 이차적 연구를 논의한다.

- 임상연구자와 임상의사의 역할을 구별한다.

- 임상 서비스가 연구기간 동안에 대상자를 위해서 제공될 것인가를 논의한다.

- 연구 관련 부상을 다루기 위한 어떤 주선이 마련되었는가를 논의한다.

- 연구대상자는 연구 관련 부상에 보상될 것인가를 논의한다.

14.3.3 연구자의 책임(Responsibilities of Investigators)

의학연구의 노력은 가끔 임상의사들을 윤리적인 딜레마에 빠지게 한다. 한편으로 의사는 전문적 윤리의식을 가지고 그들의 환자를 이롭게 하기 위해 모든 힘을 다해야 한다. 다른 한편으로, 의사는 미래의 환자를 위해서 의생명과학을 진전시켜야 하는 의무 또한 병행하고 있다. 이런 딜레마에 직면한 의사에게 인간실험을 비판적으로 논의하고 평가하기 위한 시스템이 필요하다. 개인적으로 의학의 발전에 집중하는 의사에게는 그의 의무는 연구를 추구하여 결국엔 더 나은 치료선택을 만드는 측면으로 나아간다. 대신에 다른 부류의 의사는 의학발전과는 상관없이 현재의 환자를 치료해야 한다고 생각한다. 개인적 수락, 전문적 수준, 연구의 책임을 실천하기 위하여 윤리적 원리에 적극적으로 동참하고 순응할 필요가 있다. 개인 연구자의 책임은 다음과 같이 요약할 수 있다.

- 제안된 임상시험이 윤리적으로 건전하고, 과학적인지에 대한 판단

- 개인적 이해충동의 관리

- 강요 없이 진정한 사전동의서를 포함한 연구 참여자에 대한 적절한 보호를 보장

- 임상시험 직원들이 연구를 솔직하고 철저하게 실행한다는 것을 보장

- 유해사례를 재빨리, 그리고 완전하고 정확하게 취급하고 보고함

- 연구자가 언급했던 모든 보고의 진실성을 위하여 개인적 책임을 가짐

- 동료에게 연구결과와 문제점을 보고할 때 객관적이고 공평하게 하기

- 일반 대중에게 연구결과를 보고할 때 과학적 객관성과 경고를 유지

- 임상시험과 관련된 불법행위와 비행을 보고

14.3.4 임상시험 실행의 모니터링 윤리(Ethics of Monitoring Clinical Trials)

진행 중인 연구를 모니터링하는 것은 연구의 진실성과 안전성이 손상되지 않고 기대되거나 혹은 기대되지 않은 중재치료의 유해성을 빠르게 감지하기 위하여, 연구가 계획대로 실행되고 있다는 것을 보장하기 위해서이다. 그런 모니터링은 다음의 여러 가지 활동이 따른다.

- 사전동의서 작성의 적절한 과정

- 승인된 연구계획서 고수

- 수집된 연구 데이터의 진정성을 보장하는 유해사례의 적합한 수집

- 연구대상자 선정의 적합성

- 적절한 위험/혜택 프로파일의 타당성을 평가하기 위하여 진행 중인 연구의 연례 검토

그 중에서 임상시험의 윤리적 실행은 연구설계의 공식 표시나 혹은 동의서에 서명을 넘어서 피험자의 권리, 관심, 그리고 안전보호를 연구기간 동안 계속해야 한다. 피험자의 안전

성 모니터링은 연구윤리위원회, IRB, 연구자, DSMB와 같은 관리위원회의 책임이다. 지난 수년 동안 임상시험 연구 참여자의 사망 보고, 혹은 임상시험 모니터링에서의 결함은 현재의 모니터링 시스템과 과정에 관하여 심각한 우려를 불러일으켰다.

사례 'TGN 1412' 임상연구(Goodyear, 2006)

원숭이 실험에서 입증된 만성염증과 백혈병 치료약으로 개발한 'TGN1412' 약은 항생제 제약회사인 파렉셀의 주도하에 영국에서 1인당 2천 유로씩을 지불하면서 6명의 참가로 진행된 임상시험이다. 이 TGN1412이라 불리는 약물은 원숭이를 대상으로 단일 클론항체인 TGN1412를 실험했을 때 사람보다 약 500배 안전했는데, '첫 인간 임상시험'에서 건강한 6명의 지원자 모두가 사망하는 예상치 못한 비극적 부작용이 일어나 임상적 연구설계와 안전성 모니터링에 대한 윤리적 이슈가 제기되었다(Goodyear, 2006). 영국 의약품안전청은 이 비극적인 사건과 약물집행 사이에 어떤 연관성을 발견하지 못하였다. 약물이 프로토콜에 승인된 시간보다 더 짧은 시간 내(2시간이 아닌 20분)에 피험자에게 투약되었는지, 그리고 그 약물은 인간에서 보여진 치명적인 반응을 유발했는지에 관한 문제는 아직도 해결되지 않은 채 남아 있다. ■

14.3.5 임상시험 종결 시의 윤리(Ethics at the End of Clinical Trial)

임상시험이 종결된 시간에서도 윤리적 이슈는 존재한다. 헬싱키 선언에서 "임상연구 종결 시에 임상시험에 참여한 모든 환자는 그 연구에 의하여 최선이라고 증명된 예방적, 진단적, 치료적 방법에 접근을 할 수 있게 해야 한다."라고 서술하고 있다.

다른 국제규정도 유사한 임상시험 후의 치료 제공을 요구하거나 혹은 임상시험의 참여자를 위한 혜택을 보장하는 데 연구자와 스폰서 모두가 최선의 노력을 하도록 요청한다. 임상시험 종결 후 효과적이라고 판명된 신약을 임상시험 참여자 모두에게 이용 가능하게 하는 것은 특히 중요한 윤리적 의무이다. 참여자는 그들의 건강상태가 임상시험 이전보다 임상시험 기간 동안 더 악화되지 않는다는 것을 보장받아야 한다. 임상시험이 끝난 후에 효과적이라고 증명된 신약을 모든 임상시험 참여자에게 정기적 제공을 한다는 계획은 특히 개발도상국에서 실행하는 임상시험 연구에서는 더욱 중요하다. 이것은 임상연구 주최국의 의료 요구에 호응한다는 것을 보장하는 일종의 방식이기 때문이다. 연구로부터 혜택을 받을 지역사회에 있는 연구 참여자 외의 다른 사람에게도 효과 있는 신약을 제공해야 하는 윤리적 의무는 약하지만, 그러나 그렇게 한다는 임상 후의 계획은 착취의 위험을 감소하는 데 도움이 될 것이다.

 14.4 개발도상국에서의 임상시험
Clinical Trials in Developing Countries

미국을 비롯한 여러 선진국들은 임상시험 연구에 참여하기로 동의한 참여자를 부당하게 이용해서는 안 된다는 기본 윤리에 입각하여 임상연구 수행에서 공평성과 개인의 자율성 원리에 기초로 한 명확한 윤리적 기준 및 이행에 필요한 절차를 개발했다. 이러한 기준과 절차는 수십 년 이상에 걸쳐 개발된 '공통된 규칙'으로서 규제 속에 구현되었으며, 정부기관이 지원하는 모든 임상연구에 적용되고 있다. 인간 연구대상의 보호를 위한 이 시스템은 아직까지 상당한 결점과 제한이 있음에도 불구하고 임상연구에 적절하고 합리적으로 잘 작용되고 있다. 하지만 선진국의 정부기관이나 공공단체에 의해서 지원되지만, 개발도상국에서 실행되는 임상시험에 대해서는 상당한 논란이 있다. 국제공동연구는 연구방법, 연구주제, 연구전략 등의 광범위한 영역을 다루게 된다. 미국 혹은 다른 선진국 정부에 의해 스폰서되고, 자국 연구자들에 의해서 개발도상국에서 실행되는 임상시험은 관련된 두 가지 질문을 염두에 두어야 한다.

- 첫 번째 질문은, 자국에서 임상시험에 사용되었던 윤리적 기준과 절차를 문맥이 서로 다른 개발도상국에서 실행되는 임상시험에 똑같이 적용하는 것이 합당한가?
- 두 번째 질문은, 그런 임상시험은 개발도상국에서 다루어져야 하는 독특한 윤리적 이슈가 있는가?

개발도상국에서 임상시험을 실행하는 데에 논란의 여지가 있는 이슈 중의 하나는 대조집단의 선정이다. 그것은 만일 그 연구가 선진국에서 실행된다면 피험자에게 제공되는 것과 똑같은 치료를 받아야 하는지에 관한 것이다. 예를 들면 HIV 감염환자의 분만기 전염 예방을 위하여 지도부딘(zidovudine, AZT)의 단기코스와 위약을 비교하는 임상시험은 이러한 예를 잘 보여준다. 지도부딘(zidovudine)의 장기코스는 분만기에서 산모에서 신생아로의 HIV 전염을 감소시킨다는 것은 이미 의학계에서 알려진 사실이다. 따라서 이런 경우 위약의 사용은 비윤리적이라고 주장하는 일부 학자들이 있다. 중재치료는 정상적으로 설정된 효율적인 치료(즉, 의학 전문가들에 의해서 전 세계에 널리 퍼져 승인을 받았고, 그 질병에 대한 대안치료만큼 효과적인 치료)가 연구 주최국에서 구할 수 있든 없든 간에 그 설정된 효율적인 치료와 비교되어야 하므로, 위약 또는 설정된 효율적인 치료보다 덜 효과적인 다른 대조약물을 사용하는 것은 윤리적으로 받아들이기가 힘들다.

하지만 연구 주최국의 관점에서, 만일 연구조사될 조건이 생명에 위협적이지 아닌 경우에 주최국과 스폰서 국가에서 윤리검토위원회로부터 승인을 받았다면, 대조집단에 덜 효과적인 치료를 사용하는 상황에서는 예외를 허용할 수 있다. 윤리검토위원회의 승인 요청은—특히 위원회가 독립성이 결핍되고 혹은 철저한 검토를 이행할 능력이 부족한 경우에—그 자체로 어려움이 없는 것은 아니다. 그러므로 연구자나 스폰서는 예외가 보증되는지를 결정하는 데에 상당한 윤리적 책임감을 상정해야 한다. 가급적이면 예외는 없어야 하며, 특정한 종류의 요청과 지켜야 할 수준의 요건을 충족시키지 못한다면 HIV 감염과 같은 생명위협적 질병의 치료에 만일 그 기준이 채택된다면 진행 중에 있거나 혹은 계획 단계에 있는 많은 임상시험들은 중지되거나 재설계되어야 할 것이다.

사례 스팍신 임상연구(Piehl, 2012)

치사율 높은 신생아 호흡장애증후군(RDS) 치료로 여러 라틴아메리카 국가에서 시행한 신약 스팍신(Surfaxin)에 대한 임상연구는 대조집단의 영아에게는 효율적인 기존약물 대신에 위약이 주어졌기 때문에 비윤리적인 것으로 비판받았다. 이는 생명위협적인 질병이며, 표준화된 효율적인 치료가 있으므로 위약은 허용될 수 없다. 더욱이 이런 임상시험은 선진국에 있는 환자가 주 혜택자일 것이라면, 그리고 임상시험이 주최국의 건강관리의 필요성에 공감할 것인지가 분명하지 않다면, 절대적으로 비윤리적이라고 할 수 있다. 호흡장애증후군을 가진 영아에게 계면활성제 치료는 선진국에서 널리 사용되고 있지만 개발도상국에서는 그렇치 않다. 후에 이 연구는 위약대조를 재설계하여 어떤 신생아도 위약을 받지 않았으며, 미국 FDA은 스팍신(Surfaxin)을 신생아 호흡장애증후군 치료제로 2012년에 승인했다. ■

아동 임상시험

Clinical Trials for Children

현실적으로 아동에게 집행되는 많은 치료요법은 특별하게 아동만을 위해 개발되지는 않았다. 다시 말해 치료요법은 소아에게 사용되는 약물이 안전하고 효율적인지를 결정하기 위해서 아동 대상으로 임상시험이 수행되었다는 것이 아님을 의미한다. 주로 성인을 대상으로 실행한 임상시험에서 승인된 치료를 가지고서 몸무게를 기초로 약물용량을 줄여서 아동에게 집행되었는데, 이런 응용은 때로 극히 모험적일 수 있다. 아동은 작은 성인이 아니며, 여러 연령 단계나 발달 단계에 따라 의약품에 아주 다르게 반응하기 때문이다. 아동에게서 일어나는 심각한 결과 및 부작용은 주로 잘못된 용량에서 나온다. 아동 대상의 임상시험 결과로 승인되지 않고, 몸무게에 따라 임의적으로 처방되는 식의 약물 사용은 광범위하게 퍼져 있어, 이에 따른 염려와 관심이 지난 수년에 걸쳐 증가하고 있다. 유럽동맹(European Union, EU)에서는 아동에게 사용된 의약품의 50% 혹은 그 이상이 실제로는 결코 아동에게서 연구되지 않았고, 오직 성인에서만 연구되었다고 보고되었다. 아동에게 사용될 의약품을 위한 소아 정보를 얻기 위한 더 많은 아동 대상 임상시험 연구의 필요성에 대해서는 의학계 전반적에서 동의하고 있다.

위약집단 혹은 제어집단 사용의 윤리

Ethics in Use of Placebo or Controls

무작위 대조 임상시험의 도입은 의학 발전에서 획기적인 대전환이라고 할 수 있지만, 위약집단 혹은 대조집단의 사용에 대한 윤리적 딜레마는 끊임없이 제기되어 왔다. 무작위 임상시험은 약물효과를 테스트하기 위하여 연구 참여자를 중재치료와 대조치료로 무작위로 배정한다. 대조집단은 중재치료와 비교될 기존치료를 받거나 혹은 위약을 받게 된다. 심지어 질병에 효과적 치료가 존재할 때조차도 위약 대조집단이 이용되는 경우도 있다. 만일 생명위협 상태에 있는 질병을 치료하는 임상시험에서 생명을 유지하고 지속시키는 치료가 이미 존재한다면, 무치료 혹은 위약대조는 윤리적으로 부적절하다고 판단된다. 하지만 효율적인 치료를 지연하여 집행해도 건강에 영구적인 해를 끼치지 않는 비생명위협 상태에서 치료 대조집단 사용은 비윤리적이지 않다는 주장에는 의학연구자들 사이에 의견이 일치하지 않고 논쟁이 분분하다. 위약-대조 임상시험 혹은 비치료 대조집단을 포함하는 임상시험에 대한 비판은 다음과 같은 헬싱키 선언 제2.3조에서 찾을 수 있다.

> "의학연구에서 대조집단의 환자를 포함한 모든 환자는 최선이라 증명된 진단과 치료적 방법을 받는다는 것에 확신할 수 있어야 한다."

모든 피험자는 질병상태가 생명에 위협할 정도가 아닐 경우에도 불필요한 고통을 당하지 않아야 한다. 헬싱키 선언을 말그대로 받아들인다면, 효율적인 치료가 존재할 때 시험용 치료를 받은 환자는 최선이라 증명된 치료를 받지 못하기 때문에 과거대조 임상시험을 포함한 모든 임상시험을 금지해야 한다는 주장이다(Temple, 2000). 위약대조 임상시험은 효율적인 치료가 존재할 때, 그런 치료를 받지 않는다는 것이 사망위험이나 혹은 질병을 되돌릴 수 없는 질병상태로 진행시키지 않는다면 윤리적으로 실행될 수 있다고 한다. 또는 환자가 치료 대안책을 완전히 이해하고 인지한 상태에서 위약대조를 하는 것은 윤리적이라고 한다. 효율적 약물 혹은 승인된 약물이 존재한다는 것을 주장하기 위하여 위약을 사용하는 경우에 임상시험은 완전히 윤리적이라고 할 수 있으나, 환자에게 적절히 통지되었는지에 대한 검토가 이루어져야 한다. 만일 효율적인 치료가 존재하고, 그 치료의 효율성이 대단하지 않고, 일관성이 없으며, 신치료가 기존치료보다 더 효과적인 것으로 기대되지 않는다면, 위약대조 임상시험을 실행하는 과학적 동기부여는 충분하다고 여겨진다. 또한 약물의 제한적 효율성 혹은 일관성 없는 효율성을 가진 기존약물을 견디지 못하는 환자를 위하여 보다 효율적인 약물을 개발하려는 시도는 가치가 있는 일이다. 미미하게 효율적인 기존약물 사용을 회피하거나 혹은 지연하는 것은 임상시험 참여자의 관심이기도 하기 때문에 그런 상황에서 위약대조 임상시험을 실행하는 것은 윤리적일 것이다.

사례 **피부암흑색종(Melanoma) 임상시험(Flaherty, 2010; Osman, 2012)**

치명적인 피부암흑색종(Melanoma)의 치료를 위한 무작위 임상시험에서 신약 PLX4032를 중재치료집단에 제공하고, 기존 화학약물요법을 대조집단에 제공하여 그 효과를 비교했다(Flaherty, 2010; Osman, 2012). 이 연구로 기존 화학약물요법은 환자의 15%만이 종양 성장을 늦추었고, 신약 PLX4032는 환자의 81%에게서 종양 성장을 늦추었다는 것을 알 수 있었다. 그러나 이 데이터에 근거하여 중재치료와 기존치료에 연관된 위험은 분명히 동일하지 않고, 위험 대비 혜택 비율 면에서 기존치료는 선호할 만한 결과를 주지 않는다고 생각된다. 이 임상시험은 "위험은 최소화되고 잠정적 혜택이 증대되어야 하며 개인과 사회에 대한 잠정적 혜택이 위험보다 더 커야 한다"는 의학전문학술지 JAMA에서 발행한 임상시험의 필수조건에 대해 선호할 만한 위험 대비 혜택 비율 기준을 훨씬 미달했기 때문이다. 하지만 대조군은 신약 PLX4032가 안전하고 효율적인 치료임을 설정하는 데 이바지하여 사회 전반에 지식과 혜택의 장래성을 제공한 것이다. ■

이 임상시험처럼 때때로 개인의 혜택과 사회의 혜택 사이의 갈등이 존재하게 된다. 몇몇 역사적 일들이 이러한 혜택의 수혜에 대한 우선권이 개인에 주어져야 하는지 혹은 사회에 주어져야 하는지를 살펴보게 해준다. 예를 들어 인체와 의학의 이해를 발전시킨다는 명목 하에 취약한 대상자를 이용한 튜스키기 매독 임상시험이나 유대인 대학살 동안의 실험을 포함한 과거의 불평등한 연구들은 개인의 존중 없이 사회를 발전시키는 데 목적을 두는 것이 얼마나 위험한 일인지를 깨닫게 한다. 이런 사례는 그 범위와 가혹성에서 PLX4032 임상연구의 경우와는 완전히 다른 반면에, 임상시험에서 개인을 가장 높이 존중하도록 해야 한다는 느낌을 져버린다. 만일 무작위 대조 임상시험이 PLX4032에 대해서 결함 있는 방법이라면, 연구자는 대안적인 방법을 생각해야 한다. 일반적으로 대안방법은 연구 참여자에게 치료선택의 자율성을 주는 것과 최소한의 위험을 가진 혜택을 주는 것을 포함한다. 이런 경우에는 단순하게 대조군을 가지지 않는 것도 하나의 해결책일 수 있다. 연구자가 제공한 비편향된 정보를 근거로 피험자 자신이 중재치료 혹은 대조치료에 들어가는 것을 선택하게 하는 것도 이용 가능한 대안일 수 있다.

위약 사용의 또 다른 심각한 이슈는 임상시험 참여자는 활성약물(active drug) 대신에 위약을 받음으로써 위험에 노출되게 되는 가능성이다. 여러 질병 조건에도 활성치료를 받지 않는다는 것은 환자들을 더 많은 고통, 환자의 조건악화 혹은 질병진행, 그리고 사망위험에 노출시키는 것이다. 이런 상황에서는 위약의 사용은 분명하게 위약집단의 피험자가 제삼자의 혜택이나 과학적 기여를 한다고 해도 유해하기 때문에 비윤리적이다. 그런 경우에 임상시험의 피험자 일부가 치료되지 않는 것을 피하도록 피험자와 똑같은 모집단에게 위약반응과 활성치료의 반응 모두를 연구하기 위하여 전통적인 위약-대조 임상설계를 개조할 수 있다. 가령 제 5장에서 다룬 크로스-오버 연구설계를 도입하거나, '기존치료＋실험치료' 집단 혹은 '기존치료＋위약' 집단에 연구대상자를 배정하는 '추가' 설계도 고려해 볼 수 있다.

14.7 임상시험의 보고
Reporting Clinical Trial

무작위 대조 임상시험에서 연구결과 보고의 품질과 연구방법의 한계에 관한 의식이 점점 높아지고 있다. 임상시험의 양질의 평가를 저지하는 주요 장애물은 평가가 대부분의 경우에 보고서에 포함된 정보에 의존해야 한다는 것이다. 적절하게 잘 설계되었지만, 형편없이 보고된 임상시험은 질이 떨어지는 것으로 평가받을 수 있는 반면, 편향된 설계를 가진 임상시험이 만일 제대로 보고된다면 양질의 연구인 것으로 평가 받을 수 있다. 최근에는 무작위 대조 임상시험 결과의 해석에서 임상적 중요성보다 통계적 유의성을 강조하는 경향이 있다(Chan, 2001). 임상적 중요성을 충분히 강조하지 않는 것은 임상연구 결과의 해석과 통계적 유의성을 임상적 중요성과 동등시하려는 경향에서 일어나는 오해와 의견 충돌로 이어진다. 많은 경우에서 통계적으로 유의한 결과가 임상적으로 중요하지 않을 수도 있고, 통계적으로 유의하지 않는 결과가 임상적으로 아주 중요한 치료효과의 잠재성과 가능성을 가지고 있을 수도 있다. 그러므로 임상적 중요성과 통계적 유의성을 구분한 올바른 결과보고와 해석을 할 때에 임상시험의 질을 높일 수 있다.

여러 측면에서 무작위 대조 임상시험의 양과 질을 개선하기 위한 꾸준한 노력이 이루어져 왔다. 그런 노력 중의 하나로 임상의학자, 역학연구자, 의학통계학자, 학술지 편집자들은 무작위 대조 임상시험의 보고서의 기준을 개선하기 위하여 폭넓은 협업과정에서 나온 자료집인 "임상시험 보고의 통합기준(Consolidated Standards of Reporting Trials, CONSORT)"을 출간했다. 두 집단 무작위 대조 임상시험과 평행설계 무작위 대조 임상시험에서 결과보고의 표준으로 이용되고 있는 CONSORT Statement 2001을 제시했고, 후에 개정 보완하여 CONSORT 2010으로 발전시켰다(Schulz, 2010). CONSORT 2010은 25개 항목의 체크리스트와 한 개의 플로다이어그램으로 구성되어 있다. 이 체크리스트는 임상시험이 어떻게 설계, 분석, 해석되었는지에 대한 보고에 초점을 두고, 플로다이어그램은 임상시험 동안 모든 피험자의 흐름과 진전을 도표로 간략하고 명확하게 나타내고 있다(자세한 것은 웹사이트 http://www.consort-statement.org/Media/Default/Downloads/ CONSORT%202010%20Checklist. doc 참조). 비록 CONSORT 자료집 출간 이전의 임상시험들에 대해서는 이 기준에 비추어 평가되지는 않았지만, 이 자료집은 적어도 CONSORT을 지지하는 학술지에 출판될 무작위 대조 임상시험 결과 보고의 양과 질을 개선하는 데 크게 기여할 것이다.

참고문헌

1. Anderson JA. The ethics and science of placebo-controlled trials: assay sensitivity and the Duhem-Quine thesis. J Med Philos, 2006, 31:65-81.

2. Angell M. Investigators' responsibilities for human subjects in developing countries. N Engl J Med, 2000, 342:967-969.

3. American Society of Clinical Oncology. American Society of Clinical Oncology policy statement: oversight of clinical research. J Clin Oncol, 2003, 21:2377-2386.

4. Available at http://www.wma.net/en/30publications/10policies/b3(Accessed: June 20, 2014).

5. Beecher HK. Ethics and clinical research. N Engl J Med, 1966, 274:1354.

6. Benatar SR, Singer PA. A new look at international research ethics. BMJ, 2000, 321:824-826.

7. Chan K, Man-Son-Hung M, Molnar FJ, Laupacis, A. How well is the clinical importance of study results reported? As assessment of randomized controlled trials. CMAJ, 2001, 165: 1197-1202.

8. Charatan F. Surfactant trial in Latin American infants criticised. BMJ, 2001, 322: 575.

9. Consolidated Standards of Reporting Trials, CONSORT. Available at http://www.consort-statement.org(Accessed: June 8, 2014).

10. Deng C, Hanna K, Bril V., et al. Challenges of clinical trial design when there is lack of clinical equipoise: use of a response conditional crossover design. J Neurol, 2012, 259:348-352.

11. Ellenberg SS, Temple R. Placebo-controlled trials and active-control trials in the evaluation of new treatments. Part 2: practical issues and specific cases. Intern Med, 2000, 133:464-470.

12. Flaherty KT, Puzanov I, Kim KB, Ribas A, McArthur GA, Sosman JA, O'Dwyer PJ, Lee RJ, Grippo JF, Nolop K, Chapman PB. Inhibition of mutated, activated BRAF in metastatic melanoma. N Engl J Med, 2010, 363:809-819.

13. Gifford F. So-called "clinical equipoise" and the argument from design. J Med Philos, 2007, 32:135-150.

14. Giordano S. The 2008 Declaration of Helsinki: some reflections. J Med Ethics, 2010, 36:598-603.

15. Goodyear MD. Further lessons from the TGN1412 tragedy. BMJ, 2006, 333:270-271.

16. Greco D, Diniz NM. Conflicts of interest in research involving human beings. J Int Bioethique, 2008, 19:143-154.

17. Howick J. Questioning the methodologic superiority of 'placebo' over 'active' controlled trials. Am J Bioeth, 2009, 9:34-48.

18. Hutton JL. Ethics of medical research in developing countries: the role of international codes of conduct. Stat Methods Med Res, 2000, 9:185-206.

19. Loue S, Okello D. Research bioethics in the Ugandan context. II. Procedural and substantive reform. J Law Med Ethics, 2000, 28:165-173.

20. Medical Research Council. Streptomcin treatment of pulmonary tuberculosis: a Medical Research Council investigation. BMJ, 1948, 2:769-782.

21. Medical Research Council. Streptomycin treatment of tuberculous meningitis. Lancet, 1948, 1:582-596.

22. Miller F, Brody H. A critique of clinical equipoise: therapeutic misconception in the ethics of clinical trials. Hastings Cent Rep, 2003, 33:19-28.

23. Miller FG, Joffe S. Equipoise and the dilemma of randomized clinical trials. N Engl J Med, 2011, 364:476-480.

24. Moher D, Schulz KF, Altman DG. The CONSORT statement revised recommendations for improving the quality of reports of parallel group randomized trials. BMC Medical Research Methodology, 2001, 1:2.

25. Morse MA, Califf RM, Sugarman J. Monitoring and ensuring safety during clinical research. JAMA, 2001, 285:1201-1205.

26. Nardini C. The ethics of clinical trials. Ecancermedicalscience, 2014, 8:387.

27. Piehl E, Fernandez-Bustamante A. Lucinactant for the treatment of respiratory distress syndrome in neonates. Drugs Today (Barc), 2012, 48:587-593.

28. Rio CD. Is ethical research feasible in developed and developing countries? Bioethics, 1998, 12:328-330.

29. Schulz KF, Altman DG, Moher D, CONSORT Group. CONSORT 2010 statement: updated guidelines for reporting parallel group randomized trials. Ann Intern Med, 2010, 152:726-732.

30. Shapiro H, Meslin E. Ethical issues in the design and conduct of clinical trials in developing countries. N Engl J Med, 2001, 345:139-142.

31. Simon R. Are Placebo-Controlled Clinical Trials Ethical or Needed When Alternative Treatment Exists? Ann Intern Med, 2000, 133:474-475.

32. Sosman JA, Kim KB, Schuchter L, Gonzalez R, Pavlick AC, Weber JS, McArthur GA, Hutson TE, Moschos SJ, et al. Survival in BRAF V600-mutant advanced melanoma treated with vemurafenib. N Engl J Med, 2012, 366:707-714.

33. Temple R, Ellenberg SS. Placebo-controlled trials and active-control trials in the evaluation of new treatments. Part 1: ethical and scientific issues. Intern Med. 2000, 133:455-463.

34. The Nuremberg Code. Trials of war criminals before the Nuremberg military tribunals under control council law. Available at http://nuremberg.law.harvard.edu/php/docs_swi.php?%20DI=1&text=medical(Accessed: June 20, 2014).

35. World Medical Association. Declaration of Helsinki, 6th revision. 2008.

36. Worrall J. Evidence and ethics in medicine. Perspect Biol Med, 2008, 51:418-431.

a priori	선험적
absorption, distribution, metabolism, and excretion (ADME)	흡수-분포-신진대사-분비 (ADME)
acceptability	승인 가능성, 채택 가능성
accrual period	모집기간
accuracy	정확도
active control	활성조절, 활성제어
active drug	활성약물
ad hoc analysis	에드학 분석
adaptive design	적응적 설계, 중도수정형 설계
adaptive randomization	적응적 무작위화
adherence assessment	순응도 평가
adjustment	보정, 수정
adverse event	부작용, 이상반응
adverse experiences	유해경험
allocation	배정, 분배, 할당
allocation concealment	배정은폐
alpha spending function	알파소비함수
alternative hypothesis	대립가설, 대안가설
analysis of covariance (ANCOVA)	ANCOVA, 공분산분석
analysis plan	분석계획
assessment bias	평가편향
association	연관성
association analysis	연관성분석
as-treated analysis (AT)	AT 분석
attribute	속성
Audit Certificate	점검확인서
balance	균형
baseline assessment	베이스라인 평가
baseline measurement	베이스라인 측정
baseline variables	베이스라인 변수

basic clinical pharmacology	기초 임상약리학
Bayesian	베이지안
Bayesian method	베이지안 방법
Belmont Report	벨몬트 리포트
beneficience	선행, 혜택
benefit/risk ratio (benefit-risk ratio)	이익-대비-위험비율
betweeen-observer	관측자간
between-group variation	그룹간 변동
between-patient	환자간
bias	편향, 삐뚤림
biased coin method	편향동전 방법
biased estimation	편향추정, 편향측정
binary endpoint	이항 결과변수
binary response	이항반응
binomial distribution	이항분포
blanced design	균형디자인
blanced incomplete block design	균형비완전블록디자인
blinding	눈가림, 블라인딩
block	블록
block randomized design	블록 무작위 설계
block size	블록 사이즈
Bonferroni adjustment	본페로니 수정
bottom-up design	상향식 설계
boundary	경계
boundary value	경계값, 경계치
carry-over effect	이월효과, 잔류효과
case report form (CRF)	증례기록서, CRF
case series	임상증례군
case-control study	케이스-컨트롤 연구, 환자-대조 연구
categorical data	범주형 데이터
categorical response	범주형 반응
causal inference	인과추론
causal model	인과모형
censoring	센서링, 중도절단
census tract	센서스 조사구
central limit theorem	중심극한정리
central monitoring	중앙관리 모니터링
chance variability	우연적 변이성
Chi-square test	카이제곱 테스트
classical sequential monitoring	고전 순차적 모니터링
clinical characteristics	임상적 특성

clinical endpoint	임상적 결과점, 임상적 결과변수
clinical epidemiology	임상역학
clinical outcome	임상적 결과
clinical sign or symptom	임상적 징후 및 증상
clinical study	임상연구
clinical trial	임상시험
clinically meaningful difference	임상적으로 의미 있는 차이
closed sequential design	폐쇄형 순차 설계
close-out	마감
close-out and termination policy	연구종료 정책, 연구종료 원칙
cluster randomization	클러스터 무작위화, 군집 무작위화
cluster randomization design	클러스터 무작위 설계, 군집 무작위 설계
cluster sample	군집 표본, 클러스터 표본
Cochran-Mantel-Haenzel test	코크란-멘텔-핸젤 테스트
coefficient of variation	변동계수
cohort	코호트
cohort study	코호트 연구
collabolation study	공동연구, 협업연구
collaborator	공동연구자
common factor	공동요인, 공동인자
Common Technical Document (CTD)	국제공통기술문서 (CTD)
community-based decision	지역사회를 근거한 결정
comparability	비교가능성
comparative efficacy trial	비교 효율성 임상시험
comparative treatment efficacy trial	비교 치료효율성 임상시험
compatibility	공존가능성
complex hypothesis	복합가설
compliance	순응, 준수
composite hypothesis	합성가설, 복합가설
composite index	복합지수
composite outcome	합성결과
composite system	합성시스템, 복합시스템
concomitant intervention	병존 중재, 병존 개입
concordant	부합
concurrent	동시적
concurrent non-randomized control	동시 비무작위 대조
conditional	조건부
confidence interval	신뢰구간
confidence limit	신뢰한계
confidentiality	비밀보호
confirmatory study	확증연구

confounding	교란, 중첩
confounding factor	교란요인, 중첩요인
confounding variable	교란변수
consecutive samples	연속적 표본
consistency	일관성
content validity	내용타당도
continuous data	연속형 데이터
continuous response	연속형 반응
contract research organization (CRO)	임상시험수탁기관, CRO
control group	대조군, 대조집단, 제어군
convenience samples	편의표본
correlation coefficient	상관계수
cost-effectiveness ratio	비용-효율 비, 비용 대비 효율성
count response	카운터 반응
covariate	공변수
covariate adaptive randomization	공변수 적응무작위화
credibility	신뢰성
critical value	기각값, 임계값
cross-over design	크로스-오버 설계, 교차설계
cross-sectional study	단면연구, 단측연구, 현황연구
cross-validation	교차타당성
cumulative hazard rate	누적위험률
cumulative incidence	누적발생률
data accumulation	데이터 축적
data analysis	데이터 분석
Data and Satety Monitoring Board (DSMB)	데이터안전성모니터링위원회 (DSMB)
data management	데이터관리
data processing	데이터처리
Data Satety Management Committee	데이터안전관리위원회
decision rule	결정규칙
decision-making	의사결정
Declaration of Helsinki	헬싱키 선언
definitive endpoint	확정적 결과점, 확정적 결과변수
degree of association	연관성 정도, 연관도
degree of uncertainty	불확실성 정도
demographic characteristics	인구적 특성
dependent variable	종속변수
descriptive statistics	기술통계
descriptive study	기술연구
diagnosis	진단
diagnosis accuracy	진단 정확도

diagnosis reliability	진단 신뢰도
diagnostic bias	진단편향
diagnostic test	진단테스트
dichotomous variable	이항변수, 이분변수
differential measurement bias	차별적 측정편향
discordant	비부합성, 비일치성
discrete data	이산형 데이터
disease progression	질병진행
disease-specific	질병 특유의
distribuiton of responses	반응분포
dose escalation	용량상승
dose levels	용량수준
dose limiting toxicity (DLT)	용량제한독성 (DLT)
dose-effect study	용량-효과 연구
dose-finding trial	최적용량발견 임상시험
dose-response	용량-반응
dose-response relationship	용량-반응 상관성
dose-toxicity function	용량-유독성 함수
dose-toxicity relationship	용량-유독성 상관성
double blinding	이중눈가림
dropout	중도탈락
DSMB	데이터안전성모니터링위원회
dummy variable	가변수
dynamic allocation	다이나믹 배정
early stopping	연구 조기 중단
ecological fallacy	생태학적 오류
effect modification	효과변경, 효과변경요인
effect of interaction	교호작용효과
effect size	효과크기, 유효크기
effectiveness trial	효과성 임상시험
efffectiveness	효과(성)
efficacy	효능
efficacy trial	효능 임상시험
efficiency	효율성
eligibility	적격성
eligibility criteria	적격 기준
enrollment procedures	등록절차
epidemiologic study	역학연구
epistemological question	역학적 질문
equipoise	평형, 균형
equivalence limit	동등성 한계

equivalence study	동등성 연구
equivalence test	동등성 테스트
error	오류, 오차
error rate	오류율
error-inflation	오류-인플레이션
error-spending scale	오류-소비척도
estimate	추정값, 측정값
estimator	추정량, 측정량
ethical approval	윤리승인
ethical codes	윤리코드
ethical issue	윤리적 이슈
event free survival	무사건 생존
evidence of efficacy	효능 근거
evidence-based	근거중심
evidence-based health care	근거중심 의료, 근거중심 의료서비스
evidence-based knowledge	근거중심지식
excess risk	초과위험, 초과발병률
exclusion criteria	제외기준
expanded access (or, compassionate use)	동정적 사용(위급상황의 환자에게 임상시험 약물 외의 약물 사용)
expanded safety trial	확장 안전성 임상시험
experimental group	실험군, 실험집단
experimental study	실험연구
experimental unit	실험단위
explanatory variable	설명변수
exploratory analyses	탐색적 분석
exploratory study	탐색적 연구
exponential distribution	지수분포
exponential family	지수 패밀리, 지수족
exposure-effect relationship	노출-효과 연관성
extent of disease	질병의 심각성
external scientific review	외부 과학적 리뷰
external validity	외적 타당도
extraneous variable	외적 변수
factor	요인
factorial design	요인설계(법)
failure rate	실패율, 고장률
failure time endpoints	실패시간 결과점
false discovery rate	허위발견율
false-negative rate	허위음성률, 위음성률
false-positive rate	허위양성률, 위양성률

family	패밀리, 족
family-wise error in the strong sense (FWS)	강한 의미에서의 패밀리와이즈 오류 (FWS)
family-wise error in the weak sense (FWW)	약한 의미에서의 패밀리와이즈 오류 (FWW)
family-wise error rate	패밀리와이즈 오류율
FDA	식품의약청
feasibility	실행가능성
feasibility study	실행가능성 연구
final analysis	최종 분석
final evaluation and reporting	최종평가와 리포트
Fisher's exact test	피셔 정확테스트, 피셔 이그젝트 테스트
follow-up	추적관리
follow-up plan	추적관리 플랜
Food and Drug Administeration (FDA)	식품의약청, FDA
fractional factorial design	부분요인설계
frequency test	빈도 테스트
frequentist method	프리퀀티스트 접근방법
general format	일반양식
general issue	일반적인 이슈
general linear model (GLM)	일반선형모형 (GLM)
generalizabiltiy	일반화 가능성
generalization	일반화
generalized linear model	일반화선형모형
global assessment	종합평가, 총체적 평가
global null hypothesis	전체적 귀무가설
global test	전체적 테스트, 포괄 테스트
gold standard	최적기준, 최적표준
Good Clinical Practice (GCP)	임상시험실시기준 (GCP)
Good Laboratory Practice (GLP)	실험실운영기준 (GLP)
Good Supply Practice (GSP)	우수의약품유통관리기준 (GSP)
goodness of fit	적합도
group allocation design	집단배정설계
group sequential design	집단순차설계, 집단축차설계
growth curve	성장곡선
Hardy-Weinberg law	하디-와인버그 법칙
hazard function	위험함수
hazard ratio	위험률비
healthy volunteer	건강한 자원자
Helsinki Declaration	헬싱키 선언
heritability	유전성, 유전력
heterogeniety	이질성
hierachical model	계층모형, 위계모형

hierarchical clustering	계층적 군집, 위계적 군집
hierarchical regression	위계 회귀분석
historical comparison study	과거 비교 연구
historical control study	과거 제어 연구
homogeniety	동질성
Hotelling's T^2 test	호텔링 T^2 테스트
hybrid design	하이브리드 설계
hypothesis generation	가설생성
hypothesis testing	가설테스트
identifiability	식별성
in vitro experimental study	시험관 실험연구
incidence	발병률, 발생률
inclusion criteria	포함기준, 선정기준
Independent Data Monitoring Committee (IDMC)	독립적 데이터 모니터링 위원회
indicator	표시, 지표
indicator function	지표함수
indicator variable	지표변수
ineffective treatment regimen	비효과 치료요법
inference	추론
inferior treatment regimen	열등치료요법
inflation factor	인플레이션 요인, 팽창요인
information fraction	부분 인포메이션
informed consent form	인폼드 컨센트 양식, 피험자동의서
initial dose	최초용량
Institutional Review Board (IRB)	기관윤리심의위원회 (IRB)
instrument bias	도구편향
intensity	강도
intent-to-treat analysis	ITT 분석, 처리의향분석
interaction	교호작용, 상호작용
interim analysis	중간분석
interim data	중간 데이터
interim monitoring	중간모니터링
internal consistency	내적 일치도, 내적 일관성
internal validity	내적 타당도
International Conference on Harmonisation (ICH)	국제조화회의 (ICH)
inter-rater reliability	평가자간 신뢰도
interviewer bias	면접자 편향
intra-rater reliability	평가자내 신뢰도
investigational new drug (IND)	시험용신약 (IND)
investigative therapy	시험용 치료
in-vitro study	시험관 연구

joint model	결합모형, 통합모형
Kaplan-Meier method	캐플란-마이어 방법
laboratory measurement	실험실 측정
lack of fit	적합성 결여
latent variable	잠재변수
least square estimate	최소제곱추정치(량)
legally acceptable representative	피험자의 대리인
level of statisttical significance	통계적 유의수준
life expectancy	기대수명
life-threatening disorder	생명을 위협하는 장애
likelihood ratio	우도비
likelihood ratio test	우도비 테스트
linear model	선형모형
logistic regression	로지스틱 회귀분석
log-rank test	로그랭크 테스트
longitudinal data	횡단데이터
long-term trend	장기추세
lost-to-followup	추적관찰 상실
main effect	주효과, 메인효과
Mann-Whitney test	만-위트니 테스트
Mantel-Haenszel method	멘텔-헨젤 방법
Manual of Operations	운영 매뉴얼
margin	마진
market survey	시장조사
matched pairs design	매치드 페어 설계
matching	매칭, 짝짓기
maximum tolerate dose (MTD)	최대허용량 (MTD)
McNemar's test	맥네마 테스트
measurement error	측정오차
measurement of compliance	순응도 측정
measurement scale	측정척도
medical device	의료기기
Medical Research Council (MRC)	영국의학연구회 (MRC)
meta analysis	메타분석
methodologic quality	방법론적 양질
minimization	최소화
minimum bias design	최소편향설계
misclassification	오분류
missing at random	랜덤 결측
missing data	결측 데이터, 미싱 데이터
missing value	결측값

mixed effects model	혼합효과모형
monitoring	모니터링
monotone dose-response relationship	단조 용량-반응 관계
monotone increasing	단조 증가, 모노톤 증가
morbidity rate	질병률
morbidity statistic	질병통계
multi-arm trials	다군 임상시험, 다집단 임상시험
multicenter clinical trial	다기관 임상시험
multilevel designs	멀티레벨 설계
multinomial distribution	다항분포
multipathway	다중경로
multiple comparison	다중비교
multiple endpoints	다중결과
multiple hypothesis	다중가설
multiple hypothesis test	다중가설테스트
multiple imputation	다중대체
multiple measurements	다중측정
multiple outcomes	다중결과, 다중결과변수
multiple subgroups	다중하위군, 다중하위집단
multiple testing	다중 테스트
multiplicity	다중성, 중복도
multistage	다단계
multi-stage sampling	다단계 샘플링
multivariate analysis	다변량 분석
new drugs and therapies	신약과 신치료
New Drug Application (NDA)	신약허가신청 (NDA)
nominal data	명목형 데이터
nonadherence	비고수
noncompliance	비순응
non-effective treatments	비효과적 치료
noninferiority testing	비열등성 테스트
non-informative	논인포매틱, 비정보적
nonparametric test	비모수적 테스트
non-randomized concurrent control study	비무작위 동시대조 연구
non-randomized prospective study	비무작위 전향적 연구
nonresponse	무응답, 무반응
normal distribution	정규분포
normality	정규성
normalization	표준화, 정규화
null hypothesis	귀무가설, 영가설
Nuremberg Code	뉘른베르크 코드

Objective Performance Criteria (OPC)	객관적 성과기준 (OPC)
objectivity	객관성
observational error	관측오차, 관측오류
observational study	관측연구, 관찰연구
observational unit	관측단위
observer bias	관측자편향
odds	오즈
odds ratio	오즈비
one-sided test	단측 테스트, 일방향 테스트
one-way ANOVA	일원분산분석, 원-웨이 ANOVA
on-site monitoring	현장모니터링
open label	오픈 라벨
open squential design	개방형 순차설계, 개방형 축차설계
open trial	개방 임상시험
optimal size	최적크기
optimality	최적성
optimization	최적화
order	순서
ordinal data	순서형 데이터
outcome adaptive randomization	결과적응적 무작위화
outcome research	결과연구, 성과연구
outcome variable	결과변수
outcome	결과물, 결과변수
outlier	극단이상치, 이상치
overall estimate	총추정값, 전체적 추정값
overall response rate	전반적 반응비율
overall survival	전반적 생존
overstratification	과도층화
paired t-test	페어드 t-테스트
panel data	패널데이터
parallel group trial	평행집단 임상시험
partial factorial design	부분요인설계
path diagram	경로도표
patient enrollment	환자등록
patient-based	환자기반, 환자중심
per comparison error rate (PCE)	비교당 오류율
permutation test	순열 테스트, 퍼뮤테이션 테스트
permuted block design	순열 블록 설계
permuted blocks within strata	층화내 순열 블록
per-protocol (PP) analysis	PP 분석
persistency	지속성

Pharmaceutical Manufacturers Association (PMA)	제약회사협회
pharmarcodynamics	약력학
pharmacokinetics	약동학
Phase I	제1상 임상시험
Phase II	제2상 임상시험
Phase III	제3상 임상시험
Phase IV	제4상 임상시험
phases of clinical trial	임상시험단계
pilot study	예비연구
placebo effect	위약효과
placebo-controlled clinical trial	위약제어 임상시험, 위약대조 임상시험
play-the-winner rule	게임승자규칙
Poisson distribution	포아송 분포
Poisson process	포아송 과정
polychotomous variable	다변적 변수
pooled data	합동데이터, 통합데이터
population	모집단
population census	인구총조사
population parameter	모수, 모집단 파라미터
population proportion	모비율
post hoc hypothesis	사후가설
posterior analysis	사후분석
posterior probability	사후확률
post-market surveillance	마케팅후조사, 시판후조사
post-randomization	사후무작위
post-stratification	사후층화
power	검정력, 검증력
power analysis	검정력 분석, 검증력 분석
Practice Good Clinical Trials (PGCT)	표준임상시험 실천 (PGCT)
practice guideline	임상진료가이드라인
precision	정밀도
precision in estimation	측정정밀도
preclinical study	임상이전 연구
predictability	예측가능성
predictive power	예측력
predictor	예측변수
predictor variable	예측변수
preference scale	선호도
pregnostic factor	예후요인
preinitiation phase	개시 전 단계, 도입 전 단계
preliminary analysis	예비분석

prevalence	유병률
prevention study	예방연구
primary endpoint	제1결과, 제1결과변수, 주결과
primary hypothesis	1차가설
primary question	제1연구질문, 주연구질문
principal investigator (PI)	책임연구자, 임상시험책임자 (PI)
prior probability	사전확률
private information	개인정보
probability sample	확률표본
prognostic factor	예후요인
progression-free survival	질병 비진행 생존
prophylactic	예방
proportion	비율
prospective study	전향연구
protocol	프로토콜, 연구계획서
protocol amendment	프로토콜 수정
protocol development	프로토콜 개발, 연구계획서 개발
protocol violation	프로토콜 위배
publication bias	출판편향
p-value	p-값
qualitative data	질적 데이터
qualitative interaction	질적 교호작용
qualitative measurement	질적 측정
quality assurance	품질보장
Quality of Life(QOL)	삶의 질(QOL)
quality of life scores	삶의 질 스코어, QOL 점수
quantatative data	양적 데이터
quantification	수량화
quantitative interaction	양적 교호작용
quantitative measurement	양적 측정
random error	랜덤 오류, 무작위 오류
random table	난수표, 랜덤 테이블
randomization	무작위화
randomization test	무작위화 테스트
randomized block design	무작위 블록 설계
randomized controlled trial (RCT)	무작위 대조 임상시험 (RCT)
rationale of a study	연구정당성, 연구이유, 연구사유
recall bias	회상편향
recurrent free survival	비재발 생존
reduction	경감
regimen	치료약물

regression	회귀분석
regulation of clinical trial	임상시험 규정
regulatory requirement	규제사항
relative error	상대오차
relative risk	상대위험률
relavant	적절성
reliability	신뢰성, 신뢰도
remission	(질병의) 소멸
repeated measurement	반복측정
replicability	반복가능성, 재연가능성
reproducibility	재현성, 재현가능성
research funder	연구비 제공자, 연구 스폰서
research interest	연구관심
research model	연구모형
research question	연구질문
residual	리지듀얼, 잔차
response adaptive	반응적응(성)
response error	반응오차
response variable	반응변수
retrospective study	후향연구
risk difference	위험도 차이
safe dose	안정량, 안전용량
safety	안전성
safety and efficacy	안전성과 효능
safety and efficacy trial	안전성 및 효능 임상시험
sample	표본
sample allocation	표본수 배정
sample size	표본수, 표본크기
sample size adjustment	표본수 조정
sample size calculation	표본수 계산
sample size determination	표본수 결정
sample size justification	표본수 정당화
sample variance	표본분산
sampling design	표집설계
sampling unit	샘플링 단위
scientific principle	학문적 원칙, 과학적 원칙
screening	스크리닝, 선별, 검진
secondary analysis	2차분석
secondary hypothesis	2차가설
secondary question	제2연구질문
selection bias	선택편향

self-assessment trial	자기평가 임상시험
sensitivity	민감도
sensitivity analysis	민감도 분석
sequential design	순차적 임상시험설계
serious adverse event (SAE)	심각한 유해사례, 중대이상반응 (SAE)
severity of adverse effect	유해효과 심각도
severity of disease	질병 심각도
side effects	부작용
signed rank test	사인 랭크테스트
significance level	유의수준
similarity	유사성
simple random sample	단순 무작위 표본
simple randomization	단순 무작위화
simplicity	간결성
simultaneous confidence interval	동시신뢰구간
single-blinded trial	단순눈가림 임상시험, 싱글 눈가림 임상시험
single-dose tolerance study	단일용량 임상시험
site monitoring	현장모니터링
skewness	비대칭도
sociodemographic characteristics	사회인구적 특성
socioeconomic status (SES)	사회경제적 지위 (SES)
source data	근거데이터, 근거자료
specific aim	세부 목적
specific issues	세부 이슈
specific objective	세부 목적
specification	특정화, 세부화
specificity	특이도
sponsor	스폰서, 임상시험의뢰인
spurious association	거짓 연관성, 허위연관성
standaized effect size	표준화된 효과크기
Standard Operating Procedure (SOP)	표준작업절차, 표준작업지침서 (SOP)
standard treatment	표준치료
starting dose	시작용량, 초기용량
statistical analysis plan	통계분석계획
statistical association	통계적 연관성, 통계적 상관성
statistical consideration	통계적 고려
statistical power	통계적 검정력
statistical significance	통계적 유의성
statistical validation	통계적 타당성
stopping boundary	중지경계
stopping criterion	중지기준

stopping rule	중지규칙, 정지규칙
strata	층화
strata size	층화 수
stratification sampling	층화 샘플링
stratification variable	층화변수
stratified randomized design	층화무작위 설계
structural error	구조적 에러
study background	연구배경
study chair	책임연구자
study design	연구설계
study discontinuation	연구중단
study dropout	연구탈퇴
study duration	연구기간
study endpoint	연구결과, 연구결과변수
study implementation	연구이행
study intervention	연구중재, 연구개입
study modification	연구수정
study objective	연구목적
study population	연구모집단
study protocol	연구 프로토콜
subgroup analysis	하위집단 분석
subject	피험자, 개체
subject bias	피험자 편향
subsample	부표본
suggestive study	제시적 연구, 제안적 연구
summary effect estimate	요약효과추산치
summary measure	요약측정
summary statistic	요약통계
supporting data	지원 데이터, 지지 자료, 증빙 데이터
suppression	억제
surrogate	대리
surrogate biomarker	대리바이오마커
surrogate endpoint	대리결과점, 대리결과변수
surrogate marker	대리마커
survey study	조사연구
survival analysis	생존분석
survival distribution	생존분포
survival function	생존함수
survival time	생존시간
synopsis	개요
systematic error	계통오류, 시스템적 오류

systematic review	체계적 문헌고찰
target population	목표 모집단
termination policy	종료 정책
time sequence	시간배열
time-to-event	사건까지의 시간
tolerablity	내약성
tolerance limit	허용한계
top-down design	하향식 설계
toxicity	독성, 유독성
treatment allocation	치료배정
treatment difference	치료 차이
treatment interruption	치료 방해
treatment intervention	치료중재, 치료개입
treatment masking	치료 눈가림
treatment modality	치료양상
trend	추세, 추이
Trial Management Committee(TMC)	임상시험관리위원회(TMC)
Trial Steering Committee(TSC)	임상시험운영위원회(TSC)
trialist	임상시험학자
triple-blinded trial	삼중눈가림 임상시험
two sample t-test	이표본 t-테스트
two-sided test	양측 테스트, 양방향 테스트
two-way ANOVA	이원분산분석, 투-웨이 ANOVA
Type 1 error	1형 오류
Type 2 error	2형 오류
unbalanced data	불균형데이터
unbiased	비편향
unbised estimator	비편향 측정치(량)
unblinded study	비눈가림 연구
uncertainty	불확실성
uncontrolled study	비제어 연구, 비대조연구
uniform distribution	균등분포, 균일분포
univariate analysis	일변량 분석
up-and-down method	업-앤-다운 방법
urn method	항아리 방법
validity	타당성
variability	변동성, 분산도
violations of assumption	가정위배
visualization	시각화
wash-out period	세척기간
weighted least squares method	가중최소제곱법

Wilcoxon test	윌콕슨 테스트
within-group variation	그룹내변동
within-patient	환자내
α-level	알파 수준, 알파 기준

찾아보기
Index